U0146562

高等学校"十四五"医学规划新形态教材

（供临床、基础、预防、护理、检验、口腔、药学等专业用）

医学免疫学

EDICAL IMMUNOLOGY

（第2版）

主　编　吴长有　邓　凯

副主编　梁　浩　王军阳　陈国兵

编　者（按姓氏拼音排序）

陈国兵（暨南大学）	陈雪玲（石河子大学）
陈　云（南京医科大学）	邓　凯（中山大学）
董俊超（中山大学）	黄　俊（广州医科大学）
李康生（汕头大学）	李　霞（河南大学）
梁　浩（广西医科大学）	钱中清（蚌埠医学院）
任　欢（南方科技大学）	施桥发（南昌大学）
王　浩（宁夏医科大学）	王军阳（西安交通大学）
王　莉（陆军军医大学）	王　霞（四川大学）
魏晓丽（海南医学院）	吴长有（中山大学）
吴　砂（南方医科大学）	轩小燕（郑州大学）
薛向阳（温州医科大学）	杨亚男（安徽医科大学）
章　涛（福建医科大学）	赵祖国（广东医科大学）
周　洪（安徽医科大学）	

中国教育出版传媒集团

高等教育出版社·北京

内容提要

本版秉承第1版编写的科学性、实用性及简明性原则，结合医学免疫学发展新趋势和新进展，并针对第1版教材使用中发现的问题，对全书进行了较为全面而系统的修订。此版强调精选文字内容，重点突出，着力加强医学基础理论与临床实践的紧密联系。将"免疫细胞"一章拆分为"T细胞"和"B细胞"两个章节，并新增了"黏膜免疫"和"抗感染免疫"两部分内容，使医学免疫学的教学体系更为完整。本版教材配有丰富的数字资源，包括教学PPT、自测题、本章小结、复习思考题等模块，为读者提供了多样化的学习选择。

本书适用于高等医学院校临床、基础、预防、护理、检验、口腔、药学等专业学生，也可供临床医务工作者和生命科学研究人员参考使用，同时也适应国家执业医师资格考试和研究生入学考试需要。

图书在版编目（CIP）数据

医学免疫学 / 吴长有，邓凯主编 . -- 2版 . -- 北京：高等教育出版社，2023.3

供临床、基础、预防、护理、检验、口腔、药学等专业用

ISBN 978-7-04-058900-9

Ⅰ. ①医… Ⅱ. ①吴… ②邓… Ⅲ. ①医学 - 免疫学 - 高等学校 - 教材 Ⅳ. ① R392

中国版本图书馆 CIP 数据核字（2022）第 112372 号

Yixue Mianyixue

策划编辑 杨 兵 初 瑞	责任编辑 初 瑞	封面设计 张 楠	责任印制 赵 振

出版发行	高等教育出版社	网　址	http://www.hep.edu.cn
社　址	北京市西城区德外大街4号		http://www.hep.com.cn
邮政编码	100120	网上订购	http://www.hepmall.com.cn
印　刷	天津鑫丰华印务有限公司		http://www.hepmall.com
开　本	889mm×1194mm　1/16		http://www.hepmall.cn
印　张	14	版　次	2014年1月第1版
字　数	390千字		2023年3月第2版
购书热线	010-58581118	印　次	2023年3月第1次印刷
咨询电话	400-810-0598	定　价	62.00元

数字课程（基础版）

医学免疫学

（第2版）

主编　吴长有　邓　凯

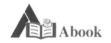

登录方法：

1. 电脑访问 http://abook.hep.com.cn/58900，或手机扫描下方二维码、下载并安装 Abook 应用。
2. 注册并登录，进入"我的课程"。
3. 输入封底数字课程账号（20 位密码，刮开涂层可见），或通过 Abook 应用扫描封底数字课程账号二维码，完成课程绑定。
4. 点击"进入学习"，开始本数字课程的学习。

课程绑定后一年为数字课程使用有效期。如有使用问题，请点击页面右下角的"自动答疑"按钮。

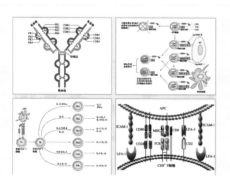

医学免疫学（第2版）

医学免疫学（第2版）数字课程与纸质教材一体化设计，紧密配合。数字课程内容有教学PPT、自测题、本章小结、复习思考题等，充分运用多种形式的媒体资源，极大地丰富了知识的呈现形式，拓展了教材内容。在提升课程教学效果同时，为学生提供思维与探索的空间。

用户名：	密码：	验证码：	5360	忘记密码？	登录	注册

http://abook.hep.com.cn/58900

扫描二维码，下载Abook应用

数字课程编委会

主　编　吴长有　邓　凯

副主编　梁　浩　王军阳　陈国兵

编　委（按姓氏拼音排序）

陈国兵（暨南大学）	陈雪玲（石河子大学）
陈　云（南京医科大学）	邓　凯（中山大学）
董俊超（中山大学）	黄　俊（广州医科大学）
洪　海（中山大学）	李康生（汕头大学）
李　霞（河南大学）	梁　浩（广西医科大学）
钱中清（蚌埠医学院）	任　欢（南方科技大学）
施桥发（南昌大学）	王　浩（宁夏医科大学）
王军阳（西安交通大学）	王　莉（陆军军医大学）
王　霞（四川大学）	魏晓丽（海南医学院）
吴长有（中山大学）	吴　砂（南方医科大学）
轩小燕（郑州大学）	薛向阳（温州医科大学）
杨亚男（安徽医科大学）	章　涛（福建医科大学）
赵祖国（广东医科大学）	周　洪（安徽医科大学）

前言

　　医学免疫学是一门重要的基础医学课程。了解现代免疫学的基础知识,不仅可以使医学生了解机体免疫系统和免疫应答本质,更能深刻认识临床相关疾病的发病机制及免疫相关疾病的诊断、预防和治疗。医学免疫学的发展极为迅速,渗透到医学与生命科学的多个领域。免疫学领域中许多重大突破性的发现,极大地推动了现代医学的发展。作为生命科学和医学的前沿学科,免疫学与分子生物学、遗传学及细胞生物学等学科相互渗透交叉,也使其发展成为一个具有多分支和显著交叉特征的学科,愈发成为基础与转化医学的重点突破领域。

　　免疫学的发展日新月异,近年来免疫学基础理论和应用领域取得了令人瞩目的新成就。如天然免疫的重新崛起,免疫性疾病易感基因的发现,感染与肿瘤等免疫相关疾病分子机制的研究,CAR-T、CAR-NK 和 CAR-Macrophages 在肿瘤等疾病方面的应用,取得了显著疗效;各种免疫分子(细胞因子及其受体、CD 分子等)生物学特征及其功能的明确;基因工程抗体,包括免疫抑制分子的阻断抗体(如抗人 PD-1 和 PD-L1 抗体在血液肿瘤和实体瘤方面的应用)及其他新型免疫分子的研制,免疫生物疗法和现代免疫学技术的建立,临床免疫的检测和白血病的分型;以新型冠状病毒创新疫苗研发为代表的下一代疫苗技术,以及免疫调节、免疫细胞分化发育、免疫耐受等领域都获得了长足的进展。

　　面对日益更新的免疫学新理论和新技术,教材内容的更新、质量的进一步提升已成为医学教育发展的一项重要工作。为了满足我国医学飞速发展的需要,结合高等医学院校本科生教学的现状,高等教育出版社组织国内众多长期在高等医学院校免疫学领域教学一线的专家和学者,在第 1 版基础上修订再版,以适配医学教育需求。

　　多年的教学实践表明,医学免疫学课程既难"教"也难"学"。为此,本版教材编者们根据各自多年的教学经验,并针对国内高等医学院校医学免疫学教学的现状,对教材的章节设置、内容编排及取舍、"文""图"配合、基础与临床的结合等方面做了较大改进,做到既介绍现代免疫学最新进展,又能适应医学本科生自身的专业特点,使之更有利于教师和学生的使用。

　　本版教材包括免疫系统组成、免疫发展机制、免疫系统功能和免疫技术等内容。我们在编写教材上力求体现免疫学学科的基础知识、基本理论、基本技能及思想性、科学性、创新性、启发性、先进性,尽可能使本版教材更加符合教学基本要求和医学人才培养目标。本版教材具有以下特点:①各章内容力求做到突出中心、避免交叉雷同。②为突出基础理论和基本概念,在内容取舍上做到少而精,文字力求简练,避免繁琐,对取得共识的理论一般不提及相关的实验依据。③在编写形式上,充分考虑不同专业学生的学习要求,纸质教材为基础理论部分,内容上坚持系统性和完整性,务求准确、全面地阐明免疫学的基本概念和基础理论,同时简明扼要、深入浅出地介绍现代免疫学的重要进展及其分子机制;数字课程为拓展知识,主要为近年来免疫学基础知识和相关领域的重要进展、研究热点和发展方向,着眼于扩大学生的知识面,以文字、图片、视频等多种形式供教学人员、本科生和免疫专业的研究生参考学习,同时各章节配有教学 PPT、自测题、本章小结和复习思考题,方便师生教学使用。

　　本版教材是全体编委共同努力、通力合作的结果。鉴于编者水平有限,书中难免存在缺点和不足之处,恳请广大教师、学生和读者给予批评指正,多提宝贵意见,以便今后不断完善,使其更加符合教学规律和人才培养的需要。

吴长有　邓凯

2023 年 2 月

目录

第一章
免疫学概论

提要：

- 免疫学发展的 3 个时期：经验免疫学、科学免疫学和现代免疫学。
- 免疫学发展过程中的重大事件和意义。
- 著名免疫学家特别是诺贝尔奖获得者在免疫学发展中的贡献。
- 免疫学的重大学说和理论。
- 免疫系统的基本功能，包括免疫预防、免疫监视和免疫内环境稳定。
- 免疫应答的种类和特点，主要概述固有免疫和适应性免疫应答。

第一节 免疫学发展简史

免疫（immunity）一词源于拉丁文 immunitas，原意是免除赋税或徭役，在免疫学中意指免除瘟疫即抵御传染病的能力。免疫学是一门研究机体免疫系统结构和功能的学科，旨在阐明免疫系统识别抗原后发生免疫应答及其清除抗原的规律，探讨免疫功能异常所致疾病的病理过程和机制，并应用免疫学理论和技术对疾病进行诊断、预防和治疗。

免疫学是在人类与传染病斗争中发展起来的，经历了漫长的发展过程。从中国人接种人痘预防天花的正式记载开始，到其后的詹纳（Edward Jenner）

接种牛痘苗预防天花，直至今日，免疫学的发展已前后走过经验免疫学（17 世纪 70 年代—19 世纪中叶）、科学免疫学（19 世纪中叶—1977 年）和现代免疫学（1977 年—至今）3 个时期。当今，免疫学正进入迅速发展的后基因组时代，从功能基因入手，研究免疫应答与耐受的分子机制和新型疫苗的设计。现代免疫学已超越狭义"免疫"的范围，以分子、细胞、器官及整体调节为基础，研究生命中的生、老、病、死等基本问题，是生命科学中的前沿学科之一，推动着医学和生命科学的全面发展。

一、经验免疫学时期

经验免疫学时期为 17 世纪 70 年代—19 世纪中叶。

人类对免疫的认识是从与传染病做斗争中开始的，例如天花、鼠疫、霍乱和流行性感冒等。各种烈性传染病严重威胁着人类的健康和生存，早期医务工作者在与疾病抗争的过程中，总结经验发现某些方法可以防止和治愈传染病，即后世人们所熟知的疫苗。天花疫苗的发明是人类最先开展的免疫学相关研究。早在 11 世纪的宋代，中国就有了吸入天花痂粉预防天花的说法，到明代隆庆年间（1567—1572），已有采用"浆衣法"和"鼻苗法"预防天花的确凿记载（图 1-1）。将沾有疱浆的天花患者衣服给正常儿童穿戴，或将天花愈合后的局部痂皮磨成

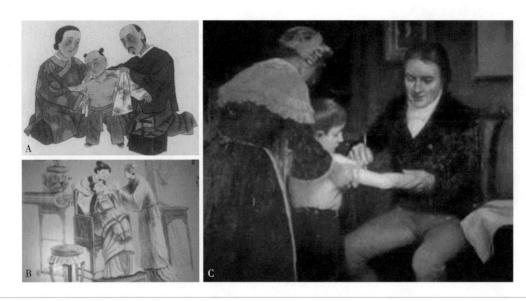

图 1-1 预防天花的方法
A. 中国"浆衣法" B. 中国"鼻苗法" C. 英国牛痘法

粉末，经鼻腔给正常儿童吸入，均可以有效地预防天花的发生。这种种痘方法在北方地区广泛应用，并且经过陆地丝绸之路西传至欧洲各国，经过海上丝绸之路东传至朝鲜、日本和东南亚各国。接种人痘预防天花有一定的效果，但成功率有很大的随机性。张琰《种痘新书》中记载"苗顺者十无一死，苗凶者十只八存"，可见这种"以毒攻毒"方法的效果和安全性并不稳定。接种人痘预防天花虽未全面推广，但为后续牛痘疫苗的发展提供了宝贵的经验。

拓展阅读 1-1　几种重要传染病历史上流行情况

18 世纪后叶，英国乡村医生詹纳观察到挤奶女工为患有牛痘的牛挤奶后，其手臂上长出类似牛痘的疱疹，但此后这些女工不会得天花。他意识到人工接种牛痘可能预防天花（图 1-2）。他从一名正在患牛痘的挤奶女工内尔姆斯（Sarah Nelmes）身上取少许脓疱液，将其注射到一个 8 岁男孩菲普斯（James Phipps）的臂内，该男孩仅在手臂局部发生疱疹，6 周后疱疹消失，此后对天花具有抵抗力。据此，1798 年詹纳发表了题名"vaccination"的论文（vacca 在拉丁语中是牛的意思，意为接种牛痘）。当时，牛痘疫苗预防天花技术的推广虽然受到多方质疑和阻碍，但开创了人工主动免疫的先河，在免疫

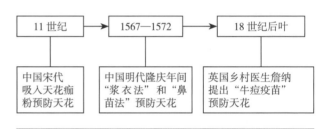

图 1-2 经验免疫学时期

学乃至整个医学界都意义重大。经过近 180 年的努力，1978 年世界卫生组织（WHO）庄严宣布，全球已经消灭了天花，这是具有划时代意义的伟大事件。

拓展阅读 1-2　詹纳（Edward Jenner）及其成就
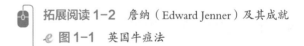　图 1-1 英国牛痘法

二、科学免疫学时期

免疫学的发展在最初是一个非常缓慢的过程，自詹纳发明牛痘苗之后，停滞了近 1 个世纪。直到 19 世纪中叶，人们才认识到瘟疫实质上是由病原微生物感染机体所造成的传染病。特别是法国免疫学家巴斯德（Louis Pasteur）和德国细菌学家科赫（Robert Koch）等人对病原菌的研究，开创了科学免疫学的新纪元。

（一）病原菌的发现

抗感染免疫是科学免疫学发展初期的主要领域。1849 年，德国兽医达韦纳（Davaine）首先在病羊的血液中观察到炭疽杆菌。1880 年，法国化学家巴斯德发明了鸡霍乱杆菌接种方法，同时证明体外培养的炭疽杆菌可使动物感染致病。1881 年，德国细菌学家科赫发明了固体培养基，成功地分离培养了结核分枝杆菌，提出了病原菌致病的概念。巴斯德发现将炭疽杆菌置于 40～43℃培养后毒力明显降低，于是将其制成人工减毒的芽孢子疫苗，使炭疽成为第一个能用有效疫苗预防的传染病。随后，巴斯德又发现将鸡霍乱病原菌在室温下长期放置可减轻其毒力，将狂犬病病原体经过兔脑连续传代可获得减毒株。将上述多种减毒或灭活疫苗接种给牲畜，可有效预防相应恶性传染病在牲畜间的传染和暴发，同时也避免了人畜共患病的发生。巴斯德的细菌学理论极大地推动了免疫学的发展，促使人们重新评估了詹纳牛痘疫苗预防天花的科学性和重要性，推动了疫苗的研制和广泛使用。在随后的 20 多年时间里，随着越来越多的致病菌被确定，人们采用巴斯德的方法对不同感染性疾病的病原体进行了大量的研究，相关的疫苗相继问世（图 1-3）。

 拓展阅读 1-3 巴斯德（Louis Pasteur）及其成就
　 🖱 图 1-2 巴斯德（Louis Pasteur）

（二）细胞免疫和体液免疫的提出

19 世纪后叶，德国医学家埃尔利希（Paul Ehrlich）先后发现了嗜碱性粒细胞和中性粒细胞。同时期俄国科学家梅契尼科夫（Élie Metchnikoff）在研究中发现，鸡血中的吞噬细胞具有吞噬炭疽杆菌的作用，说明吞噬细胞具有清除微生物或其他异物的天然免疫功能，从而抵抗疾病。梅契尼科夫于 1883 年提出了细胞免疫假说，即吞噬细胞理论。他提出吞噬细胞是天然免疫中的重要组成部分，并推测炎症反应对机体不仅是一种损伤作用，也是一种保护作用。科赫关于结核分枝杆菌的研究，尤其是对结核菌素反应性的研究进一步深化了对细胞免疫机制的探索，为后来全面阐明细胞免疫机制奠定了基础。20 世纪 40 年代，蔡斯（Merrill Chase）证明，将经结核分枝杆菌免疫的豚鼠的血液白细胞转输给未经结核分枝杆菌免疫的豚鼠，后者可获得抗结核分枝杆菌的免疫力，证明了细胞免疫的存在（图 1-4）。

 拓展阅读 1-4 埃尔利希（Paul Ehrlich）及其成就
　 拓展阅读 1-5 梅契尼科夫（Élie Metchnikoff）及其成就
　 拓展阅读 1-6 科赫（Robert Koch）及其成就
　 🖱 图 1-3 埃尔利希（Paul Ehrlich）
　 🖱 图 1-4 梅契尼科夫（Élie Metchnikoff）
　 🖱 图 1-5 科赫（Robert Koch）

1883 年，洛弗勒（Friedrich Loeffler）从白喉患者分离出白喉杆菌，1888 年，鲁克斯（Pierre Paul Émile Roux）和耶尔森（Alexandre Yersin）从白喉杆菌培养上清中分离出一种可溶性的毒素，发现将其注入动物体内可以引起典型的白喉，首次证明某些细菌引起的疾病是由其分泌的毒素而非其本身造成的。

此后不久，在细菌学家科赫的指导下，德国免疫学家贝林（Emil Adolf von Behring）与来自日本的同事北里柴三郎（Shibasaburo Kitasato）在从事有关白喉杆菌和破伤风杆菌致病机制的研究中发现，将外毒素给动物免疫可在免疫动物血清中出现一种能

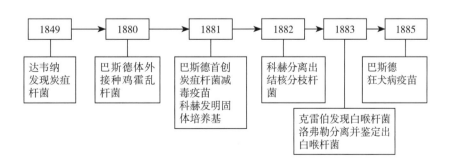

图 1-3 科学免疫学时期——病原菌的发现

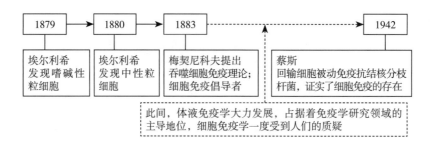

图 1-4 科学免疫学时期——细胞免疫的提出

中和外毒素的物质，该特异性物质即抗毒素。次年，他们用白喉抗毒素血清成功救治了一名患白喉的儿童。白喉抗毒素的问世，挽救了成千上万的白喉患儿，开创了免疫血清疗法即人工被动免疫接种的先河。在抗毒素发现后不久，人们先后在动物免疫血清中发现了溶菌素、凝集素和沉淀素等特异性组分，它们分别能与相应细胞或细菌发生特异性反应。后来，人们将上述特异性反应物质统称为抗体，而将能诱导抗体产生的物质称为抗原。1899 年，比利时医生博德特（Jules Bordet）发现溶解细菌的新鲜免疫血清中，除了溶菌作用的抗体以外，还存在一种热不稳定的物质，即后来人们熟知的补体。博德特的这一发现，既澄清了特异性免疫应答清除抗原的补体依赖性机制，又把特异性免疫与非特异性免疫在功能上联系起来。继贝林发现白喉抗毒素可以通过被动免疫治疗白喉患儿后，法国生理学家里歇（Charles Robert Richet）在过继血清疗法和变态反应研究中做出了重大贡献。

 拓展阅读 1-7　贝林（Emil Adolf von Behring）和北里柴三郎（Shibasaburo Kitasato）及其成就
　　　　　拓展阅读 1-8　博德特（Jules Bordet）及其成就
　　　　　拓展阅读 1-9　里歇（Charles Robert Richet）及其成就
　　　　e 图 1-6　贝林（Emil Adolf von Behring）和北里柴三郎（Shibasaburo Kitasato）
　　　　e 图 1-7　博德特（Jules Bordet）
　　　　e 图 1-8　里歇（Charles Robert Richet）

随着免疫学技术的进步，人们开始从分子水平研究抗原决定簇和抗原抗体结合的特异性。20 世纪初，兰德斯坦纳（Karl Landsteiner）把芳香族有机分子偶联到蛋白质分子上进行研究，发现抗原特异性是由抗原分子表面特定的化学基团所决定的，其结构上的差异导致了抗原性的不同。此后，发现人红细胞表面糖蛋白所连接糖链末端寡糖结构的差异决定了 ABO 血型，并将此成果应用于临床，避免了不同血型输血引起的输血反应，极大地推动了临床医学的发展。兰德斯坦纳是血型血清学的奠基者，他先后发现了 ABO、MNP 和 Rh 等血型系统。

 拓展阅读 1-10　兰德斯坦纳（Karl Landsteiner）及其成就
　　　　e 图 1-9　兰德斯坦纳（Karl Landsteiner）

1937 年蒂塞利乌斯（Arne Tiselius）和卡巴特（Elvin Kabat）提出抗体就是 γ 球蛋白。1959 年，英国生物化学家波特（Rodney Robert Porter）和美国生物化学家埃德尔曼（Gerald Edelman）各自对免疫球蛋白分子结构进行了研究。他们的研究阐明了免疫球蛋白单体是由一对轻链和一对重链借二硫键连接在一起；免疫球蛋白分子的氨基端组成了能与抗原结合的 Fab 或 F（ab′）两片段，不能结合抗原但易发生结晶的羧基端片段称为 Fc 片段。通过对免疫球蛋白（immunoglobulin, Ig）分子重链和轻链氨基酸组成特点的研究，发现了可变区和恒定区，为以后抗体多样性形成机制的研究奠定了理论基础。从最初抗毒素的发现到对免疫球蛋白分子结构的研究，都是围绕着抗体进行研究。抗体广泛存在于血液、组织液和外分泌液中，故科学家将抗体介导的免疫反应称为体液免疫（图 1-5）。

拓展阅读 1-11　埃德尔曼（Gerald Edelman）与波特（Rodney Robert Porter）及其成就
　　　　e 图 1-10　埃德尔曼（Gerald Edelman）与波特（Rodney Robert Porter）

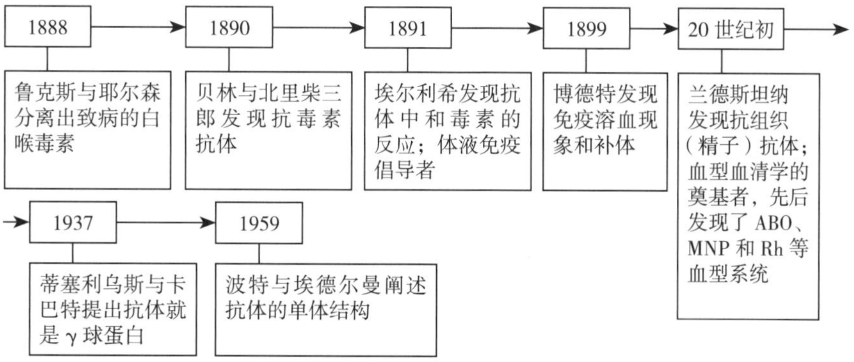

```
┌──────┐   ┌──────┐   ┌──────┐   ┌──────┐   ┌──────────┐
│ 1888 │→  │ 1890 │→  │ 1891 │→  │ 1899 │→  │ 20 世纪初 │→
└──────┘   └──────┘   └──────┘   └──────┘   └──────────┘
┌──────┐   ┌──────┐   ┌──────┐   ┌──────┐   ┌──────────┐
│鲁克斯与│   │贝林与北里柴三│ │埃尔利希发现抗│ │博德特发现│ │兰德斯坦纳   │
│耶尔森   │   │郎发现抗毒素 │ │体中和毒素的 │ │免疫溶血现│ │发现抗组织   │
│分离出致病│   │抗体      │ │反应;体液免疫│ │象和补体 │ │(精子)抗体;│
│的白喉毒素│   │         │ │倡导者    │ │        │ │血型血清学的│
│         │   │         │ │         │ │        │ │奠基者,先后│
│         │   │         │ │         │ │        │ │发现了 ABO、│
│         │   │         │ │         │ │        │ │MNP 和 Rh 等│
│         │   │         │ │         │ │        │ │血型系统    │
└──────┘   └──────┘   └──────┘   └──────┘   └──────────┘

    ┌──────┐   ┌──────┐
 →  │ 1937 │→  │ 1959 │
    └──────┘   └──────┘
    ┌──────┐   ┌──────┐
    │蒂塞利乌斯与卡│ │波特与埃德尔曼阐述│
    │巴特提出抗体就│ │抗体的单体结构  │
    │是 γ 球蛋白  │ │           │
    └──────┘   └──────┘
```

图 1-5 科学免疫学时期——体液免疫的提出

在 20 世纪中叶前,以抗体为核心的体液免疫在免疫学研究中一直占据主导地位,体液免疫学派和细胞免疫学派之间发生了激烈的争执,这种学术上的争论在一定程度上也推动了免疫学科的发展。

（三）抗体生成理论的提出与发展

1897 年,埃尔利希在贝林研究的基础上创造性地提出了抗体产生的侧链理论（side chain theory）,该学说认为抗体是细胞表面的一种受体,抗原进入机体后与这种受体发生互补性的特异性结合反应,刺激细胞产生更多的抗体,当受体大量产生并脱落到血液中便成为循环抗体。埃尔利希是受体学说的首创者。后来,随着研究的深入,人们发现两个现象使侧链理论受到了质疑:第一,多种动物和植物成分可以诱导产生抗体,即使宿主从未接触过该物质;第二,20 世纪 20 年代,人们发现人工合成的物质也可以诱导抗体。20 世纪 30 年代,豪若威兹（Felix Haurowitz）和布伦尔（Friedrich Breinl）等人提出模板学说,认为抗体的产生以抗原为模板,是细胞对异物的主动反应过程。在分子遗传学的影响下,鲍林（Linus Pauling）等人又进一步对模板学说进行了修正,认为抗原是通过干扰细胞核 DNA 而间接影响抗体分子的构型,从而提出了间接模板学说。1957 年,澳大利亚免疫学家伯纳特（Frank Macfarlane Burnet）以生物学及分子遗传学的发展为基础,提出了抗体生成的克隆选择学说（clonal selection theory）。克隆选择学说被视为免疫学发展史中最重要的理论之一,不仅阐明了抗体产生的机制,还解释了抗原识别、免疫记忆、自身耐受及自身免疫应答等重要的免疫生物学现象。伯纳特提出的克隆选择学说

得出以下结论:机体内存在的免疫细胞是由多种识别不同抗原的细胞克隆组成,识别同种抗原的细胞克隆表达相同的特异性识别受体。1975 年,科勒（Georges Jean Franz Köhler）和米尔斯坦（César Milstein）创立的 B 细胞杂交瘤技术证实了伯纳特的克隆选择学说。

 拓展阅读 1-12 伯纳特（Frank Macfarlane Burnet）及其成就

图 1-11 伯纳特（Frank Macfarlane Burnet）

另一位在抗体产生学说中有杰出贡献的科学家是丹麦免疫学家杰尼（Niels Kaj Jerne）,他被誉为现代免疫学之父。杰尼先后提出了 3 个学说:抗体生成的天然选择学说、有关抗体多样性发生的学说和免疫系统的网络理论,为现代免疫学的建立奠定了基础。1955 年,杰尼提出天然选择学说,认为抗原进入机体后选择性地与天生就存在于体内的天然抗体结合,然后一起进入细胞并将信号传递给细胞,促使细胞产生更多相同的抗体。1974 年,杰尼提出免疫系统内部调节的独特型和抗独特型的网络理论（network theory）,指出免疫球蛋白（Ig）分子的异质性不仅表现在分子上有特殊的能结合抗原的互补位（paratope）,还表现在分子的可变区上有许多不同的抗原决定簇。这些被称为独特位（idiotope）的抗原决定簇能被另外的抗体,即抗独特型抗体所识别。网络的主要作用是抑制抗体的过度产生来保持机体的免疫内环境稳定状态。杰尼的网络理论被后续的实验证明,促进和指导了基础免疫学的研究和发展,并成功地应用到临床实践中（图 1-6）。

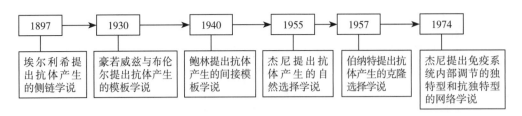

图 1-6 科学免疫学时期——抗体生成理论的提出与发展

 拓展阅读 1-13 杰尼（Niels Kaj Jerne）及其成就

📷 图 1-12 杰尼（Niels Kaj Jerne）

（四）免疫细胞的发现与免疫系统的全面认识

20 世纪下半叶，人们对免疫系统的结构和组成有了全面的认识。1957 年，格利克（Bruce Glick）发现切除鸡的法氏囊（bursa of Fabricius），又称腔上囊（cloacal bursa），会导致抗体产生缺陷，并将此类淋巴细胞称为腔上囊依赖（衍生）的淋巴细胞，简称为 B 淋巴细胞或 B 细胞（B 为 bursa 的第一个字母）。1961 年，米勒（Jacques Miller）和古德（Robert Good）分别在新生期小鼠切除胸腺模型和先天性胸腺缺陷新生儿中，发现外周血和淋巴器官中淋巴细胞数量减少，免疫功能明显缺陷。他们认为胸腺衍生的淋巴细胞是执行细胞免疫功能的主要淋巴细胞，并将该类细胞称为 T 淋巴细胞或 T 细胞（T 为 thymus 的第一个字母）。1962 年和 1964 年，沃纳（Noel Warner）和森贝格（Alexander Szenberg）分别发现切除鸡的腔上囊只影响抗体的生成而不影响移植物排斥反应，证明 B 细胞主要负责以抗体为主的体液免疫，而 T 细胞主要参与细胞免疫（如移植物排斥反应）。1967 年，克莱曼（Henry Claman）和米

切尔（Graham Mitchell）等发现，T 细胞和 B 细胞在功能上并不是相互独立的，而是具有相互协同作用，T 细胞可以辅助 B 细胞产生免疫球蛋白 IgG，科学地解释了胸腺摘除后体液免疫功能缺陷的原因。随后，米奇森（Avrion Mitchison）等人证明了 T-B 细胞相互作用的分子基础，T 细胞和 B 细胞分别识别同一抗原分子上不同的抗原决定簇。坎托（Cantor）和莱因赫兹（Reinherz）等根据细胞表面特征性分子和功能的差异将小鼠和人 T 细胞分为辅助性 T 细胞和细胞毒性 T 细胞等亚群；格申（Richard Cershon）等还证明了抑制性 T 细胞的存在。20 世纪 70 年代，在肿瘤免疫研究中，人们发现了自然杀伤细胞（nature killer cell，简称 NK 细胞），这群细胞不需预先抗原刺激，在无抗体存在条件下即可杀伤肿瘤细胞。1973 年斯坦曼（Ralph Steinman）发现了树突状细胞，随后证实树突状细胞是功能最强的可活化初始 T 细胞的专职性抗原提呈细胞。1976 年白细胞介素 -2（即 T 细胞生长因子）的发现，使得 T 细胞的体外培养成为可能，极大地促进了细胞免疫学的发展。进一步的研究发现，T 细胞中的 γδT 细胞和 NKT 细胞及 B 细胞中的 B1 细胞亚群主要参与固有免疫应答（图 1-7）。

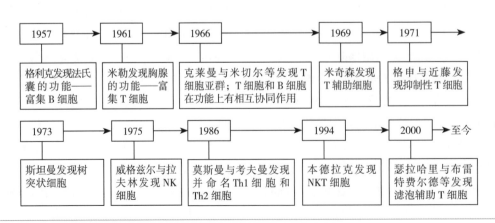

图 1-7 科学免疫学时期——免疫细胞的发现与免疫系统的全面认识

三、现代免疫学时期

1953 年，沃森（James Dewey Watson）和克里克（Francis Harry Compton Crick）发现 DNA 双螺旋结构，开启了分子生物学时代，同时也使免疫学的研究深入到分子层次。1975 年科勒和米尔斯坦创立的 B 细胞杂交瘤技术，实现了单克隆抗体体外大量制备。至 20 世纪 70 年代后期，在分子生物学技术和免疫学技术手段快速发展的带动下，免疫学家进一步探索了免疫应答的规律，揭示了抗原受体和抗体分子多样性机制，免疫识别和免疫细胞相互作用的分子基础与机制，免疫细胞发育、分化与活化的机制。

 拓展阅读 1-14 科勒（Georges Jean Franz Köhler）和米尔斯坦（César Milstein）及其成就

图 1-13 科勒（Georges Jean Franz Köhler）和米尔斯坦（César Milstein）

（一）抗体多样性和特异性的遗传学调控机制

早在 20 世纪 60 年代，德雷尔（William J. Dreyer）和本内特（Joe Claude Bennett）等就曾提出"关于 Ig 合成的遗传学问题"的假设。日本分子生物学家利根川进（Tonegawa）真正地阐明了有关 Ig 基因结构和重排的理论，在抗体多样性的遗传学原理上做出了杰出的贡献。20 世纪 70 年代中期，利根川进等发现编码 Ig 肽链的基因是由胚胎期彼此分隔的基因群组成，它们在 B 细胞分化发育过程中通过重排才能编码并表达抗体。这一理论揭示了抗体多样性和特异性的遗传学调控机制，对日后 T 细胞受体基因结构和重排的发现产生了重要影响，同时还发现了"增强子"这一重要的基因表达调控要素。

 拓展阅读 1-15 利根川进（Tonegawa）及其成就

图 1-14 利根川进（Tonegawa）

（二）T 细胞抗原受体的基因克隆

应用抗 T 细胞克隆型单克隆抗体结合免疫化学技术，1983 年梅乌尔（Meur）等人几乎同时证明了小鼠和人 T 细胞表面抗原受体的存在，并分离出这种受体分子。进一步证明 T 细胞受体分子是由 α 链和 β 链借二硫键连接在一起的异二聚体，同时还发现两条肽链均具有与 Ig 肽链相似的可变区（V）和恒定区（C）结构。莱因赫兹等应用抗人 T 细胞克隆抗体研究人 T 细胞受体也获得了相似的结果，并于 1984 年提出了关于人 T 细胞抗原受体构型的设想，认为 T 细胞抗原受体是由异二聚体组成的单一受体，能同时识别异种抗原分子和自体主要组织相容性复合体（major histocompatibility complex，MHC）分子。对 T 细胞抗原受体研究的另一突破性进展，是应用分子杂交技术分离出编码 T 细胞受体的基因。戴维斯（Davis）于 1984 年首先分离出小鼠 T 细胞受体的基因，并获得了一个 cDNA 克隆（TM36），认为它是鼠 T 细胞受体 β 链的基因。亚纳吉（Yanagi）等从人 T 细胞白血病株获得一个 cDNA 克隆（YT35），经证明是人 T 细胞受体 β 链的基因。欧奇亚（Orcia）等证明人 β 链基因定位于第 17 号染色体，鼠则定位于第 6 号染色体上，而编码 Ig 的基因则定位于其他染色体上，所以编码 Ig 的基因与 T 细胞受体基因是两组完全不同的基因。不难看出，应用抗 T 细胞克隆型单克隆抗体对 T 细胞受体在蛋白质分子水平的研究结果，与用分子杂交技术在基因水平的研究结果是一致的。

（三）MHC 限制性的发现

MHC 是哺乳动物基因组中基因数量最多、结构最为复杂的基因群，决定了在群体中不同个体对同一种抗原（如病原微生物）免疫应答能力的差别。MHC 从发现到其编码基因结构、蛋白分子的结构和功能的阐明经历了半个多世纪。分子生物学技术的应用，尤其是人类基因组计划的完成，使 MHC 的遗传密码得以全面破译。

20 世纪 30 年代，斯内尔（George Snell）建立了一套同类系小鼠品系，以这些同类系小鼠为模型，发现了在同种移植物排斥反应中起重要作用的基因区域，称为 H-2，继而证实了 H-2 是由许多密切连锁基因组成的复合体，每个基因座上存在多个等位基因。到了 20 世纪 50 年代，法国科学家多塞（Jean Dausset）在人体上发现了与 H-2 复合体相似的人类白细胞抗原（humanleukocyte antigen，HLA）系统，之后陆续鉴定出多种人类 HLA 抗原。早期 MHC 和 HLA 研究几乎都集中在移植免疫上。1963 年，贝纳塞内拉夫（Baruj Benacerraf）应用不同品系的动物研究发现，对某一特定抗原的免疫应答能力受到一种称为免疫应答基因（Ir 基因）的控制，并证明了 Ir 基因位于小鼠 H-2 中 I 区内。从此，MHC 全面的生物学功能才得以揭示。这项重大的发现为细胞毒性 T 细胞 MHC 限制性的提出，以及马尔雷（Marray）和托马斯（Thomas）在肾 / 骨髓移植的成就奠定了理论基础。1975 年，杜赫提（Peter C. Doherty）和辛克纳吉（Rolf M. Zinkernagel）在研究小鼠淋巴细胞性脉络丛脑膜炎（lymphocytic choriomeningitis，LCMC）中细胞毒性 T 细胞所引起的损伤机制时发现，对 LCMC 的易感性与特定的 MHC 型别有关：小鼠体内产生的细胞毒性 T 细胞可杀伤同一品系小鼠病毒感染细胞，而其他品系小鼠的细胞毒性 T 细胞无法杀伤该病毒感染细胞。他们据此提出了 T 细胞双重识别和 MHC 限制性学说：细胞毒性 T 细胞发挥作用的前提是必须同时识别病毒感染细胞上的两种标志，一种来自病毒，另一种来自细胞表面正常表达的 MHC 分子（图 1-8）。随后的研究结果充分证实了 MHC 限制性的机制。

> 拓展阅读 1-16　斯内尔（George Snell）、多塞（Jean Dausset）和贝纳塞内拉夫（Baruj Benacerraf）及其成就
>
> 拓展阅读 1-17　辛克纳吉（Rolf M. Zinkernagel）和杜赫提（Peter C. Doherty）及其成就
>
> 图 1-15　斯内尔（George Snell）、多塞（Jean Dausset）和贝纳塞内拉夫（Baruj Benacerraf）
>
> 图 1-16　辛克纳吉（Rolf M. Zinkernagel）和杜赫提（Peter C. Doherty）

（四）细胞因子研究的飞速发展

20 世纪 60 年代，免疫学家在研究免疫细胞时

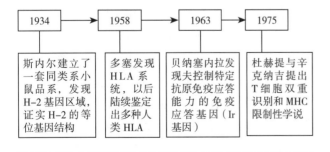

图 1-8　现代免疫学——MHC 限制性的发现

发现，免疫细胞可产生一些多肽分子，根据其来源分别命名为淋巴因子（源自淋巴细胞）和单核因子（源自单核细胞）。1974 年，斯坦利·科恩（Stanley Cohen）首次创立"细胞因子"的概念。在 1979 年第二届国际淋巴因子专题讨论会上，将来自单核巨噬细胞、T 细胞所分泌的小分子多肽统称为白细胞介素。分子生物学技术的飞速发展，使得免疫学家先后克隆出许多有重要生物学功能的细胞因子及其受体，包括白细胞介素、干扰素、肿瘤坏死因子、集落刺激因子、生长因子和趋化因子等家族，并广泛应用于体内外免疫学研究及临床治疗。基因工程重组的细胞因子已成为生物应答调节剂（biological response modifier，BRM）中一类重要的治疗制剂，用于感染性疾病、肿瘤、器官移植、血细胞减少症、超敏反应和自身免疫病等的治疗。到了 20 世纪 90 年代，由于人类基因组计划的突飞猛进及生物信息学的应用，人们对新的细胞因子及其受体结构和功能的研究达到了前所未有的速度，而且被迅速应用到临床医学中，成为免疫生物治疗的一项重要内容。

（五）免疫细胞信号的研究

最初关于信号转导的研究是基于免疫系统识别"自己"和"非已"的研究。伯纳特和梅达瓦（Peter Brain Medawar）对 B 细胞活化信号的研究中最先提出了"自己 – 非已辨别模式"假说的简化版，指出抗原与 B 细胞表面的抗原特异性受体结合后启动 B 细胞活化信号。1969 年，布雷切尔（Peter Bretscher）和马文·科恩（Melvin Cohn）创立了"联合识别"模式，即公众所熟知的"双信号"模式。该模式后来为朗曼（Rodney Langman）和马文·科恩更新和发展。B 细胞活化的"双信号"模式认为：B 细胞仅接受抗原信号时不足以活化 B 细胞而是导致其死亡，只有同时接受由辅助细胞提供的第二信号（辅助信号）后才能真正地活化。1974 年，拉弗蒂（Kevin J. Lafferty）和康宁汉（Alastair J. Cunningham）对双信号模式假说做了进一步修改，将辅助细胞命名为抗原提呈细胞，并同时提出了 T 细胞活化的双信号学说。免疫细胞通过其膜表面的免疫受体、细胞因子受体、固有免疫识别受体、黏附分子及死亡受体等，感应来自细胞外或细胞内的各种刺激。免疫细胞的信号转导途径十分复杂，不同免疫膜分子介导

的信号途径各不相同，而且不同信号途径之间存在着"串流"（cross-talking），在信号转导水平上形成了网络。免疫细胞信号转导途径的下游是通过活化特定的转录因子，使其进入细胞核，调控基因的表达。值得注意的是，不同的信号途径可以激活相同的转录因子，可谓"殊途同归"，生物体巧妙地应用有限的基因和分子，完成极其复杂的生物学功能。

（六）固有免疫研究的重新崛起

固有免疫是机体在种系发育和进化过程中形成的天然免疫防御功能，即出生后就已具备的非特异性防御功能，是机体防御外源性病原微生物的第一道关卡。在过去的几十年中曾一度被认为是免疫系统应答外界刺激的一种低等形式，但随着近些年对固有免疫研究的深入，非特异性免疫的重要性逐渐被越来越多的人所接受。

Toll 样受体（Toll-like receptor，TLR）是参与固有免疫的一类重要蛋白分子，也是连接非特异性免疫和特异性免疫的桥梁。早在 19 世纪，人们了解到微生物致病的概念后就猜想存在一种能够识别微生物的特有分子，从而识别入侵的微生物。早在 100 多年前，细菌学家菲弗（Richard Friedrich Johannes Pfeiffer）创造了"内毒素"一词来称呼革兰氏阴性细菌中能够造成动物发热和休克的一种成分，即现在人们熟知的脂多糖（lipopolysaccharide，LPS）。之后人们相继发现细菌脂肽、鞭毛蛋白和非甲基化 DNA 等也能够激发宿主的保护性应答，但是应答持续过久或者强度过大时就会造成伤害。1980 年，纽斯林 - 沃尔哈德（Christian Nüsslein-Volhard）等在研究果蝇胚胎发育过程中发现有一个基因决定着果蝇的背腹侧分化，将其命名为 Toll 基因。1988 年，桥本（Hashimoto）等人发现 Toll 基因编码一种跨膜蛋白质，并明确了 Toll 蛋白的结构。1991 年，盖（Nicholas J. Gay）等人发现 Toll 蛋白在结构上与哺乳动物中一种天然免疫功能分子白细胞介素受体 1（IL-1）在胞质部分具有同源性，提示 Toll 蛋白可能和免疫有关。1994 年，野村（Nobuo Nomura）等人报道了人的 Toll 样受体。1996 年，霍夫曼（Jules Hoffmann）等发现 Toll 基因突变的果蝇感染细菌或者真菌后发生死亡，从而确立了 Toll 蛋白在感染免疫中发挥重要作用。翌年，詹韦（Charles Alderson Janeway Jr.）

和麦哲托夫（Ruslan Medzhitov）阐明了一种 Toll 样受体（后来被命名为 TLR4）能够激活与适应性免疫有关的基因，提出了模式识别理论，将天然免疫针对主要靶分子信号称作病原相关的模式分子，相对应的识别受体称为模式识别受体。1998 年，比尤特勒（Bruce Beutle）等发现对 LPS 具有抵抗力的老鼠携带一个基因突变，这个基因与果蝇的 Toll 基因非常相似即 TLR4，如果使小鼠中的 TLR4 突变而丧失功能，小鼠不会对 LPS 起反应。这种 Toll 样受体原来就是神秘的 LPS 受体。霍夫曼和比尤特勒的发现引发了对先天免疫的暴发式研究。

固有免疫的另一个突破性发现是树突状细胞的表型和功能。1973 年，加拿大科学家斯坦曼在小鼠脾中发现了类似于神经细胞的树突而命名为树突状细胞。推测这种细胞可能通过激活 T 细胞而发挥重要的免疫作用。通过细胞实验，斯坦曼展示了树突状细胞引发 T 细胞对刺激物强烈的免疫应答，树突状细胞控制着 T 细胞的激活。由于霍夫曼和比尤特勒在激活先天免疫方面的发现，斯坦曼发现树突状细胞及其在适应性免疫中的作用，他们共同获得 2011 年诺贝尔生理学或医学奖。

拓展阅读 1-18　比尤特勒（Bruce Beutle）和霍夫曼（Jules Hoffmann）及其成就

拓展阅读 1-19　斯坦曼（Ralph Steinman）及其成就

图 1-17　比尤特勒（Bruce Beutle）和霍夫曼（Jules Hoffmann）

图 1-18　斯坦曼（Ralph Steinman）

四、免疫学未来发展趋势

在过去几个世纪的发展中，免疫学在人类生命科学研究中起着不可替代的重要作用，特别是免疫应答机制的认识为现代医学科学理论的建设奠定了重要基础，为现代医学的传染病预防与治疗提供了重要的理论基础，并且形成了疫苗免疫预防传染病的对策。免疫学由于其独特的方法与手段可为未来医学乃至生命科学的全面与均衡发展提供关键性技术平台，从而提高诊断、治疗与预防的特异性和敏感性，扩大其应用范围。免疫学与分子生物学、发育生物学、细胞生物学、神经科学等学科相互融合，将在 21 世纪的生命科学和医学发展中扮演更加重要的角色。

（一）基础免疫学

免疫应答的机制在未来将得到更深刻的阐明。对免疫系统认识的深入必将推动对免疫应答本质的了解，并将理论研究的成果应用于医学实践。随着分子生物学和生物信息学在免疫学研究中的应用，越来越多的免疫新分子被克隆，新的 CD 分子、黏附分子、细胞因子和胞内信号分子的结构和功能得到阐明。小鼠转基因和基因敲除技术的应用，促进了人们对免疫分子体内功能的认识。应用计算机模拟技术、X 晶体衍射技术等结构生物学技术，使得人们在分子水平上认识到免疫分子的相互作用。造血/胚胎干细胞的培养和定向分化技术，使人们完整认识了免疫细胞群和亚群谱系发育过程中转录因子、生长因子对其的调控。细胞分析和分选技术的发展使得人们越来越精确认识细胞亚群的表面标志和功能。有关固有免疫、调节性细胞及记忆性淋巴细胞的作用机制将得到全面的阐明。

（二）临床免疫学

免疫学与临床医学学科相互交叉和渗透已形成诸多的分支学科，例如免疫病理学、肿瘤免疫学、移植免疫学、血液免疫学、老年免疫学、免疫药理学和感染免疫学等。应用免疫学理论和方法诊断、预防和治疗免疫相关疾病，成为现代医学的重要手段。

1. 诊断　新的免疫学诊断方法不断涌现，常规的免疫学诊断技术向着微量、快速和自动化方向发展。各种芯片技术（DNA、蛋白和抗体）已经引入免疫学的诊断技术之中。

2. 预防　疫苗仍是消灭传染病的最重要手段。人类已经在征服许多传染病斗争中取得决定性的胜利，但是还面临巨大的挑战。许多危害人类健康和生存的传染病如艾滋病、丙型肝炎等仍无有效的疫苗来进行预防。进入 21 世纪以来，人类面临的新发突发传染病频率增加，研制预防相关传染病的疫苗迫切性愈发重要。特别是针对 2019 年暴发的新型冠状病毒（SARS-CoV-2）感染疫情，全球疫苗界迅速行动，在短短一年内研发并上市多种技术路线的疫苗，创造了疫苗研发史上的奇迹。近年来，非传染

病疫苗的研究得到重视和发展，尤其是防治肿瘤的疫苗，如 2006 年预防宫颈癌的人乳头瘤病毒疫苗被批准进入市场便是一个重要的标志。

3. 治疗　免疫生物治疗的发展十分迅速，主要包括：①单克隆抗体制剂治疗肿瘤、移植物排斥反应和自身免疫病等已取得突破性进展，越来越多的人源性纯化抗体、遗传工程抗体进入市场。②细胞因子在某些疾病治疗中显示出独特的疗效，已广泛应用于感染性疾病、肿瘤和血液系统疾病的治疗。随着新的细胞因子被发现，将会有更多的细胞因子作为新的治疗制剂造福于人类。③造血干细胞移植有效地挽救白血病等血液系统和肿瘤患者的生命。如中国造血干细胞库的发展和完善必将给更多的患者带来福音。此外，经过修饰后的效应 T 细胞和树突状细胞在肿瘤、感染性疾病等治疗中也已崭露头角。

第二节　免疫学简介

一、免疫系统的基本功能

免疫系统在机体抵抗疾病的发生和发展中发挥着重要的作用，机体有一个完善的免疫系统来执行免疫功能，包括免疫器官、免疫细胞和免疫分子（表 1-1）。

免疫系统的功能如同一把双刃剑，对机体有着双重作用。正常情况下，机体免疫系统通过识别"自己"和"非己"物质来执行免疫功能，维护着机体内环境的稳定。除了识别和清除外来入侵的抗原（如病原生物）外，机体的免疫系统还可识别清除体内发生突变的肿瘤细胞、衰老死亡的细胞和其他有害的成分。异常情况下，可能导致某些病理过程的发生和发展。总的来说，免疫系统的基本功能可以概括为以下 3 种（表 1-2）。

（一）免疫防御

免疫防御（immune defense）即抗感染免疫。正常情况下，免疫系统防止外界病原体的入侵并及时清除已入侵的病原体（如细菌、病毒、真菌、支原体、衣原体和寄生虫等）及其他有害物质。在异常情况下，免疫防御功能过低或缺如，可发生免疫缺

表 1-1 免疫系统的组成

免疫器官		免疫细胞	免疫分子	
中枢	外周		膜型分子	分泌型分子
胸腺	脾	固有免疫的组成细胞	TCR	免疫球蛋白
骨髓	淋巴结	吞噬细胞	BCR	补体
法氏囊（禽类）	黏膜相关淋巴组织	树突状细胞	CD 分子	细胞因子
	皮肤相关淋巴组织	NK 细胞	黏附分子	
		NKT 细胞	MHC 分子	
		其他（嗜酸性粒细胞和嗜碱性粒细胞等）	细胞因子受体	
		适应性免疫应答细胞		
		T 细胞		
		B 细胞		

表 1-2 免疫系统的三大功能

功能	生理性功能	病理性功能
免疫防御	防御病原微生物入侵，清除毒素等有害物质	超敏反应
免疫监视	清除复制错误的细胞和突变细胞	细胞癌变，持续感染
免疫内环境稳定	清除损伤或衰老细胞	自身免疫疾病

陷病；若应答过强或持续时间过长，则在清除病原体的同时，也可导致机体的组织损伤或功能异常，发生超敏反应。

（二）免疫监视

免疫监视（immune surveillance）是指在各种体内外因素的影响下，正常个体的组织细胞不断发生畸变和 / 或突变，免疫系统随时发现和清除此类异常的"非己"成分，如由基因突变而发生的肿瘤细胞及衰老、凋亡细胞等。如果免疫监视功能低下，可能导致肿瘤的发生和持续性病毒感染。

（三）免疫内环境稳定

免疫系统内环境的稳态是机体维持正常生理功能所必需的，免疫系统通过自身免疫耐受和免疫调节两种主要的机制来制衡免疫系统内环境的稳态，即免疫内环境稳定（immune homeostasis）。一般情况下，免疫系统有区别"自己"和"非己"的能力，对自身正常的组织细胞不产生免疫应答，称为免疫耐受。一旦免疫耐受被打破，机体对"自己"或"非己"抗原物质的应答出现紊乱，则会导致自身免疫病和过敏性疾病的发生。此外，免疫系统与神经系统和内分泌系统一起组成了神经 - 内分泌 - 免疫网络，在调节整个机体内环境稳定中发挥重要作用。

二、免疫应答

免疫应答（immune response）是指机体免疫系统对免疫原刺激所产生的以排除抗原为目的的生理过程。根据免疫应答识别的特点、获得形式及效应机制，可分为固有免疫和适应性免疫两大类。

（一）固有免疫

固有免疫（innate immunity）又称先天免疫或非特异性免疫（non-specific immunity），是生物在长期进化中逐渐形成的，是机体抵御病原体入侵的第一道防线。其特点是：①个体出生时即具备，在种系进化过程中逐渐形成；②可以稳定遗传；③无特异性，作用范围广，并非针对某一特定的抗原；④个体间固有免疫的能力仅有强弱之别；⑤初次与抗原接触即能发挥免疫效应，一般没有记忆性。

固有免疫的构成要素主要包括：皮肤 - 黏膜、血脑屏障和胎盘屏障等屏障效应及其分泌的抑菌 / 杀菌物质，体内多种非特异性免疫效应细胞和效应分子的生物学作用。参与固有免疫的效应细胞包括单核巨噬细胞、树突状细胞、粒细胞、NK 细胞和 NKT 细胞，其识别免疫原虽然不像 T 细胞和 B 细胞那样具有高度特异性，但可通过同一类模式识别受体

（pattern recognition receptor，PRR）去识别病原生物。近期有大量研究结果显示，NK 细胞具有与 T 细胞类似的免疫记忆特性。参与固有免疫的效应分子主要包括补体系统、防御素、溶菌素和细胞因子等。

拓展阅读 1-20 NK 细胞的记忆性

（二）适应性免疫

适应性免疫（adaptive immunity）又称获得性免疫（acquired immunity）或特异性免疫（specific immunity），是指机体在长期与外源性病原微生物接触过程中，对特定病原微生物（抗原）产生识别与后续效应，最终将其清除的防御功能。适应性免疫应答主要由能够识别特异性抗原的免疫细胞（T 细胞和 B 细胞等）及其产物所承担，所产生的效应在机体抗感染和其他免疫学机制中发挥主导作用。

1. 适应性免疫的分类 根据参与的主要免疫细胞和免疫应答产物的不同，适应性免疫分为体液免疫和细胞免疫两种。体液免疫主要由 B 细胞介导，主要效应分子是抗体；细胞免疫主要由 T 细胞介导，T 细胞活化、增殖分化为效应 T 细胞，发挥免疫效应。根据宿主对抗原作用方式的不同，适应性免疫应答分为主动免疫（active immunity）和被动免疫（passive immunity）。主动免疫指当接触外源性抗原个体针对该抗原发挥了主动应答；被动免疫指来自一个免疫个体的血清、分子和淋巴细胞过继转移给另一个纯真的个体，使其获得特异性免疫的抵抗力。

2. 适应性免疫的 3 个阶段 适应性免疫应答可分为如下 3 个阶段。

（1）识别阶段 B 细胞和 T 细胞分别通过膜表面 B 细胞受体（BCR）和 T 细胞受体（TCR）精确识别抗原和 / 或经过抗原提呈细胞加工处理后的抗原肽。抗原识别实际上是抗原对免疫细胞的克隆选择。机体免疫系统可以识别天文数字的抗原，这一特性在抗原进入机体之前就已经具有，是生物在长期进化过程中形成的。当某一病原体侵入机体时，少数免疫细胞特异性识别来自该抗原的抗原决定簇，继而诱导这一类特异性细胞的大量克隆增殖。

（2）活化增殖阶段 抗原诱导淋巴细胞的活化需要双信号的刺激，第一信号为抗原，第二信号来自微生物产物或固有免疫细胞的成分。识别抗原后的淋巴细胞在共刺激分子（costimulatory molecule）的参与下接受双信号刺激，发生细胞的活化、增殖和分化，产生效应细胞（如杀伤性 T 细胞）、效应分子（如抗体和细胞因子等）和记忆细胞。

（3）效应阶段 由效应细胞和效应分子清除抗原，不同的免疫效应机制负责清除不同性质的病原微生物。

3. 适应性免疫的特点 与固有免疫相比，适应性免疫有如下主要特点（表 1-3）。

（1）特异性和多样性 特异性是指某一特定抗原刺激可从免疫系统淋巴细胞库中择出相应的 T 细胞或 B 细胞克隆，应答中所产生的效应细胞和效应分子（抗体）与相应抗原的结合具有高度特异性。淋巴细胞膜抗原受体可特异性识别特定的抗原表位。抗原特异性 T 细胞克隆和 B 细胞克隆受抗原刺激后活化，发生细胞分裂，导致淋巴细胞克隆性的数量扩增。与特异性相对的是多样性。一个既定个体淋巴细胞的抗原特异性的数量总和称为淋巴细胞库。淋巴细胞库数量巨大，这种性质称为多样性。T 细胞和 B 细胞能针对数以万计（估计在 10^{12} 以上）的抗

表 1-3 固有免疫和适应性免疫比较

区别点	固有免疫	适应性免疫
获得形式	固有性（或先天性），无需抗原激发	获得性抗原，需接触抗原
发挥作用时相	早期快速 96 h 内	96 h 后发挥效应
参与细胞	粒细胞、单核巨噬细胞、NK 细胞	T 细胞、B 细胞、抗原提呈细胞
免疫原识别受体	模式识别受体	特异性抗原识别受体，由于细胞发育中基因重排产生多样性
免疫记忆	无	有，产生记忆细胞
举例	抑菌、杀菌物质，补体，炎症反应因子，吞噬细胞，NK 细胞，NKT 细胞	T 细胞（细胞免疫——效应 T 细胞等）B 细胞（体液免疫——抗体）

原发生特异性的免疫应答反应，与机体中 T 细胞库和 B 细胞库的高度异质性有密切关系，这种多样性使机体具有识别周围环境中数量极大的抗原种类并与之发生反应的能力。

（2）耐受性 免疫细胞接受抗原刺激后，既可产生针对特定抗原的特异性应答，也可表现为针对特定抗原的特异性不应答，后者即为免疫耐受。免疫耐受机制是免疫系统区别"自己"和"非己"的关键，自我耐受的状态是由若干机制来维持的，包括清除自身反应性淋巴细胞，使自身反应性淋巴细胞功能失活等。免疫耐受的异常将导致针对自身成分的免疫应答，从而造成自身免疫病。

（3）记忆性 淋巴细胞在初次免疫应答过程中经抗原刺激活化、增殖后，产生针对该抗原的特异性记忆细胞。与初始（或未致敏）淋巴细胞相比，当再次遇到相同抗原时，记忆细胞表现为应答潜伏期短、强度大和持续时间长的再次免疫应答。

（4）限制性 免疫应答在发挥免疫学效应后不会无限地增强，是由于随着抗原的清除，维系免疫应答产生的抗原刺激条件也不存在了。免疫系统的这种限制性，是机体维持自身稳定的关键，同时保证免疫系统具备了针对任何新入侵病原体的应答能力。

（5）特化作用 指适应性免疫系统针对不同类型的微生物所产生最优化的应答类型。如体液免疫和细胞免疫分别负责抵御细胞外和细胞内病原微生物感染（在某种情形下，也可以是某一病原体感染的不同阶段）。此外，在体液免疫和细胞免疫过程中，抗体和 T 细胞的特性也随微生物种类的差异而变化。

（三）固有免疫和适应性免疫的关系

虽然固有免疫和适应性免疫在许多方面有明显的不同，但两者在功能上是相辅相成、密不可分的。固有免疫往往是适应性免疫的先决条件，如树突状细胞和吞噬细胞吞噬病原生物实际上是一个加工和提呈抗原的过程，为适应性免疫应答的识别准备了条件。适应性免疫的效应分子可大大促进固有免疫应答，补体、巨噬细胞和 NK 细胞在特异性抗体（如 IgG）存在的条件下，可以进一步加强对抗原细胞的杀伤作用，如抗体可促进吞噬细胞的吞噬能力，称

为调理吞噬，或促进 NK 细胞的细胞毒作用；又如，许多由 T 细胞分泌的细胞因子可促进和参与固有免疫应答细胞的成熟、迁移和杀伤。固有免疫和适应性免疫相互协调完成机体的免疫功能，主要通过中和作用、吞噬作用和细胞毒性等多种效应机制来清除不同性质的病原微生物。

三、免疫性疾病

免疫应答是把双刃剑。在看到免疫功能给机体带来免疫保护作用的同时，还应该看到异常免疫应答可导致多种免疫相关性疾病的发生。

免疫性疾病（immune disease）是指免疫调节失去平衡影响了机体的免疫应答而引起的临床疾病。广义的免疫性疾病还包括先天性或后天性原因导致的免疫系统结构上或功能上的异常。按免疫功能分为免疫缺陷、免疫增多和变态反应三方面的疾病；按发生时间分为先天性、获得性（后天性）；按发展速度分为速发型、延缓型；按免疫机制分为细胞免疫、体液免疫；按病损范围分为局限性、全身性（系统性）；按抗原性质分为外源性、同种异体性和自身性。免疫缺陷是指先天性或后天性原因所致的主要免疫成分（淋巴细胞、抗体、吞噬系统和补体系统）中的一个或多个数量减少或功能缺陷。免疫缺陷的共同特点是对感染的易感性。免疫增多在临床上表现为淋巴系统的增殖性疾病，这种免疫增殖可以是反应性的，也可为恶性肿瘤。临床上比较多见的是慢性粒-单核细胞白血病、慢性淋巴细胞白血病等。变态反应病是免疫性疾病中最常见的一类，现指因某一方面的免疫反应过于剧烈引起的临床病变。临床变态反应病往往比较复杂，有时牵涉多种免疫机制，很难将其绝对归入某一类型。

在本教材的相关章节，将集中阐述各相关免疫性疾病发生的机制。在临床免疫学的章节中将重点介绍：临床上较为常见的自身免疫病的发病机制；对全人类有重大威胁的获得性免疫缺陷综合征，即艾滋病；用免疫学的方法如何防治严重危害人类健康和生存的肿瘤；器官和骨髓移植。这些内容无论是对于从事基础医学，还是从事临床医学、预防医学和口腔医学等专业的医学生都是十分必要的。

四、免疫学的应用

免疫学作为一门重要的生命学科，其理论和技术在生命科学中其他学科的研究及临床医学中得到广泛应用。随着各种免疫学技术的创立及分子生物技术的大力发展，免疫学的基本理论和技术的应用日益广泛。

（一）疫苗的发明、应用及推广

疫苗是免疫学理论最早应用于治疗恶性传染病的手段，至今也是免疫学理论及技术应用最成熟的技术手段。通过接种疫苗预防乃至消灭传染性疾病是免疫学的一项重要任务。

接种牛痘疫苗预防天花并在人体获得成功，为人类传染病的预防开创了人工免疫的先声，开启了疫苗研制的热潮。随后，炭疽杆菌疫苗和狂犬病疫苗等多种病原微生物和病毒的减毒株疫苗的面市，使一些烈性传染病得以被有效控制或消灭，是免疫学对人类的最大贡献。至今，肺炎链球菌荚膜多糖疫苗、脑膜炎奈瑟菌荚膜多糖疫苗、吸附百日咳组分疫苗、乙型肝炎基因工程疫苗及核酸疫苗等，为免疫学在防治疾病中开辟了广阔的前景。由于重组疫苗的应用，乙型肝炎的发病得到有效控制。通过计划免疫接种，中国在控制多种传染病尤其是儿童多发传染病方面已取得显著的成绩。

（二）免疫学技术的建立和发展

1. 血清学技术和免疫标记技术　20 世纪初，建立了各种体外检测抗原 – 抗体反应的血清学技术（如沉淀反应、凝集反应和补体结合反应等），为鉴定病原菌和检查血清中抗体提供了可靠的方法，并被广泛用于传染病诊断和流行病学调查。至 20 世纪中叶，相继建立的各种免疫标记技术极大地促进了免疫学的基础研究和应用。

2. 细胞融合技术　科赫和米尔斯坦首先报道了应用小鼠骨髓瘤细胞和经绵羊红细胞致敏的小鼠脾细胞融合，结果发现一部分融合的杂交细胞能继续生长，又能分泌抗绵羊红细胞抗体，从而建立了小鼠骨髓瘤细胞和致敏小鼠脾细胞的融合细胞（杂交瘤），并用于制备针对单一抗原表位的单克隆抗体。此项突破性的生物技术被广泛应用于制备抗原特异性单克隆抗体及其他免疫分子，为生物医学研究和应用开拓了广阔的前景。

3. T 细胞克隆技术　直接应用于研究 T 细胞受体（TCR）、淋巴因子分泌及细胞间相互作用等，有力地推动了细胞免疫的发展。

4. 分子生物学技术　近 20 年来，基因工程、转基因动物等技术极大地促进了分子免疫学的发展。由此，逐步揭示了免疫球蛋白、T 细胞受体、补体、细胞因子及 MHC 分子等的基因结构、功能及其表达机制。

（三）免疫生物学治疗

近年来，在分子生物学理论和技术发展的基础上，应用免疫学得以迅速发展。免疫生物治疗已成为临床治疗疾病的重要手段。应用单克隆抗体在治疗肿瘤、移植物排斥反应及某些自身免疫病方面取得了突破性进展；应用 DNA 疫苗防治某些传染性疾病已指日可待；以遗传工程抗体为主要导向分子的免疫导向疗法、基因工程细胞因子（包括基因被修饰的细胞因子）和其他肽类免疫分子等均已开始在临床应用；多种细胞因子在治疗贫血、白细胞和血小板减少症及病毒性肝炎等疾病中取得良好的疗效；借助不断改善的细胞培养技术，包括造血干细胞移植及某些效应细胞（如效应 T 细胞、树突状细胞）在内的细胞过继疗法已成为治疗白血病等造血系统疾病不可替代的治疗手段。此外，采用效应 T 细胞和经肿瘤抗原修饰的树突状细胞正成为治疗肿瘤的新手段。因此，肿瘤的免疫生物学治疗有可能成为继化学疗法、手术疗法、放射疗法之后的又一重要疗法。

（四）免疫学诊断

免疫诊断已成为临床各学科中诊断疾病最重要的手段之一。免疫学的诊断方法向着微量、自动、快速方向发展，新的诊断方法也层出不穷。在免疫学诊断中，抗原或抗体的检测依然是主角，一方面是抗原抗体反应有高度的特异性，对某些疾病的确诊起着决定性作用；另一方面，由于标记技术的引入（如放射性核素、酶和免疫发光），抗原抗体检测的敏感性到达皮克（pg/mL）的水平，广泛应用于早孕和内分泌疾病（如甲状腺疾病）、多种病原生物（如 HIV，甲型、乙型、丙型肝炎病毒，SARS 病毒和禽流感病毒等）及其抗体、血清中多种肿瘤的标志物、引起过敏反应的血清 IgE 及血型检测等。细胞免疫的检测使免疫学诊断更加全面，可对特定细胞或蛋白成分进行定性、定量和定位检测，从而判断机体免疫功能状态。各种免疫细胞群和亚群分离和鉴定的技术日臻完善，应用单克隆抗体荧光染色和流式细胞术分析方法，可以迅速确定各种白血病和淋巴瘤的免疫学分型。

（吴长有）

数字课程学习

　教学 PPT　　　　　自测题　　　　　本章小结　　　　　复习思考题

第二章
免疫系统

提要：

● 免疫系统的组成：免疫器官和组织、免疫细胞、免疫分子。

● 免疫器官和组织：中枢免疫器官和外周免疫器官。

● 中枢免疫器官有骨髓和胸腺，骨髓是所有血细胞（包括免疫细胞）最初产生的场所；胸腺是 T 细胞分化、发育和成熟的场所。

● 外周免疫器官有淋巴结、脾和黏膜相关淋巴组织，是免疫细胞居留、免疫应答发生的场所。

免疫系统（immune system）是机体执行免疫功能的重要物质基础，主要由免疫器官和组织、免疫细胞及免疫分子组成。免疫器官包括中枢免疫器官和外周免疫器官（或初级免疫器官和次级免疫器官）。它们在体内广泛分布，经血液循环和淋巴循环相互联系，构成免疫系统的有机整体。淋巴组织又称免疫组织，是外周淋巴器官的重要组成部分，广泛分布于呼吸道和消化道等处（图 2-1）。

第一节　中枢免疫器官

中枢免疫器官（central immune organ）包括骨髓和胸腺。

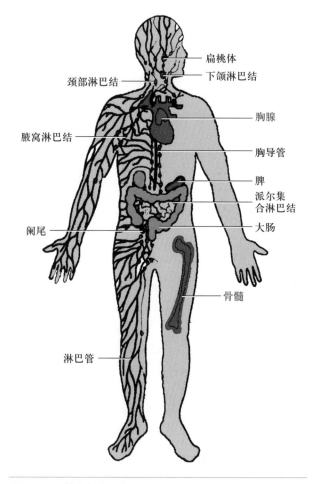

图 2-1　人体的免疫器官和组织

扁桃体
下颌淋巴结
颈部淋巴结
胸腺
腋窝淋巴结
胸导管
脾
派尔集合淋巴结
大肠
阑尾
骨髓
淋巴管

一、骨髓

骨髓（bone marrow）位于骨髓腔，是各类血细胞发生和分化的场所，也是人和哺乳动物 B 细胞发育成熟的场所。

（一）骨髓的结构

骨髓位于骨髓腔中，是人体最大的造血器官。根据其颜色的不同，分为红骨髓（red bone marrow）和黄骨髓（yellow bone marrow）。其中红骨髓为造血组织，由网状细胞和网状纤维构成网状组织，内含基质细胞和不同发育阶段的造血细胞。骨髓基质细胞、细胞外基质、网状纤维、神经纤维、微血管系统构成了造血诱导微环境（hematopoietic inductive microenvironment，HIM），协调分泌多种造血调控因子，调控血细胞的生成。

（二）骨髓的功能

1. 造血 骨髓是各类血细胞发生的场所。骨髓造血干细胞（hematopoietic stem cell，HSC）在骨髓微环境中首先分化为髓样祖细胞（myeloid progenitor）和淋巴样祖细胞（lymphoid progenitor），前者进一步分化成熟为粒细胞、单核细胞、红细胞和血小板；后者则发育为各种淋巴细胞如 T 细胞、B 细胞、自然杀伤细胞（NK 细胞）的前体细胞。树突状细胞来自髓样祖细胞和淋巴样祖细胞。

2. B 细胞初次分化发育的场所 在骨髓内淋巴样祖细胞继续分化为祖 B 细胞、前 B 细胞、成熟 B 细胞。成熟 B 细胞随血液循环迁移并定居于外周免疫器官。

3. 浆细胞产生抗体的主要部位 外周 B 细胞受抗原刺激分化为浆细胞，经淋巴和血液循环进入骨髓，在骨髓中可存活多年，并持续产生大量抗体。

二、胸腺

胸腺（thymus）位于胸骨柄后方的上纵隔内，是 T 细胞分化、发育、成熟的场所。胸腺的大小和结构随年龄的增长有明显改变：胚胎期至 2 岁，胸腺质量为 10 ~ 15 g，是发育最快的时期；2 岁至青春期，胸腺增长速度减慢，质量为 30 ~ 40 g；青春期以后，胸腺退变萎缩；老年期，大部分被脂肪组织替代。

（一）胸腺的结构

胸腺是实质性器官，有一层结缔组织被膜包裹其表面，呈片状伸入胸腺内部，将胸腺分隔成许多不完全分离的胸腺小叶。每个小叶都有皮质和髓质两部分，靠近被膜的为皮质，靠内部的为髓质，所有小叶的髓质都相互连续。

胸腺皮质分浅皮质区和深皮质区，主要以胸腺上皮细胞（thymic epithelial cell，TEC）为支架，含有密集的淋巴细胞（胸腺细胞）和少量巨噬细胞、树突状细胞等，染色较深。浅皮质区内的胸腺上皮细胞可包绕胸腺细胞，称为胸腺抚育细胞（thymic nurse cell），可产生促进胸腺细胞分化发育的激素和细胞因子。胸腺深皮质区主要为体积较小的皮质胸腺细胞。胸腺皮质染色较深，内部 85% ~ 90% 的细胞是胸腺细胞（主要是未成熟 T 细胞），并含有少量 TEC、巨噬细胞及树突状细胞等。

胸腺髓质含有较多的胸腺上皮细胞，少量初始 T 细胞，故染色较浅（图 2-2）。

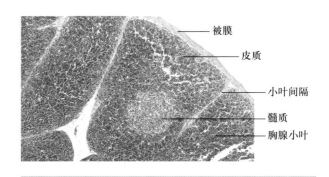

图 2-2 胸腺的结构（HE 染色，低倍镜）

被膜
皮质
小叶间隔
髓质
胸腺小叶

（二）胸腺的功能

1. T 细胞分化发育成熟的场所 骨髓产生的祖 T 细胞随血流到达并进入胸腺皮质，在向胸腺髓质移行的过程中经历了受体的表达、阳性选择和阴性选择等过程，最终约 5% 的细胞分化为成熟 T 细胞，出胸腺进入外周循环，其他胸腺细胞在分化过程中发生凋亡被清除。

2. 免疫调节 胸腺基质细胞产生的多种胸腺激素释放入血可对外周成熟 T 细胞发挥调节作用。

第二节 外周免疫器官和组织

外周免疫器官（peripheral immune organ）和组织包括脾、淋巴结和黏膜相关淋巴组织，是外周成熟淋巴细胞居留的地方，也是初次免疫应答反应启动的主要部位。

一、脾

脾在胚胎期是造血器官，当骨髓执行造血功能后，脾成为体内最大的免疫器官。

（一）脾的结构

脾分为被膜、脾小梁、白髓、红髓和边缘区（图2-3）。

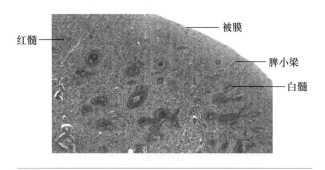

图2-3 脾的结构（HE染色，低倍镜）

1. 被膜和脾小梁 脾的表面有由致密结缔组织和平滑肌形成的较厚的被膜，其游离面有间皮被覆。被膜与脾内的小梁相连，小梁形成索状分支，互相吻合，连接成粗的网架。被膜和脾小梁内平滑肌及弹性纤维的伸缩可调节脾的容积和血量。

2. 白髓 由动脉周围淋巴鞘（periarterial lymphatic sheath）、脾小体（splenic nodule）和边缘区（marginal zone）三部分组成。动脉周围淋巴鞘是环绕在中央动脉周围的弥散淋巴组织，主要由T细胞、少量巨噬细胞和交错的树突状细胞等构成，在细胞免疫应答时可增大变厚；脾小体又称脾小结，与淋巴结内的结构相似，主要由B细胞组成，未受抗原刺激时脾小体为初级淋巴滤泡，受抗原刺激后中央部出现生发中心，为次级淋巴滤泡；边缘区位于白髓与红髓的交界处，该区的淋巴细胞较白髓稀疏，但比红

髓密集，主要以B细胞为主，也有T细胞和巨噬细胞等。

3. 红髓 由脾索和脾血窦（splenic sinusoid）组成。脾索由富含B细胞的淋巴组织索构成，对滤过血液和产生抗体有重要作用；脾血窦形状不规则，相互吻合成网，位于脾索之间。

4. 边缘区 为白髓和红髓间的狭窄区域。通过此区，血液内淋巴细胞及抗原进入白髓，白髓内淋巴细胞进入血液参与再循环。

（二）脾的功能

1. 免疫细胞居留的场所 大量成熟淋巴细胞在脾中居留，其中60%为B细胞，40%为T细胞。

2. 免疫应答的场所 主要对血源性抗原物质发生免疫应答，产生效应T细胞和浆细胞及抗体，发挥免疫效应。

3. 血液过滤 血液中的病原微生物、衰老变性血细胞、免疫复合物等，都会在随血流通过脾时被免疫细胞清除掉。

脾切除可导致菌血症发生率增高，红细胞数量增多；脾功能亢进（脾亢）时，则红细胞破坏增加而导致贫血。

二、淋巴结

人体全身淋巴结（lymph node）有500~600个，广泛分布于全身非黏膜部位的淋巴管汇集处通道上。局部淋巴结肿大或疼痛常提示该淋巴结引流区域有感染或其他病变。

（一）淋巴结的结构

淋巴结表面有结缔组织被膜，被膜深入实质形成小梁作为淋巴结支架，小梁之间为淋巴组织和淋巴窦。淋巴实质分为皮质和髓质两部分，两者无截然分界（图2-4）。

淋巴结内有淋巴液和血液两套体液系统。被膜外多条输入淋巴管通向被膜下窦，淋巴液流经皮质淋巴窦和髓质淋巴窦，在淋巴结门部汇入输出淋巴管。动脉血管在淋巴结门部进入淋巴结，行于小梁内，再汇成静脉从门部流出。

1. 皮质 位于被膜下方，由浅皮质区、深皮质区和皮质淋巴窦构成。

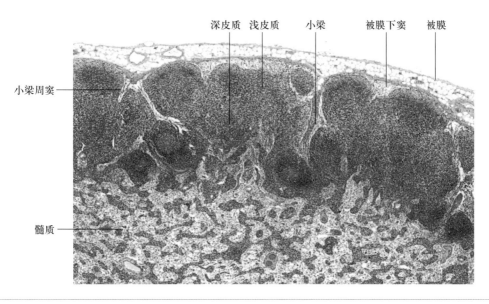

图2-4　淋巴结的结构（HE染色，低倍镜）

浅皮质区靠近被膜，是B细胞居留的场所，故又称非胸腺依赖区（thymus independent area）。浅皮质区内有大量B细胞，部分滤泡树突状细胞及少量巨噬细胞聚集形成淋巴滤泡（又称淋巴小结）。未受抗原刺激时滤泡内仅含静止的成熟B细胞，为初级淋巴滤泡（primary lymphoid follicle）。抗原刺激后大量B细胞增殖分化为淋巴母细胞，形成生发中心（germinal center），为次级淋巴滤泡（secondary lymphoid follicle）。B淋巴母细胞向内迁移到髓质分化为浆细胞产生抗体，部分分化成记忆B细胞。淋巴滤泡内也有少量T细胞。

深皮质区又称副皮质区，位于浅皮质区和髓质之间，是T细胞居留的场所（80%为CD4$^+$T细胞），还富含并指状细胞及少量巨噬细胞和B细胞，故称T细胞区或胸腺依赖区（thymus dependent area）。深皮质区内有许多高内皮细胞组成的后微静脉称高内皮细胞小静脉（high endothelial venule，HEV），其中的淋巴细胞穿过高内皮小静脉进入皮质区，再迁移至髓窦，经输出淋巴管返回血流，此为淋巴细胞再循环。

2. 髓质　位于淋巴结中心，由髓索及其间的髓窦组成。髓索是索条状淋巴组织，主要含B细胞、浆细胞、T细胞和巨噬细胞。髓窦内巨噬细胞较多，发挥较强的过滤作用。

（二）淋巴结的功能

1. 淋巴细胞居留和免疫应答发生的场所　骨髓和胸腺中出来的成熟B细胞、T细胞经血流到淋巴结居留，淋巴结内T细胞约占75%，主要分布于深皮质区；B细胞约占25%。携带抗原的抗原提呈细胞进入淋巴结，将抗原提呈给T细胞使之活化、增殖、分化，或由T辅助细胞辅助B细胞活化、增殖、分化，启动初次特异性免疫应答。

2. 过滤作用　各种抗原物质随淋巴液缓慢流经淋巴结时，可被巨噬细胞清除。有研究显示，正常淋巴结对细菌的滤过清除率可以达到99.5%。

3. 参与淋巴细胞再循环　淋巴结深皮质区的HEV在淋巴细胞再循环中起重要作用。来自血液循环的T细胞、B细胞穿过HEV进入淋巴结实质，然后通过输出淋巴管汇入胸导管，最终经左锁骨下静脉返回血液循环（参见第七章）。

三、黏膜相关淋巴组织

黏膜相关淋巴组织（mucosal-associated lymphoid tissue，MALT）又称黏膜免疫系统（mucosal immune system，MIS），主要指呼吸道、消化道、泌尿生殖道黏膜固有层和上皮细胞下散在的无被膜淋巴组织，以及带有生发中心的、器官化的淋巴组织，如扁桃体、小肠的派尔集合淋巴结和阑尾等。

人体黏膜表面积约为 400 m²，易受病原微生物等抗原性异物入侵，同时机体近 50% 的淋巴组织分布于黏膜系统，所以 MALT 是机体重要的防御屏障。

（一）黏膜相关淋巴组织的组成

1. 肠相关淋巴组织（gut-associated lymphoid tissue，GALT） 包括派尔集合淋巴结（Peyer patch）、淋巴滤泡、上皮内淋巴细胞、固有层中弥散分布的淋巴细胞等，主要作用是抵御肠道病原微生物的入侵感染。有两类细胞值得特别关注。

（1）M 细胞 肠道黏膜上皮间散布着一种扁平上皮细胞，为微皱褶细胞（microfold cell）或称膜上皮细胞（membranous epithelial cell），即 M 细胞。这是一种特化的抗原转运细胞，细胞基底部质膜内陷形成较大的凹腔，内有 T 细胞、B 细胞、巨噬细胞和树突状细胞等。M 细胞可摄取抗原性异物，以囊泡形式转运至凹腔，巨噬细胞或抗原提呈细胞摄取抗原并携带至派尔集合淋巴结，诱导黏膜免疫应答（详见第十七章）。

（2）上皮内淋巴细胞（intraepithelial lymphocyte，IEL） 散在分布于小肠黏膜上皮细胞间，90% 为 T 细胞，其中约 40% 为 αβT 细胞，60% 为对 γδT 细胞。

2. 鼻相关淋巴组织（nasal-associated lymphoid tissue，NALT） 包括咽扁桃体、腭扁桃体、舌扁桃体和鼻后部其他淋巴组织。NALT 由淋巴小结和弥散的淋巴组织构成。表面覆有上皮细胞，无结缔组织被膜和输入淋巴管。

3. 支气管相关淋巴组织（bronchial-associated lymphoid tissue，BALT） 主要分布于各肺叶支气管上皮下，结构与派尔集合淋巴结相似，滤泡中的淋巴细胞受抗原刺激后增殖形成生发中心，其中主要是 B 细胞。

（二）黏膜相关淋巴组织的功能

1. 参与黏膜免疫应答 在黏膜抗感染免疫防御中起关键作用。

2. 产生分泌型 IgA（secretory IgA，SIgA） MALT 中的 B 细胞受抗原刺激产生大量 SIgA，经黏膜上皮细胞分泌至黏膜表面，发挥抵御病原微生物侵袭的作用。

3. 特定的免疫调节，免疫耐受作用 胃肠道存在各种微生物，还接触大量食物性抗原异物，故黏膜免疫系统既要对病原微生物产生免疫应答和炎症反应，又要避免对食物和共生菌产生有害的不良反应。黏膜免疫系统有一套特定的免疫调节和免疫耐受功能，其机制有多种理论，但都还不是很清楚。

（魏晓丽）

数字课程学习

📽 教学 PPT   ✏ 自测题   🖥 本章小结   💬 复习思考题

第三章

抗　原

提要：

- 抗原的概念及基本特性。
- 抗原的特异性、表位的概念及分类、半抗原与载体、共同抗原与交叉反应。
- 影响抗原免疫原性的因素。
- 抗原的种类，非特异性免疫刺激剂

免疫系统通过识别受体对"非己"物质进行识别。固有免疫系统和适应性免疫系统所使用的识别受体不同，其识别的对象也不同。固有免疫系统识别的是"危险信号"，适应性免疫系统识别的是抗原（antigen，Ag）。

抗原为能够被 T 细胞受体（T cell receptor，TCR）或 B 细胞受体（B cell receptor，BCR）特异性识别、结合，并促使 T 细胞和 B 细胞增殖、分化，产生特异性致敏淋巴细胞或抗体，并与之结合而发挥适应性免疫效应的物质。抗原具备两个重要特性：①免疫原性（immunogenicity），即抗原刺激机体产生致敏淋巴细胞或抗体的能力；②抗原性（antigenicity）或免疫反应性（immunoreactivity），即抗原与其所诱导产生的致敏淋巴细胞或抗体特异性结合的能力。同时具有免疫原性和抗原性这两种特性的物质称完全抗原（complete antigen），也就是通常意义上的抗原；而仅具备抗原性的物质称为半抗原（hapten）或不完全抗原（incomplete antigen）。半抗原可与大分子蛋白质等载体（carrier）交联或结合形成完全抗原。

第一节　抗原的特异性

抗原诱导的免疫应答具有特异性，即抗原刺激机体产生适应性免疫应答及其与应答产物的结合均表现为专一性。某一特定抗原只能刺激机体产生针对该抗原的致敏淋巴细胞或抗体，且仅能与该致敏淋巴细胞或抗体发生特异性结合。这是免疫应答中最重要的特点，也是免疫学诊断和防治的理论依据。抗原特异性的物质基础是抗原表位。

一、抗原表位的概念

T 细胞、B 细胞对抗原的识别其实仅限于抗原的一部分，即抗原分子上的免疫活性区。这个区域具有决定抗原特异性的特殊化学基团，称为抗原表位（epitope）或抗原决定簇（antigenic determinant）。

抗原分子中抗原表位是与 TCR/BCR 及抗体特异性结合的基本结构单位，通常由 5～15 个氨基酸残基或 5～7 个多糖残基或核苷酸组成。抗原分子中抗原表位的总数称为抗原结合价（antigenic valence）。天然抗原一般是大分子物质，含多种、多个抗原表位，是多价抗原，可以与相应的 TCR/BCR 或抗体分子结合；而一个半抗原则相当于一个抗原表位，仅能与 TCR/BCR 或抗体分子的一个结合部位结合。

二、抗原表位的分类

抗原表位根据其结构特点可分为连续表位（continuous epitope）和不连续表位（discontinuous epitope）。连续表位是由连续线性排列的短肽构成，又称为线性表位（linear epitope）；而不连续表位是不连续的短肽或多糖残基在空间上形成特定的构象，又称构象表位（conformation epitope）。

根据 T 细胞和 B 细胞识别的抗原表位的不同，可分为 T 细胞表位和 B 细胞表位（图 3-1）。T 细胞表位是线性表位，可存在于抗原分子的任何部位，经抗原提呈细胞加工处理后由 MHC 分子提呈给 T 细胞的 TCR 识别，根据被不同类型 T 细胞识别可分为 CD8⁺T 细胞表位（含 8 ~ 12 个氨基酸短肽）和 CD4⁺T 细胞表位（含 13 ~ 17 个氨基酸短肽）。B 细胞表位可以是线性表位，也可以是构象表位，多位于抗原表面，可直接被 B 细胞的 BCR 识别。T 细胞表位和 B 细胞表位的特性见表 3-1。

三、半抗原 - 载体作用

在人工抗原中，简单的有机化学分子为半抗原，单独的半抗原不能诱导产生相应抗体，但是与大分子蛋白质载体偶联后，可诱导产生抗半抗原（表位）的抗体。在此免疫应答中，B 细胞识别半抗原（B 细胞表位），蛋白载体含 CD4⁺T 细胞表位，B 细胞或其他抗原提呈细胞将载体中的 T 细胞表位提呈给 CD4⁺T 细胞识别活化 T 细胞，产生辅助性 T 细胞（Th 细胞），载体把特异 Th 细胞和 B 细胞连接起来（T-B 桥联），Th 细胞才能辅助 B 细胞活化产生针对半抗原

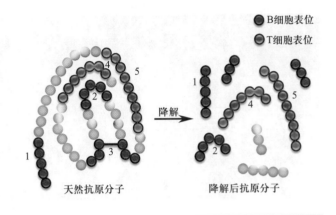

图 3-1 抗原分子中的 T 细胞表位和 B 细胞表位
1. 分子表面线性表位；2. 隐蔽性表位；3. 构象表位；4、5. 位于分子任意部位的线性表位

（表位）的抗体。在天然抗原中，常同时存在 T 细胞表位和 B 细胞表位，因此可同时活化 T 细胞及 B 细胞。

 拓展阅读 3-1 去甲氯胺酮半抗原及其全抗原的合成与鉴定

四、共同表位与交叉反应

天然抗原分子含有多个抗原表位，为多价抗原。不同抗原可能含有相同或相似的抗原表位，则称为共同表位（common epitope）。因此，某些抗原诱生的特异性抗体或致敏淋巴细胞，不仅可与自身抗原表位特异性结合并产生效应，还可与含有共同表位（相同或相似表位）的其他抗原反应，此为交叉反应（cross reaction）。交叉反应并非否定抗原的特异性，而是由共同表位所致。

表 3-1 T 细胞表位和 B 细胞表位的特性比较

特性	T 细胞表位	B 细胞表位
识别表位的受体	TCR	BCR
MHC 分子参与	需要	不需要
表位性质	短肽	短肽、单糖、核苷酸
表位大小	8 ~ 12 个氨基酸（CD8⁺T 细胞表位）	5 ~ 15 个氨基酸
	13 ~ 17 个氨基酸（CD4⁺T 细胞表位）	5 ~ 7 个单糖、核苷酸
表位类型	线性表位	构象表位或线性表位
表位位置	抗原分子的任意部位	通常位于抗原分子表面

第二节　影响抗原免疫原性的因素

抗原诱导机体产生特异性免疫应答的类型及强度受多种因素影响，但主要与抗原分子本身的性质、同机体的相互作用及机体遗传因素有关。

一、异物性

抗原通常为宿主的"非己"物质。一般抗原与宿主之间的亲缘关系越远，其组织结构差异就越大，异物性就越强，免疫原性就越强，能诱导很好的免疫应答。如鸡卵蛋白对鸭来说是弱抗原，而对哺乳动物则是强抗原；灵长类（猴或猩猩）组织成分对人是弱抗原，而对啮齿类动物多为强抗原。

异物性可存在于不同种属之间，如各种病原体、动物蛋白制剂等对人是异物，为强抗原；异物性也可存在于同种异体之间，如不同人体之间的器官移植物存在很强的免疫原性；自身成分如果发生改变，也可被机体视为异物；即使自身成分并未发生改变，但如果其在胚胎期未能与免疫活性细胞充分接触，也会被机体识别为异物，具有免疫原性，如精子、脑组织、眼晶状体蛋白等在正常情况下被相应的屏障隔离，并不与机体的免疫系统接触，如因外伤逸出，免疫系统可视其为异物而发动攻击。

二、抗原分子的理化性质

（一）化学性质

糖蛋白、脂蛋白和多糖类、脂多糖都有免疫原性，一般蛋白质免疫原性较强。脂质和哺乳动物的细胞核成分如 DNA、组蛋白等免疫原性弱。但细胞在某些病理状态下，其 DNA 和组蛋白具有免疫原性，能诱导相应的自身抗体生成，如系统性红斑狼疮患者体内可产生大量自身抗体。

（二）相对分子质量

通常抗原相对分子质量越大，含有抗原表位越多，免疫原性越强。抗原相对分子质量基本都在 10×10^3 以上。一般来说，抗原相对分子质量大于 100×10^3 的为强抗原，小于 10×10^3 的通常免疫原性较弱。

（三）结构的复杂性

相对分子质量大小并非决定免疫原性的绝对因素，抗原分子结构的复杂性也非常重要。如明胶相对分子质量为 100×10^3，但免疫原性却很弱，原因在于明胶是由直链氨基酸组成，缺乏含苯环的氨基酸，稳定性差，很容易被降解。在明胶分子中偶联 2% 的酪氨酸后，其免疫原性大大增强。胰岛素相对分子质量仅为 5.7×10^3，但由于其结构中含较多芳香族氨基酸，具有较强的免疫原性。

（四）分子构象

抗原分子的空间构象在很大程度上也影响抗原的免疫原性。某些抗原分子在天然状态下可诱生特异性抗体，改变构象后，却失去了诱生同样抗体的能力。抗原分子中抗原表位的性质、数目、位置和空间构象均可影响抗原的免疫原性和免疫反应性。例如氨苯磺酸、氨苯胂酸和氨苯甲酸结构相似，仅存在一个有机酸基团的差异，但抗氨苯磺酸抗体却仅对氨苯磺酸起强烈反应，对氨苯胂酸和氨苯甲酸只起中等和弱反应，表明化学基团的性质影响着抗原的免疫原性和免疫反应性。另外，化学基团的位置也影响抗原表位的特异性，即使均为氨苯磺酸，但抗间位氨苯磺酸抗体只对间位氨苯磺酸产生强反应，对邻位氨苯磺酸和对位氨苯磺酸仅呈弱或无反应；对邻位和对位的氨苯胂酸和氨苯甲酸无反应。同样，抗右旋、抗左旋和抗消旋酒石酸的抗体仅对相应旋光性的酒石酸起反应，意味着空间构象与抗原免疫原性和免疫反应性有关（表 3-2）。

（五）易接近性

易接近性是指 B 细胞表位能被 B 细胞的 BCR 所接近的程度。抗原分子中氨基酸残基所处侧链位置和侧链之间的间距可影响抗原分子与 B 细胞的识别与结合，从而影响抗原的免疫原性。如图 3-2 所示，氨基酸残基（B 细胞表位）在侧链的位置不同（A 与 B 相比），其免疫原性不同；因侧链间距不同（B 与 C 相比），使抗原受体可接近性不同，故免疫原性也不同。

（六）物理状态

通常，聚合状态的蛋白质较其单体免疫原性更强；颗粒性抗原较可溶性抗原的免疫原性更强。因

表 3-2 化学基团的性质对抗原－抗体反应的影响

抗血清	基团的组成 \ 反应 \ 基团的位置	NH₂-R 邻位	NH₂ R 间位	NH₂ R 对位
抗 NH₂ SO₃H 血清	R—SO₃H 磺酸	++	+++	±
	R—AsO₃H₂ 胂酸	-	+	-
	R—COOH 甲酸	-	±	-

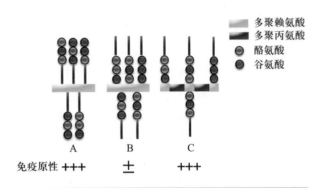

多聚赖氨酸
多聚丙氨酸
酪氨酸
谷氨酸

A   B   C

免疫原性 +++   ±   +++

图 3-2 氨基酸的位置和间距与免疫原性的关系

此，常将弱免疫原性的物质吸附于某些大颗粒表面以增强其免疫原性。

三、宿主方面的因素

（一）遗传因素

机体对抗原的免疫应答受遗传控制，个体遗传基因不同，对同一抗原的免疫应答与否及应答的程度不同。在诸多遗传因素中，MHC 是控制免疫应答质和量的关键因素。例如，不同遗传背景的小鼠对特定抗原的免疫应答能力不同，对某一抗原呈高反应的小鼠品系对其他抗原也可能呈低反应性；不同遗传背景的豚鼠对白喉杆菌的抵抗力各异；多糖抗原对人和小鼠具有免疫原性，而对豚鼠则无免疫原性。

（二）年龄、性别与健康状态因素

一般来说，青壮年时期较幼年和老年时期对抗原产生的免疫应答更强。雌性动物较雄性动物产生更多抗体，但妊娠动物的应答能力会受到显著抑制。感染或免疫抑制剂都能干扰或抑制对抗原的免疫应答。

四、抗原进入机体的方式

抗原进入机体的数量、途径、次数、免疫间隔时间及是否使用佐剂和佐剂类型等都可能影响机体对抗原的免疫应答。一般而言，抗原剂量要适中，太低和太高的抗原剂量都可诱导机体产生免疫耐受。免疫途径一般以皮内免疫最佳，皮下免疫次之，腹腔注射和静脉注射效果差，口服易诱导耐受。免疫间隔时间要适当，次数不能太频繁。要选择恰当的免疫佐剂，弗氏佐剂主要诱导 IgG 类抗体产生，明矾佐剂易诱导 IgE 类抗体产生。

第三节 抗原的种类

抗原的种类繁多，可从不同的角度对抗原进行分类。

一、根据诱生抗体是否需 Th 细胞参与分类

（一）T 细胞依赖性抗原

T 细胞依赖性抗原（T-dependent antigen，TD-Ag）又称胸腺依赖性抗原（thymus dependent antigen），刺激 B 细胞产生抗体时依赖于 T 细胞辅助。先天性胸腺缺陷和获得性 T 细胞功能缺陷的个体，TD-Ag 诱导机体产生抗体的能力明显低下。绝大多数蛋白质抗原如病原微生物、血细胞、血清蛋白等均属 TD-Ag。

（二）非 T 细胞依赖性抗原

非 T 细胞依赖性抗原（T-independent antigen，TI-Ag）又称非胸腺依赖性抗原（thymus independent antigen），与 TD-Ag 相反，TI-Ag 刺激机体产生抗体时无需 T 细胞的辅助。TI-Ag 又可分为 TI-1 抗原和 TI-2 抗原。TI-1 抗原如细菌脂多糖（LPS）等可以多克隆激活 B 细胞，成熟或未成熟 B 细胞均可对其产生应答；TI-2 抗原如肺炎球菌荚膜多糖、聚合鞭毛

素等，其表面含多个重复 B 细胞表位，仅能刺激成熟 B 细胞。由于婴儿和新生动物 B 细胞发育不成熟，

故对 TI-2 抗原不应答或低应答，但对 TI-1 抗原仍能应答（表 3-3）。

表 3-3　TD-Ag 与 TI-Ag 的区别

	TD 抗原	TI-1 抗原	TI-2 抗原
在婴幼儿的抗体反应	+	+	−
激活 T 细胞	+	−	−
多克隆激活 B 细胞	−	+	−
对重复序列的需要	−	−	+
抗原实例	白喉毒素，病毒性血凝素，结核分枝杆菌的纯蛋白衍生物（PPD）	百日咳杆菌，脂多糖	肺炎球菌荚膜多糖，沙门菌多聚鞭毛，葡聚糖半抗原偶联的蔗聚糖

二、根据抗原与机体的亲缘关系分类

（一）嗜异性抗原

嗜异性抗原（heterophilic antigen）最初是由福斯曼（John Forssman）发现，故又名 Forssman 抗原。这是一类存在于人、动物及微生物等不同种属之间的共同抗原。如 A 群溶血性链球菌细胞壁上的 M 蛋白与人的心肌、肾小球基底膜等组织有共同抗原，链球菌感染后刺激机体产生的抗体可与心、肾组织发生交叉反应，导致心肌炎或肾小球肾炎。

（二）异种抗原

异种抗原（xenoantigen）指来源于不同物种的抗原性物质，如病原微生物及其产物、植物蛋白、用于治疗的动物抗血清及异种器官移植物等对人来说均为异种抗原。临床上治疗用的动物免疫血清，如马血清抗毒素具有双重作用：作为特异性抗体它有中和外毒素的作用；作为一种异种抗原，它可刺激机体产生抗马血清抗体，甚至可导致超敏反应的发生。

（三）同种抗原

同种抗原（alloantigen）亦称同种异型抗原或同种异体抗原，是同一种属不同个体间存在的抗原，如人的血型抗原和主要组织相容性抗原等。目前，已发现有 40 余种血型抗原系统，常见的有 ABO 系统和 Rh 系统。

（四）自身抗原

在正常情况下，自身组织细胞诱导机体产生自身免疫耐受，不会产生免疫应答。但在感染、外伤、

理化因素或者服用某些药物等因素影响下，免疫隔离部位抗原的释放或者自身组织细胞发生了改变和修饰，从而诱发机体免疫系统对其发生免疫应答，这些可诱导特异性免疫应答的自身成分称为自身抗原（autoantigen）。

（五）独特型抗原

TCR、BCR 或免疫球蛋白可以与相应抗原结合，但其本质是蛋白质，也可以作为抗原。一个个体的每一种 TCR、BCR 或免疫球蛋白都有可变区，可变区内含有独特的氨基酸顺序和空间构型，这使得每一种 TCR、BCR 或免疫球蛋白各不相同，进而能作为抗原诱导机体产生相应的特异性抗体，这些独特的氨基酸序列和空间构型所形成的抗原表位称为独特型，针对独特型的抗体称为抗独特型抗体。

 拓展阅读 3-2　独特型抗原

三、根据抗原是否在抗原提呈细胞内合成分类

（一）内源性抗原

病毒可以在感染细胞内合成相应的病毒蛋白，肿瘤细胞内也可以形成相应的肿瘤抗原。这些在抗原提呈细胞（antigen presenting cell，APC）内新合成的抗原为内源性抗原（endogenous antigen）。此类抗原在 APC 的胞质内经蛋白酶体加工处理为短肽，再与 MHC Ⅰ 类分子结合成复合物，提呈于 APC 表面，被 CD8⁺T 细胞的 TCR 识别。

（二）外源性抗原

外源性抗原（exogenous antigen）并非由 APC 合成，而是来源于 APC 之外。APC 通过吞噬、吞饮及受体介导的内吞等方式摄取外源性抗原，如吞噬的细胞或细菌等。此类抗原经 APC 的溶酶体加工为抗原短肽后，与 MHC II 类分子结合为复合物，提呈于 APC 表面，被 CD4⁺T 细胞的 TCR 识别。

四、其他分类

除了上述常见的抗原分类方法外，还可根据抗原的产生方式不同分为天然抗原和人工抗原；根据其物理性状的不同分为颗粒性抗原和可溶性抗原；根据抗原的化学性质不同分为蛋白质抗原、多糖抗原及核酸抗原等；根据抗原来源及其诱导免疫应答的不同分为移植抗原、肿瘤抗原、变应原（过敏原）及耐受原等。

第四节　非特异性免疫刺激剂

一、超抗原

普通蛋白质抗原含有若干表位，一般能激活机体总 T 细胞库中 1/（10 000~1 000 000）的 T 细胞克隆。然而，超抗原（superantigen，SAg）只需要极低浓度（1~10 ng/mL）即可激活 2%~20% 的 T 细胞克隆，从而产生极强的免疫应答。SAg 的两端分别与 TCR 的 Vβ 链和 MHC II 类分子 α 螺旋外侧区域直接结合，以完整的蛋白形式直接激活 T 细胞（图 3-3）。因 SAg 不涉及 TCR 对抗原表位和 MHC 高度特异性

的识别，无 MHC 的限制性（表 3-4）。

SAg 诱导的极强的 T 细胞应答并非针对超抗原本身，而是作为一类多克隆激活剂非特异性激活大量 T 细胞，通过分泌炎症因子导致感染性休克、器官衰竭等严重的病理变化。

SAg 分为外源性超抗原和内源性超抗原两类。前者如金黄色葡萄球菌肠毒素 A~E（staphylococcus aureus enterotoxin A~E，SE A~E）和中毒性休克综合征毒素 -1（toxic shock syndrome toxin-1，TSST-1）都可以刺激 T 细胞非特异性增殖，产生大量炎症因子，引起急性胃肠炎、感染性休克，甚至多器官衰竭；后者如小鼠乳腺肿瘤病毒蛋白也可直接刺激 T 细胞增殖。近年亦发现有作用于 TCRγδT 细胞的超抗原如热激蛋白（heat shock protein，HSP），以及 B 细胞超抗原如葡萄球菌 A 蛋白（staphylococcal protein A，SPA）和人类免疫缺陷病毒（human

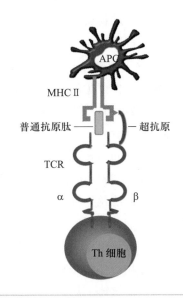

图 3-3　超抗原与普通抗原作用示意图

表 3-4　超抗原与普通抗原的比较

特性	普通抗原	超抗原
T 细胞反应频率	1/（10 000~1 000 000）	2%~20%
T 细胞结合部位	Vβ 链的 CD3 外侧区域	Vβ 链的 CD1、CD2 区域
MHC 结合部位	肽结合槽	肽结合槽外侧区域
MHC 限制性	有	无
应答有无特异性	高度特异性	非特异性

immunodeficiency virus，HIV）gp120。它们活化 γδT 细胞和 B 细胞的机制目前尚不完全清楚。

二、佐剂

佐剂（adjuvant）是指预先或与抗原同时注入体内，用以增强机体对该抗原的免疫应答或改变免疫应答类型的非特异性免疫增强性物质。目前已广泛应用于疫苗的预防接种、动物抗血清的制备及抗肿瘤与抗感染的辅助治疗。

（一）佐剂的分类

佐剂有很多种类，生物性佐剂，如卡介苗（BCG）；无机化合物类佐剂，如氢氧化铝［AL（OH）₃］；人工合成类佐剂，如双链多聚肌苷酸 – 胞苷酸（poly I：C）；有机物类佐剂，如矿物油；脂质体类佐剂，如免疫刺激复合物（immune stimulating complex，ISCOM）。

弗氏佐剂是目前动物试验中最常用的佐剂，弗氏不完全佐剂（Freund's incomplete adjuvant，FIA）是一种含有矿物油的佐剂，如在不完全佐剂中加入灭活卡介苗则称为弗氏完全佐剂（Freund's complete adjuvant，FCA）。FIA 仅辅助抗原产生抗体，FCA 不仅诱导抗体产生，还引起细胞免疫应答。

（二）佐剂的作用机制

佐剂可以通过改变抗原物理性状，延缓抗原在机体内的降解和排除，从而延长抗原在体内存留时间，提高免疫应答的效率；也可通过增强单核巨噬细胞对抗原的处理和提呈能力，提高免疫应答的强度；也可通过促进淋巴细胞的增殖分化，增强和扩大免疫应答的能力。

三、丝裂原

丝裂原（mitogen）又称促分裂原，可诱导细胞发生有丝分裂。其作用机制是与淋巴细胞表面相应的丝裂原受体结合，促进静止淋巴细胞，转化为淋巴母细胞并发生有丝分裂。一种丝裂原可激活某一类淋巴细胞的全部克隆，属于非特异性的淋巴细胞多克隆激活剂。

T 细胞、B 细胞表面表达多种丝裂原受体，均可对丝裂原刺激产生增殖反应，被广泛应用于体外机体免疫功能的检测。

表 3-5 作用于人和小鼠 T 细胞、B 细胞的丝裂原

	T 细胞		B 细胞	
	人	小鼠	人	小鼠
刀豆蛋白 A（ConA）	+	+	−	−
植物血凝素（PHA）	+	+	−	−
美洲商陆（PWM）	+	+	+	−
脂多糖（LPS）	−	−	−	+
葡萄球菌 A 蛋白（SPA）	−	−	+	−

（陈雪玲）

数字课程学习

🎞 教学 PPT   ✏ 自测题   🖼 本章小结   💬 复习思考题

提要：

• 抗体由两条完全相同的重链和两条完全相同的轻链构成，两者都包含可变区（V）和恒定区（C）。

• 根据重链恒定区，可将抗体分为 IgA、IgG、IgD、IgE 和 IgM 五类；根据轻链恒定区不同，又可分为 κ 和 λ 两型。

• V_H 和 V_L 各有 3 个 HVR（CDR），共同组成抗体的抗原结合部位，负责识别及结合抗原。

• 抗体 V 区可特异性结合抗原，C 区则可在 V 区结合抗原后，发挥激活补体、结合细胞表面的 Fc 受体、介导调理作用及 ADCC 效应等生物学作用。

抗体（antibody，Ab）是体液免疫应答的主要产物，是 B 细胞接受抗原刺激后增殖分化为浆细胞所产生的一种特殊的糖蛋白，主要存在于细胞外的体液中，与相应抗原特异性结合，发挥体液免疫功能。1890 年，贝林和北里柴三郎首次报道采用破伤风毒素免疫动物后，可使其产生具有中和毒素活性的物质，称为抗毒素。随后引入"抗体"一词来泛指抗毒素类物质。1937 年蒂塞利乌斯和卡巴特用电泳方法将血清蛋白分为 1 个大的白蛋白峰和 3 个较小的 α、β 和 γ 球蛋白峰，但是发现在用抗原免疫动物后，γ 球蛋白峰急剧增加，提示这是免疫应答的产物。γ

球蛋白曾被称为丙种球蛋白，后被称为免疫球蛋白（Ig）。1968 年和 1972 年，世界卫生组织和国际免疫学会联合会的专门委员会先后决定，将具有抗体活性或者结构与抗体相似的球蛋白统一命名为免疫球蛋白。免疫球蛋白可分为分泌型（secretory Ig，sIg）和膜型（membrane Ig，mIg）。前者主要存在于血液及组织液中，具有抗体的各种功能，后者构成 B 细胞膜上的抗原受体（即 BCR）。

第一节　免疫球蛋白的结构

一、免疫球蛋白的基本结构

免疫球蛋白的基本结构又称为免疫球蛋白的单体，是构成免疫球蛋白分子的基本单位。免疫球蛋白单体分子形状呈"Y"形，由 4 条肽链组成：两条氨基酸序列完全相同的重链（heavy chain，H 链）和两条氨基酸序列完全相同的轻链（light chain，L 链），借链间二硫键连接而成。与 L 链相比，H 链较长，相对分子质量较大。L 链和 H 链内部、H 链和 L 链之间在特定位点存在二硫键，对抗体结构的稳定具有较大作用（图 4-1）。

（一）重链和轻链

1. 重链　由 450~550 个氨基酸残基组成，相对分子质量为（50~75）×10³。根据恒定区组成和免

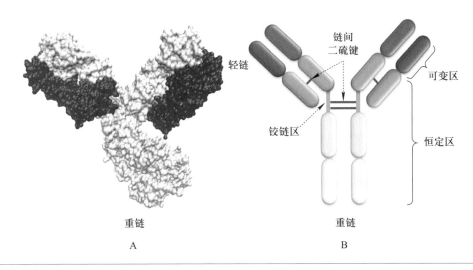

图 4-1 免疫球蛋白的基本结构

A. 抗体三维结构 B. 抗体结构示意图

疫原性不同,重链分为 α、δ、ε、μ 和 γ 5 类,与之相对应的免疫球蛋白为 IgA、IgD、IgE、IgM 和 IgG。不同类免疫球蛋白具有的特征不同,如链内二硫键的数目和位置、连接寡糖的数量、结构域的数目及铰链区的长度等均不完全相同。在同一类 Ig 中,铰链区氨基酸组成和重链间二硫键的数目、位置也不同,据此又可将同一类 Ig 分为不同的亚类(详见本章第二节)。如人 IgG 可分为 IgG1、IgG2、IgG3 和 IgG4,IgA 可分为 IgA1 和 IgA2,IgM 有 IgM1 和 IgM2 两个亚类,IgD 和 IgE 尚未发现有亚类。

2. 轻链 由 214 个氨基酸残基组成,相对分子质量约为 25×10^3。轻链有两种,分别为 κ 链和 λ 链。据此可将 Ig 分为两型:κ 型和 λ 型。一个天然 Ig 分子的重链同类、轻链同型,但同一个体内存在分别含 κ 或 λ 链的抗体分子;每类 Ig 都可以有 κ 链或 λ 链,两型轻链的功能无差异。不同种属生物体内两型轻链的比例不同,健康人血清免疫球蛋白 κ 型与 λ 型的比例约为 2:1,而在小鼠则为 20:1。κ 链和 λ 链比例的异常可能反映免疫系统的异常,例如人类免疫球蛋白 λ 链过多,提示可能有产生 λ 链的 B 细胞肿瘤。根据 λ 链恒定区个别氨基酸的差异,Ig 又可被分为 λ1、λ2、λ3 和 λ4 4 个亚型。

(二)可变区和恒定区

通过分析不同免疫球蛋白重链和轻链的氨基酸序列,发现重链 N- 端的 1/5 ~ 1/4 和轻链 N-端的 1/2 氨基酸的序列存在较大变异,称为可变区(variable region,V 区),而其余部分(重链的 3/4 ~ 4/5,轻链的 1/2)的氨基酸序列则相对恒定,称为恒定区(constant region,C 区)(图 4-2)。重链和轻链的 V 区分别称为 V_H 和 V_L,C 区分别称为 C_H 和 C_L。

1. 可变区 V_H 和 V_L 各有 3 个区域的氨基酸在不同抗体中的组成和排列顺序高度可变,称为高变区(hypervariable region,HVR)或互补决定区(complementarity determining region,CDR),分别用 HVR1(CDR1)、HVR2(CDR2)和 HVR3(CDR3)表示,一般 CDR3 变异程度更高。V_H 的 3 个高变区分

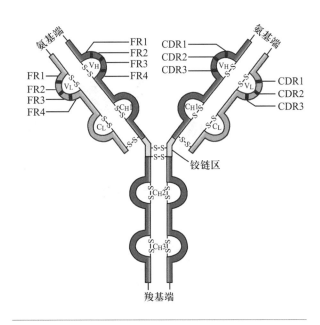

图 4-2 免疫球蛋白 V 区和 C 区结构示意图

别位于 29~31、49~58 和 94~102 位氨基酸，V_L 的 3 个高变区分别位于 28~35、49~56 和 91~108 位氨基酸。V_H 和 V_L 的 6 个 CDR 共同组成 Ig 的抗原结合部位（antigen-binding site），决定了抗体的特异性及与抗原结合的亲和力，负责识别及结合特异性抗原。V 区中 CDR 之外区域的氨基酸组成和排列顺序相对保守，称为框架区（framework region，FR），又称骨架区。V_H 或 V_L 各有 4 个框架区，分别用 FR1、FR2、FR3 和 FR4 表示。

2. 恒定区　不同型 Ig 其 C_L 的长度基本一致，但不同类 Ig 其 C_H 的长度不一。IgG、IgA 和 IgD 重链 C_H 有 C_H1、C_H2 和 C_H3 3 个结构域，而 IgM 和 IgE 重链 C_H 有 C_H1、C_H2、C_H3 和 C_H4 4 个结构域。同一种属的个体所产生针对不同抗原表位的同一类别 Ig（如 IgG），其 V 区氨基酸序列各异，各自能特异性结合相应的抗原表位，但其 C_H 氨基酸序列比较恒定，免疫原性相同。针对同一抗原表位的不同类别 Ig（如人 IgG 和 IgM），其 V 区可以相同，所以均能与该抗原表位特异性结合，但 C_H 不同。

（三）铰链区

铰链区（hinge region）位于 C_H1 与 C_H2 之间，含有丰富的脯氨酸，因此易伸展弯曲，能改变 Ig 两个抗原结合部位（"Y" 形臂）之间的距离，有利于 Ig 两臂各自同时结合抗原表位，互不干扰。铰链区能被木瓜蛋白酶、胃蛋白酶等水解，产生不同的水解片段（见后文 "免疫球蛋白的水解片段" 部分）。IgM 和 IgE 无铰链区，其他类 Ig 或亚类的铰链区也不尽相同，例如 IgG1、IgG2、IgG4 和 IgA 的铰链区较短，而 IgG3 和 IgD 的铰链区较长。

（四）结构域

抗体分子的重链或轻链局部借助于链内二硫键折叠成数个稳定的球形结构。每个球形结构约由 110 个氨基酸组成，具有一定的生理功能，称为 Ig 结构域或功能域。轻链有 V_L 和 C_L 两个结构域；IgG、IgA 和 IgD 重链有 V_H、C_H1、C_H2 和 C_H3 4 个结构域；IgM 和 IgE 重链有 5 个结构域，即多一个 C_H4 结构域。各结构域的作用是：V_H 和 V_L 是与抗原特异性结合的部位；C_H1 和 C_L 上有部分同种异型的遗传标志；IgG 的 C_H2 和 IgM 的 C_H3 具有补体结合位点，能激活补体的经典途径；IgG 的 C_H3 能与单核巨噬细胞、中性粒细胞、B 细胞和 NK 细胞表面 IgG 的 Fc 受体结合；IgE 的 C_H3、C_H4 共同结合肥大细胞和嗜碱性粒细胞表面的相应 Fc 受体。

拓展阅读 4-1　抗体结构域的立体结构

二、免疫球蛋白的其他成分

Ig 除上述基本结构外，某些类别的 Ig 还含有其他辅助成分，如 J 链和分泌片（图 4-3）。

（一）J 链

J 链是一富含半胱氨酸的多肽链，由产生该抗体的浆细胞合成，其主要功能是将单体 Ig 分子连接为二聚体或多聚体。两个 IgA 单体由 J 链连接形成二聚

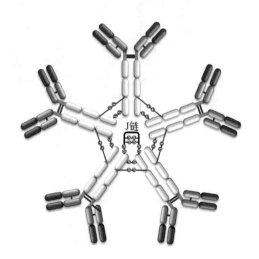

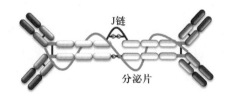

图 4-3　免疫球蛋白的 J 链和分泌片

体，5个IgM单体由二硫键相互连接，并通过二硫键与J链连接形成五聚体。IgG、IgD和IgE常为单体，无J链。

（二）分泌片

分泌片（secretory piece）又称为分泌成分（secretory component），是分泌型IgA分子上的一个辅助成分，为一种含糖的肽链，由黏膜上皮细胞合成与分泌，并结合在IgA二聚体上，使其成为分泌型IgA（SIgA），参与黏膜免疫。分泌片协助IgA分泌到黏膜表面，并保护IgA免受消化液中蛋白酶的降解。

三、免疫球蛋白的水解片段

与一般的蛋白质相似，Ig肽链的特定氨基酸序列可被特定蛋白酶识别并切割，使得Ig被水解为各种片段，可借此研究Ig的结构和功能，或分离和纯化特定的Ig多肽片段。木瓜蛋白酶（papain）和胃蛋白酶（pepsin）是最常用的两种Ig蛋白水解酶，可将IgG水解为不同片段（图4-4）。

（一）木瓜蛋白酶水解片段

木瓜蛋白酶水解IgG的部位是在铰链区二硫键连接的两条重链的近氨基端，可将IgG裂解为两个完全相同的Fab片段和一个Fc片段。Fab片段即抗原结合片段（fragment of antigen binding），相当于抗体分子的两个臂，由一条完整的轻链和重链的V_H和C_H1结构域组成。一个Fab片段为单价，即只可与一个抗原表位结合。Fab结合抗原但不发生凝集反应或沉淀反应。Fc片段即可结晶片段（fragment crystallizable），相当于IgG的C_H2和C_H3结构域。Fc片段无抗原结合活性，是Ig与Fc受体结合的区域，是Ig结合抗原后与效应分子或细胞相互作用的部位。

（二）胃蛋白酶水解片段

胃蛋白酶作用于IgG铰链区二硫键所连接的两条重链的近羧基端，水解IgG后可获得一个F(ab')₂片段和一些小片段pFc'。F(ab')₂是由两个Fab及铰链区组成。由于Ig分子的两个臂仍由二硫键连接，因此F(ab')₂片段为双价，可同时结合两个抗原表位，故与抗原结合可发生凝集反应和沉淀反应。由于F(ab')₂片段保留了结合抗原的生物学活性，又避免了Fc片段的免疫原性可能引起的副作用，因而被广泛用于生物制品的精制。如白喉抗毒素、破伤风抗毒素经胃蛋白酶水解后去掉了Fc片段，可减少机体超敏反应的发生。胃蛋白酶水解IgG后所产生的pFc'最终被降解，无生物学作用。

第二节 免疫球蛋白的异质性

尽管所有Ig分子在结构上均由V区和C区组成，但不同抗原甚至同一抗原刺激B细胞产生的免疫球蛋白，在其抗原特异性及类型等方面均不尽相同，呈现出明显的异质性（heterogeneity），这表现在不同抗原（表位）进入机体后：①可刺激机体产生不同类别和型别的Ig分子；②刺激机体产生不同类型或者同一类型的Ig分子，其识别抗原的特异性不同。导致Ig异质性的因素包括外源性因素和内源性因素两方面，外源性因素主要是抗原性质及表位的多样性，内源性因素则是机体免疫系统对抗原刺激的应答途径不同，主要体现为免疫球蛋白具有免疫原性。

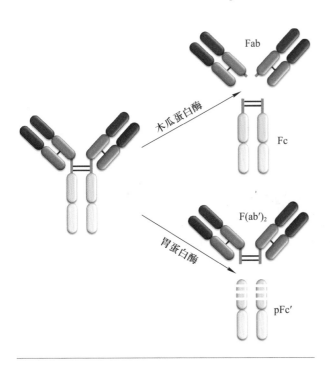

图4-4 免疫球蛋白的水解片段

一、外源性因素

自然界中的抗原种类繁多，包括蛋白质、多糖、脂质、核酸及其他分子，而每一类抗原分子的结构及含有的抗原表位又存在巨大的差异。理论上，每一种抗原表位可诱导产生一种特异性抗体，含多个不同抗原表位的抗原可刺激机体免疫系统产生多种不同特异性的抗体。因此，自然界中极具多样的抗原（表位）可刺激机体产生数量巨大的针对不同抗原表位和同一抗原表位的不同类型的抗体。抗原（表位）的多样性是导致 Ig 异质性的外源因素，是 Ig 异质性的物质基础。Ig 的异质性同时反映了机体对抗原的精细识别和应答。

二、内源性因素

（一）类

在同一种属的所有个体内，依据 C_H 所含抗原表位不同，可将重链分为 α 链、γ 链、δ 链、ε 链和 μ 链 5 种，与此对应的 Ig 分为 5 类，即 IgA、IgG、IgD、IgE 和 IgM。

（二）亚类

同一类（class）免疫球蛋白其重链的抗原性及二硫键数目和位置可不同，据此又可将 Ig 分为亚类（subclass）。人 IgG 有 IgG1~IgG4 4 个亚类，IgA 有 IgA1 和 IgA2 两个亚类，IgM 有 IgM1 和 IgM2 两个亚类，IgD 和 IgE 尚未发现亚类。

（三）型

在同一种属所有个体内，根据 Ig 轻链 C 区所含抗原表位的不同，可将 Ig 轻链分为两种：λ 链和 κ 链，据此将 Ig 分为两型：λ 型和 κ 型。

（四）亚型

同一型（type）免疫球蛋白中，根据其轻链 C 区氨基端排列的差异，又可分为亚型（subtype）。例如 λ 链 190 氨基酸为亮氨酸时，称 OZ（+）；为精氨酸时，称 OZ（−）。

三、免疫球蛋白的血清型

分泌型的免疫球蛋白（即 Ab）可与相应的抗原发生特异性结合，同时，免疫球蛋白分子也含有多种不同的抗原表位，因此其本身可作为抗原激发机体产生适应性免疫应答。Ig 分子上有 3 类不同的抗原表位，分别为同种型、同种异型和独特型（图 4-5）。

（一）同种型

不同种属来源的 Ig 分子对异种动物来说具有免疫原性，可刺激其机体产生针对该异种 Ig 的免疫应答。同一种属所有个体内的 Ig 分子共有的抗原表位即为同种型（isotype），这种同种型 Ig 分子中的抗原表位存在于 C 区，为种属型标志。Ig 被分为若干类和亚类、型和亚型，即是根据 Ig 重链或轻链 C 区同种型抗原表位的不同。

（二）同种异型

由于遗传基因差异，来自同一种属不同个体的 Ig 分子也具有免疫原性，可刺激不同个体产生适应性免疫应答。这种存在于同种不同个体中的 Ig 的抗原表位，称为同种异型（allotype），是同一种属不同个体间 Ig 分子所具有的不同抗原特异性标志，为个

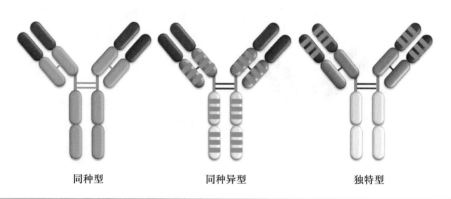

| 同种型 | 同种异型 | 独特型 |

图 4-5　免疫球蛋白的血清型示意图

体型标志，表现为同种的某些个体 Ig 的 C 区一个或数个氨基酸的不同。Ig 的同种异型只存在于同种的某些个体中，而同种型则普遍存在于同一物种的所有个体。

（三）独特型

同一个体的不同 B 细胞克隆所产生的免疫球蛋白分子的高变区具有不同的抗原特异性，由此区分的抗原表位型别称为独特型（idiotype, Id），又称为独特位。Ig 分子每一 Fab 片段有来自轻链和重链的各 3 个高变区，因此至少有 6 个独特位。独特型在异种、同种异体甚至同一个体内均能刺激产生相应抗体，即抗独特型抗体（anti-idiotype antibody）（详见第十六章）。

第三节 免疫球蛋白的功能

Ig 的功能与其结构密切相关。同一类 Ig 的 V 区和 C 区的氨基酸组成和顺序不同，决定了它们功能上的差异。V 区和 C 区的作用构成了 Ig 的生物学功能。

一、免疫球蛋白 V 区的功能

识别并特异性结合抗原是 Ig 分子的主要功能。执行该功能的结构是 Ig 的 V 区，其中 HVR 或 CDR 在特异性识别、结合抗原中起决定性作用。Ig 有单体、二聚体和五聚体，因此结合抗原表位的数目也不相同。Ig 结合抗原表位的个数称为抗原结合价。Ig 单体可结合两个抗原表位，为双价；SIgA 为二聚体，为四价；五聚体 IgM 理论上为十价，但由于立体结构的空间位阻，一般只能结合 5 个抗原表位，故为五价。

Ig 的 V 区与抗原结合后所显示的生物学效应为：Ig（Ab）的 V 区可中和外毒素、阻断病原体黏附及入侵宿主细胞；B 细胞膜表面的 IgM 构成 B 细胞的抗原识别受体，能特异性识别、结合抗原。

二、免疫球蛋白 C 区的功能

（一）激活补体

IgG1、IgG2、IgG3 和 IgM 与相应抗原结合后，可发生变构，暴露补体结合位点（IgG 的 C_H2、IgM 的 C_H3），从而激活补体的经典途径。其中 IgM、IgG3 和 IgG1 激活补体系统的能力较强，IgG2 较弱。通常 IgD 不能激活补体；IgA、IgE 和 IgG4 本身难以激活补体，但形成聚合物后可通过旁路途径激活补体系统（详见第五章）。

（二）结合 Fc 受体

IgA、IgG 和 IgE 抗体的 Fc 片段在结合抗原后，能与某些细胞表面的 Fc 受体（Fc receptor, FcR）结合，产生不同的生物学作用。

1. 调理作用（opsonization） 指 Ig 的 Fc 片段结合中性粒细胞、巨噬细胞上的 FcR，增强吞噬细胞的吞噬作用。例如，细菌特异性的 IgG 抗体（特别是 IgG1 和 IgG3）Fab 片段与相应的细菌抗原结合，以其 Fc 片段与巨噬细胞或中性粒细胞表面相应 IgG FcR（FcγR）结合，通过 IgG 的桥梁作用促进吞噬细胞对细菌的吞噬。

2. 抗体依赖细胞介导的细胞毒作用（antibody-dependent cell-mediated cytotoxicity, ADCC） 是指当抗体结合靶细胞（病毒感染的细胞、肿瘤细胞）表面的抗原后，再与具有细胞毒作用的免疫细胞（如 NK 细胞）表面的 FcR 结合，进而激活免疫细胞，使其直接杀伤靶细胞的作用。NK 细胞是介导 ADCC 的主要细胞（详见第九章）。抗体与靶细胞表面的抗原结合是特异性的，而表达 FcR 的细胞的杀伤作用是非特异性的。

3. 介导 I 型超敏反应 IgE 为亲细胞抗体，可与肥大细胞和嗜碱性粒细胞表面的高亲和力 IgE I 型 Fc 受体（FcεR I）结合，并使其致敏。若相同变应原（抗原）再次进入机体，并与上述致敏细胞表面的 IgE 结合，即可激活这些细胞并释放血管活性物质，引起 I 型超敏反应（详见第十八章）。

4. 穿过胎盘 在人类，IgG 是唯一能通过胎盘的 Ig。胎盘母体一侧的合胞体滋养层囊泡表达新生儿 Fc 受体（neonatal Fc receptor, FcRn），可输送 IgG。合胞体滋养层与母源血液接触并内陷使 IgG 进入内体（endosome），在内体逐步酸化过程中 IgG 与 FcRn 紧密结合，囊泡运动到合胞体滋养层胎儿面与膜融合，其后 IgG 在生理 pH 下与 FcRn 分离，并进入胎儿血液循环，而分离的 FcRn 可返回至胎盘母体一侧的合胞体滋养层囊泡，继续转运 IgG。这对于新生儿抗感染具有重要意义。

另外，SIgA 可通过呼吸道和消化道黏膜上皮细胞到达黏膜表面，是黏膜局部免疫的最主要因素。Ig 还对免疫应答有调节作用（详见第十六章）。

第四节 五类免疫球蛋白的特性与功能

一、IgG

IgG 多为单体，少量 IgG 以多聚体形式存在在人体中于出生后 3 个月开始合成，3~5 岁接近成年人水平。IgG 主要由脾淋巴结和骨髓中的浆细胞合成，分布于全身所有组织及体液（包括脑脊液）中，是血清和胞外液中含量最高的 Ig，占血清总 Ig 的 75%~80%。IgG 半衰期为 20~23 d，是半衰期最长的 Ig。人 IgG 有 4 个亚类，分别为 IgG1、IgG2、IgG3 和 IgG4。IgG 是再次免疫应答产生的主要 Ig。IgG 的功能最多。其 V 区特异性结合抗原，发挥中和外毒素、抗病毒感染和抗细菌黏附作用；其 C 区的功能表现在：IgG1、IgG2 和 IgG3 的 C_H2 能通过经典途径活化补体；IgG 的 Fc 片段可与巨噬细胞、NK 细胞等多种细胞表面的 FcγR 结合，发挥调理作用及 ADCC 效应；IgG 通过胎盘屏障，在新生儿抗感染免疫中起重要作用。人 IgG1、IgG2 和 IgG4 的 Fc 片段能与葡萄球菌 A 蛋白（SPA）结合，借此可纯化抗体，并用于免疫诊断。多数抗菌、抗病毒抗体属 IgG，某些自身抗体如抗甲状腺球蛋白抗体、抗核抗体，以及引起 II 型、III 型超敏反应的抗体也多属 IgG。

二、IgM

IgM 有分泌型和膜结合型两种。分泌型 IgM 为五聚体，是相对分子质量最大的 Ig，沉降系数为 19S，称为巨球蛋白（macroglobulin）。IgM 一般不能通过血管，主要存在于血液中，占血清 Ig 总量的 5%~10%，血清浓度约为 1mg/mL。五聚体 IgM 有较多抗原结合价，属高效能抗体，其杀菌、溶血、促吞噬及凝集作用比 IgG 强。IgM 比 IgG 更易激活补体经典途径，亦为引起 II 型、III 型超敏反应的抗体。IgM 是个体发育过程和初次体液免疫应答中最早产生的抗体。感染过程中血清 IgM 水平升高，提示近期发生感染，故 IgM 抗体可用于感染的早期诊断。脐带血 IgM 增高提示胎儿有宫内感染。天然血型抗体和类风湿因子亦属 IgM。单体 IgM（膜结合型，mIgM）表达于 B 细胞表面，构成 B 细胞抗原受体（BCR），表达 mIgM 和 mIgD 是 B 细胞成熟的标志。

三、IgA

IgA 有血清型和分泌型两种。血清型 IgA 为单体，由肠系膜淋巴组织的浆细胞产生，占血清 Ig 总量的 10%~15%。有学者认为它与组织抗原具有特殊亲和力，可消除循环中的组织抗原，防止炎症反应或自身免疫应答。分泌型 IgA（SIgA）为二聚体，含有 J 链和分泌片，合成和分泌的部位在肠道、呼吸道、乳腺、唾液腺和泪腺。SIgA 是外分泌液中的主要抗体，参与黏膜免疫：特异性结合病原微生物（细菌、病毒等），阻止病原体与细胞黏附；中和黏膜表面的毒素；封闭由食物和空气进入体内的某些抗原物质，起到免疫排除作用；小肠淋巴细胞表达 IgA 的 FcR 可介导 ADCC 效应。婴儿可从母亲初乳中获得 SIgA，为一种重要的自然被动免疫。新生儿易患呼吸道、胃肠道感染，可能与 IgA 合成不足有关。

四、IgD

迄今对 IgD 结构和功能知之甚少。健康人血清 IgD 浓度很低（约 30 μg/mL），仅占血清 Ig 总量的 0.2%。IgD 很不稳定，因其铰链区较长，易被胰蛋白酶水解，故其半衰期很短（仅 3 d）。IgD 分为两型：血清型 IgD 的生物学功能尚不清楚，可能与某些超敏反应有关；膜结合型（mIgD）构成 BCR，是 B 细胞分化发育成熟的标志。未成熟 B 细胞仅表达 mIgM，成熟 B 细胞可同时表达 mIgM 和 mIgD，称为初始 B 细胞（naïve B cell）；活化的 B 细胞或记忆 B 细胞表面的 mIgD 逐渐消失。

五、IgE

IgE 又称为反应素或者亲细胞抗体，其 $C_H3 \sim C_H4$ 结构域可与肥大细胞、嗜碱性粒细胞上的高亲和力 FcεR I 结合，当结合再次进入机体的抗原后可引起 I 型超敏反应。IgE 相对分子质量为 160×10^3，健康人血清中含量极低，约为 5×10^{-5} mg/mL；发生超敏反应或感染某些寄生虫、真菌和金黄色葡萄球菌后，血清甚至鼻腔、支气管分泌液、乳汁及尿液中 IgE 水平升高。IgE 主要由呼吸道和消化道黏膜固有层中的浆细胞分泌。

第五节 人工制备抗体

抗体在疾病的诊断、免疫防治及其基础研究中发挥着重要作用，人工制备抗体是大量获得抗体的有效途径。近年，随着分子生物学的发展，可通过抗体工程技术制备人 – 鼠嵌合体抗体、人源抗体或人抗体。

一、多克隆抗体

最早人工制备抗体的方法是用抗原免疫动物，然后分离动物血清而获得抗血清。天然抗原分子常含多种不同的表位，进入机体后，激活机体产生多个不同的 B 细胞克隆，可产生多种针对不同表位的抗体，称为多克隆抗体（polyclonal antibody）。多克隆抗体主要来自动物免疫血清、恢复期患者血清或免疫接种人群血清。多克隆抗体的优点是：作用全面，具有中和抗原、免疫调理、介导补体依赖的细胞毒性（complement dependent cytotoxicity，CDC）、ADCC 等重要作用，且来源广泛，易于制备；其缺点是：特异性不高、易发生交叉反应，从而应用受限。

二、单克隆抗体

同一个 B 细胞克隆产生的、具有完全一样的氨基酸序列、能与同一个抗原表位特异性结合的抗体，称为单克隆抗体（monoclonal antibody，mAb）。mAb 具有特异性强、亲和力高的特点。然而，浆细胞在体外的寿命较短，也难以培养，不能持续生产抗体。将浆细胞永生化可以克服此缺点。为此，1975 年科赫和米尔斯坦建立了体外细胞融合技术，将产生特异性抗体的小鼠脾细胞（B 细胞）与具有无限增殖特性的恶性骨髓瘤细胞融合，获得了可产生单克隆抗体的杂交瘤细胞，这种细胞兼具肿瘤细胞快速、无限增殖和浆细胞产生抗体的能力。mAb 的优点是均一，特异性强，少或无血清交叉反应，制备成本低。早期的鼠源性 mAb 在人体内反复使用会诱导产生人抗鼠抗体，因此鼠源性 mAb 的临床应用受限。近年来，开始采用将人浆细胞与人骨髓瘤细胞进行融合，获得全人源的抗体，可解决鼠源性单抗的免疫原性问题。

三、遗传工程抗体

遗传工程抗体（genetic engineering antibody）又称重组抗体，是借助 DNA 重组和蛋白质工程技术，通过基因重组技术对抗体基因进行切割、拼接并构建抗体蛋白表达载体，采用真核或原核表达技术制备的抗体。重组抗体可去除或减少可引起副作用的无关结构，但保留天然抗体的特异性和主要生物学活性，并可赋予抗体分子以新的生物学活性。迄今已经构建了多种遗传工程抗体，如人 – 鼠嵌合抗体（chimeric antibody）、小分子抗体、人源抗体及人抗体等。

（赵祖国）

数字课程学习

📷 教学 PPT ✏️ 自测题 🖼️ 本章小结 💬 复习思考题

第五章

补体系统

提要：

- 补体系统是由 30 多种可溶性和膜结合蛋白组成的经活化后可介导免疫和炎症反应应答的蛋白质级联反应系统。

- 补体识别外源性和内源性危险信号后，通过经典途径、旁路途径或凝集素途径被激活后才有生物学活性；补体激活受到严密调控。

- 补体介导杀伤细胞、调理吞噬、炎症反应、清除免疫复合物和死亡细胞及其碎片、调节免疫应答等效应，以维持内环境平衡。

- 补体活性不足、过度或不受控制可引起多种疾病，其已成为干预相关疾病的重要靶点。

补体（complement）是一组存在于人和动物体液中及细胞表面，经活化后可介导免疫和炎症反应的蛋白质，包括 30 多种可溶性蛋白和膜结合蛋白，故称为补体系统。该系统中的模式识别分子（pattern recognition molecule，PRM）可识别外源性病原体相关分子模式和内源性损伤相关分子模式，然后通过经典途径、旁路途径或凝集素途径被激活，清除病原体和破坏的组织细胞及其碎片，以维持内环境平衡。补体激活 / 调节紊乱或缺损可打破健康 – 疾病平衡，导致感染和 / 或正常组织细胞被破坏，在多种疾病的发生发展中起重要作用。

自 19 世纪末伯纳特发现补体以来，补体的研究历程已逾一个世纪，其结构与功能、激活与调节等已大致阐明。该领域目前及未来的研究热点主要是补体对适应性免疫应答的调节作用及其与疾病发生发展的关系。

第一节　概述

一、补体的命名

补体系统的组成和功能复杂，导致其命名也较复杂，一般规则如下。

1. 经典途径固有成分　按其发现先后，依次命名为 C1（q、r、s）~ C9。

2. 旁路途径成分和某些补体调节蛋白　命名为"因子"，并以英文大写字母表示，如 B 因子、D 因子、P 因子［备解素（properdin）］、H 因子和 I 因子。

3. 凝集素途径成分　按生物学特征命名，如甘露糖结合凝集素（mannose-binding lectin，MBL）、纤胶凝蛋白（ficolin，FCN）和几种 MBL 相关丝氨酸蛋白酶（MBL-associated serine protease，MASP）。

4. 补体调节蛋白（complement regulatory protein）一般按其功能命名，如 C1 抑制物（C1 inhibitor，C1INH），C4 结合蛋白（C4 binding protein，C4bp）、衰变加速因子（decay accelerating factor，DAF）即 CD55，以及膜辅因子蛋白（membrane cofactor

protein，MCP）即 CD46 等。

5. 补体成分活化后的裂解片段　分别在该成分的符号后缀以英文小写字母命名，如 C3a/C3b、C4a/C4b 等。按惯例，小片段用 a 表示，如 C3a、C4a；大片段用 b 表示，如 C3b、C4b；但 C2 例外，C2a 为大片段而 C2b 为小片段。

6. 补体受体（complement receptor，CR）　C3b 及其进一步裂解形成片段的受体一般以数字命名，如 CR1、CR2、CR3 等；其他补体成分的受体通常在其名称后加"R"表示，如 C1qR、C5aR 等。

二、补体系统的组成

按其生物学功能，补体系统 30 多种成分，分为三部分。

（一）补体固有成分

补体固有成分指存在于体液中、参与补体活化级联反应的成分，包括：①参与经典途径的 C1q、C1r、C1s、C4 和 C2。②参与旁路途径的 B、D、P 因子。③参与凝集素途径的 MBL、FCN 和几种 MASP。④3 条激活途径的共同成分 C3、C5 ~ C9。

（二）补体调节蛋白

补体调节蛋白是调节补体激活途径中关键环节而控制补体活化强度和范围的蛋白质，包括存在于血浆中的可溶性因子如 H 因子、I 因子、C1INH、C4bp、S 蛋白（S protein，SP）、簇集素（clusterin，SP40/40）等和表达于细胞表面的膜分子如 DAF、MCP、CD59、C8 结合蛋白（C8bp）等。

（三）补体受体

补体受体指存在于不同细胞膜表面，能与补体激活过程中形成的活性片段结合，介导多种生物效应的受体分子。已发现的 CR 有 CR1 ~ CR5 及 C3aR、C4aR、C5aR、C1qR 等。

三、补体成分的理化性质

人体内多种组织细胞能分泌补体成分，其中肝细胞和巨噬细胞是产生补体的主要细胞。血浆中补体成分约 90% 来自肝，含量相对稳定，约为 4 mg/mL，占总球蛋白的 10%。炎症反应组织中补体成分约 90% 从血液中扩散而来。补体各成分均为糖蛋白，多为 β 球蛋白，少数为 α 球蛋白或 γ 球蛋白。补体成分极不稳定容易失活，对热、机械振荡、紫外线照射、强酸、强碱、乙醇及蛋白酶等均很敏感，如加热至 56℃经 30min 即可被灭活，在室温下也很快失活。

四、补体的合成与代谢

人类胚胎发育早期即可合成补体成分，出生后 3 ~ 6 个月达到成年人水平。肝细胞和巨噬细胞是主要的补体产生细胞。血浆补体成分约 90% 由肝合成。炎症组织中巨噬细胞是补体的主要来源，多种促炎细胞因子（如 IFN-γ、TNF-α、IL-1、IL-6）均可刺激补体合成，这对于早期抗感染具有重要意义。与其他血浆蛋白相比，补体代谢率极快，每天约有 50% 被更新。在疾病状态下，补体代谢会发生更为复杂的变化。

第二节　补体激活途径

正常情况下，血浆中补体成分大多呈无活性状态。当感受受到危险信号后，补体按一定顺序通过级联酶促反应被活化。补体活化过程中，不断形成新的中间复合物，具有不同的酶活性，可裂解相应的补体蛋白为大小不等的片段，并表现出不同的生物学活性。

多种病原体相关分子模式或损伤相关分子模式可通过经典途径、旁路途径或凝集素途径激活补体系统。这 3 条途径的前端反应不同，但具有共同的末端通路（图 5-1）。

一、经典途径

经典途径（classical pathway）指激活物与 C1q 结合，顺序活化 C1r、C1s、C4、C2、C3，形成 C3 转化酶 $\overline{C4b2a}$ 与 C5 转化酶 $\overline{C4b2a3b}$，然后依次激活 C5 ~ C9 的级联酶促反应过程。

（一）识别

经典途径的识别分子是 C1q。C1q 有两个功能区：

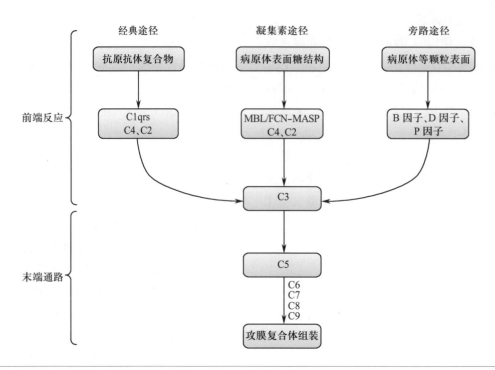

图 5-1 3 条补体激活途径示意图

激活反应开始至生成 C5 转化酶的过程即前端反应，在 3 条激活途径各不相同；C5 活化至攻膜复合物组
装完成即末端通路，为 3 条途径所共有。

构成球形头部的球蛋白区，可识别 IgG 与 IgM 的补体结合位点；形成纤维状尾巴的胶原样区，通常与各两个分子的 C1r 和 C1s 结合而形成 C1 巨分子。C1r 和 C1s 均为丝氨酸蛋白酶。

（二）激活物

免疫复合物（immune complex，IC）为主要激活物。与抗原结合的 IgG、IgM 可结合 C1q。损伤相关分子模式如 C 反应蛋白、DNA、血清淀粉样蛋白 P 成分、淀粉样蛋白多肽等也是通过结合 C1q 而激活经典途径。C1q 还识别线粒体碎片、坏死或凋亡细胞等。IC 激活经典途径的条件是：①只有与抗原或细胞表面结合同时，Fc 片段变构后暴露其 C1q 结合位点的抗体才能激活补体。②C1q 仅与 IgM 的 C_H3 区或 IgG 的 C_H2 区结合才能被活化。③每个 C1q 分子必须同时与两个以上 Fc 片段结合。

（三）活化过程

以激活物 IC 为例，经典途径活化过程如图 5-2 所示。

1. 识别和活化 从 C1q 识别激活物开始，依次激活 C1、C4、C2、C3，形成 C3 转化酶、C5 转化酶

的过程。

C1q 与两个以上 Fc 片段结合后发生构象改变，使与 C1q 结合的 C1r 活化，活化的 C1r 激活 C1s。在 Mg^{2+} 存在下，活化 C1s 将 C4 裂解为 C4a 和 C4b，大部分新生 C4b 与 H_2O 反应而失活，仅约 5%C4b 结合至邻近细胞或颗粒表面。C4a 有微弱的过敏毒素活性，

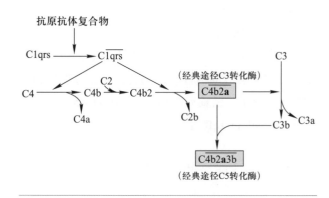

图 5-2 补体激活经典途径

C1q 与 IC 结合后被激活，然后依次活化 C1r 和 C1s；C1s 顺次裂解 C4 和 C2，形成 C3 转化酶 $\overline{C4b2a}$；后者裂解 C3，形成 C5 转化酶 $\overline{C4b2a3b}$；C5 转化酶裂解 C5，并在 C6 ~ C9 参与下，形成攻膜复合物。

而 C4b 能与细胞表面 CR1 结合，介导调理吞噬和免疫黏附作用。在 Mg^{2+} 存在下，C2 被 C1s 裂解为 C2a 和 C2b；C2a 可与 C4b 结合成 $\overline{C4b2a}$，即 C3 转化酶。$\overline{C4b2a}$ 可裂解 C3 为 C3a 和 C3b，这是补体活化级联反应中的枢纽性步骤。C3a 释放至液相中，具过敏毒素活性。C3b 则与 $\overline{C4b2a}$ 结合，形成 $\overline{C4b2a3b}$，即 C5 转化酶；C3b 可与表达 CR1 的细胞结合，介导调理吞噬和免疫黏附作用。此外，在不同蛋白酶作用下，C3b 又可被依次裂解为 iC3b、C3f、C3c、C3dg、C3d、C3g 等片段，其中某些片段具有重要的功能。

2. 末端通路 在 C5 转化酶的作用下 C5 被裂解，C6～C9 参与，在靶细胞膜形成 $\overline{C5b6789n}$ 大分子攻膜复合物（membrane attack complex，MAC）的过程。末端通路为 3 条补体激活途径所共有。

$\overline{C4b2a3b}$ 将 C5 裂解为 C5a 和 C5b。C5a 游离于液相，为过敏毒素，也是中性粒细胞趋化因子。C6、C7、C8 及 12～18 个 C9 分子顺次与颗粒表面 C5b 结合，形成即 MAC（图 5-3）。电镜下观察，MAC 为中空的 C9 聚合体，穿越靶细胞脂双层膜，形成内径约 10 nm 的跨膜通道。该通道容许水、离子及小分子等跨膜自由流动，而胞内胶体渗透压较胞外高，故大量水分内流，导致细胞慢慢肿胀，最终可破裂（称为溶破）。

二、旁路途径

旁路途径（alternative pathway）是指由 B 因子与固相（微生物或外源性异物）表面 C3b 结合为 C3bB，在 D 因子、P 因子参与下形成 C3 转化酶 C3bBbP，并通过 C3 正反馈放大环路产生更多 C3b 和 C5 转化酶 $\overline{C3bBb3b}$，并激活末端通路的过程。此途径不依赖于抗体，是抵抗病原体感染的第一道防线。

（一）参与的补体成分

旁路途径不经过 C1、C4 和 C2，而是由 C3、C5～C9，以及 B 因子、D 因子、P 因子等补体成分参与。

（二）激活物

旁路途径的激活物是为补体激活提供接触表面和保护性环境的成分，如某些细菌、酵母多糖、葡聚糖等异物颗粒。

（三）活化过程

旁路途径无明确的识别分子，直接从 C3b 开始。

1. 准备阶段 在生理条件下，血清中 C3 受蛋白酶等的作用发生缓慢而持久的水解，产生低水平 C3b。C3 低速裂解和低浓度 C3b 形成，对补体激活具有重要意义，可视为生理情况下的准备阶段。自发产生 C3b 的转归有两种：①液相中 C3b 迅速被 I 因子灭活；结合于自身组织细胞的 C3b 可被多种调控蛋白如 H 因子、I 因子、DAF、MCP、CR1 等灭活。故旁路途径在生理条件下不被有效激活，可避免误伤自身组织细胞。②存在于异物表面的 C3b 不易被 I 因子灭活，因而能启动旁路途径活化。

2. 激活阶段 当异物颗粒如细菌、真菌等进入

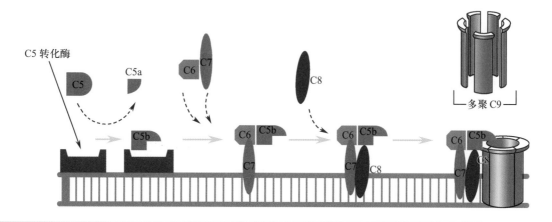

图 5-3 MAC 的形成

C5 转化酶裂解 C5 产生 C5b，与 C6 结合为 C5b6，C7 自发结合上去并初步插入靶细胞膜，然后 C8 与之高亲和性结合并深插入膜中形成稳固结合，最后多个 C9 分子与之结合，构成 C5b6789n 即攻膜复合物（MAC），形成以 C9 为内壁的直径约 10 nm 的跨膜通道。

体内时，C3b 吸附其上。在 Mg²⁺ 存在条件下，血清中 B 因子与 C3b 结合形成 C3bB，活性 D 因子（可由 MASP1 激活而来）将 B 因子裂解，形成 C3bBb 即初始 C3 转化酶。该酶不稳定，易被血清中 H 因子和 I 因子迅速灭活。血清中 P 因子可与之结合成稳定的 C3 转化酶 C3bBbP。Bb 具丝氨酸蛋白酶活性，裂解 C3 后形成 C3bBb3b 即 C5 转化酶。C5 转化酶一旦形成即进入末端通路，其激活过程及效应与经典途径完全相同，最终形成 MAC，导致靶细胞溶破（图 5-4）。

三、凝集素途径

凝集素途径（lectin pathway）是由 MBL 或 FCN 直接识别病原体表面的糖结构而活化 MASP、C4、C2、C3，形成 C3 转化酶（C4b2a 和 C3bBb）和 C5 转化酶（C4b2a3b 和 C3bBb3b），并激活末端通路的过程，亦称为 MBL 途径（MBL pathway）。

（一）识别分子

凝集素途径的识别分子是 MBL 或 FCN。MBL 和 FCN 与 C1q 具有结构和功能同源性，能与 MASP1 和 MASP2 结合成类似 C1 的巨分子。与 C1r、C1s 一样，MASP1 和 MASP2 也是丝氨酸蛋白酶。

（二）激活物

凝集素途径的激活物主要是病原体表面的糖结构。MBL 和 FCN 可选择性识别存在于多种病原体表面的以甘露糖、葡糖胺、岩藻糖等为末端糖基的糖结构。这些糖结构在哺乳动物体内罕见（因其被唾液酸所覆盖），却是细菌、真菌及寄生虫细胞表面的常见成分。MBL 也识别凋亡及坏死细胞。

（三）活化过程

MBL-MASP 或 FCN-MASP 复合物识别并结合于病原体表面糖结构后，MBL 或 FCN 构象改变，导致与之结合的 MASP1 和 MASP2 被分别活化并激活不同的补体途径：①活化的 MASP2 激活经典途径。②活化的 MASP1 激活旁路途径（图 5-5）。此过程中产生的 C3b 参与并加强 C3 正反馈环路。因此，凝集素途径对经典途径和旁路途径的活化具有交叉促进作用。

四、3 条补体激活途径的特点及比较

虽然补体激活经典途径、旁路途径和凝集素途径 3 条激活途径激活物质、参与成分各异，但具有共同的 C3 枢纽和末端通路，活化过程既彼此交叉，

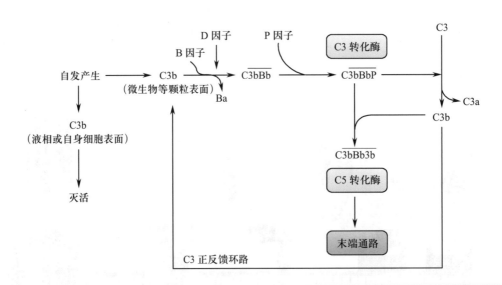

图 5-4　补体激活旁路途径及 C3 正反馈环路

　　颗粒表面 C3b 与 B 因子结合形成 C3bB，在活性 D 因子作用下生成 C3 转化酶 C3bBb，P 因子与之结合成稳定的 C3 转化酶 C3bBbP，后者裂解 C3 后生成 C5 转化酶 C3bBb3b，然后裂解 C5 进入末端通路。C3bBbP 裂解 C3，新生的 C3b 结合至激活物表面，继之 B 因子与之结合并被 D 因子裂解，产生新的 C3bBb，形成 C3 正反馈放大环路。同时，旁路途径激活过程中产生的 C3b 可再与 B 因子结合，在 D 因子作用下产生更多的 C3 转化酶 C3bBb，从而形成 C3 正反馈放大环路（C3 positive feedback amplification loop）。

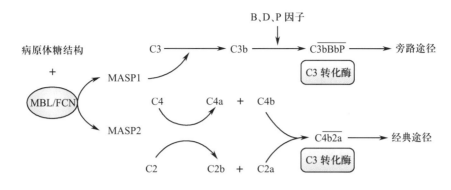

图 5-5 补体激活凝集素途径

MBL-MASP 或 FCN-MASP 结合于病原体表面糖结构，MBL 或 FCN 构象改变，分别激活 MASP1 和 MASP2；活化 MASP2 依次裂解 C4 和 C2，产生经典途径的 C3 转化酶 $\overline{\text{C4b2a}}$，后续反应同经典途径；活化的 MASP1 可直接裂解 C3 产生 C3b，在 D 因子、P 因子参与下，产生旁路途径的 C3 转化酶 $\overline{\text{C3bBbP}}$，后续反应同旁路途径。

又互相促进，从而使补体系统成为体内具有重要生物学作用的功能系统和放大系统（图 5-6）。

（一）经典途径的特点

①激活物主要是 IC。②C1q 是识别分子。③补体固有成分 C1 ~ C9 全部参与。④涉及的丝氨酸蛋白酶有 C1r、C1s 和 C2，前两者的天然抑制物是 C1INH。⑤C3 转化酶是 $\overline{\text{C4b2a}}$，其产生需 Mg^{2+} 存在。⑥C5 转化酶是 $\overline{\text{C4b2a3b}}$。⑦在进化上出现最晚（脊椎动物软骨鱼），需特异性抗体产生后才能激活补体，故其主要生物学意义是作为体液免疫的效应机制之一，

在感染后期/恢复期发挥作用，或抵抗相同病原体第二次入侵机体。

（二）旁路途径的特点

①激活物是细菌、真菌、病毒感染细胞等颗粒性物质。②绕过 C1、C4 和 C2，直接激活 C3。③参与的丝氨酸蛋白酶是 B 因子和 D 因子，无天然抑制物。④C3 转化酶是 $\overline{\text{C3bBb}}$，其产生需 Mg^{2+} 存在。⑤C5 转化酶是 $\overline{\text{C3bBb3b}}$。⑥产生 C3 转化酶 $\overline{\text{C3bBbP}}$，形成旁路途径的正反馈放大环路。⑦进化上出现最早（棘皮动物海胆），不需抗体存在即可激活补体，故

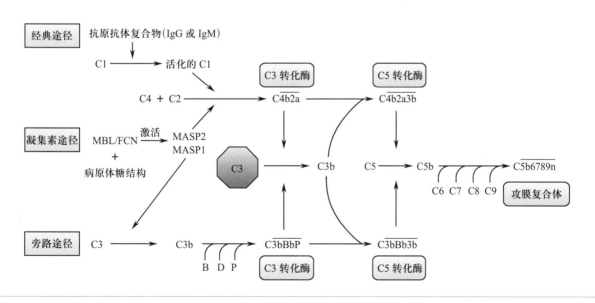

图 5-6 3 条补体激活途径之间的关系

3 条补体激活途径起点各异，但相互联系，交叉促进，并具有共同的 C3 枢纽和末端通路。

在感染早期或初次感染即可发挥防御作用，为未免疫个体提供抗感染能力。

（三）凝集素途径的特点

①激活物非常广泛，包括其表面表达特殊糖结构的各种病原体及病毒感染细胞；② MBL 或 FCN 是识别分子；③除 C1 外，所有补体固有成分全部参加；④涉及的丝氨酸蛋白酶包括 MASP、C2、B 因子及 D 因子，MASP 受 C1INH 和 α2M 抑制；⑤ C3 转化酶是 $\overline{C4b2a}$ 或 $\overline{C3bBb}$，两者的产生均需 Mg^{2+} 存在；⑥ C5 转化酶是 $\overline{C4b2a3b}$ 或 $\overline{C3bBb3b}$；⑦活化过程兼具经典途径和旁路途径的特点，对这两条途径有交叉促进作用；⑧进化上出现较早（尾索动物海鞘），不需抗体即可激活补体，在感染早期或未免疫宿主体内发挥抵御病原体感染的作用。

（四）3 条补体激活途径的比较

补体属相对独立的天然免疫防御系统，在无脊椎动物体内既已存在。在生物物种进化中，3 条激活途径出现的顺序依次为旁路途径、凝集素途径、经典途径。3 条激活途径激活物质、参与成分各异，但具有共同的 C3 枢纽和末端通路，活化过程既彼此交叉，又互相促进，从而使补体系统成为体内具有重要生物学作用的功能系统和放大系统。补体 3 条激活途径的比较见表 5-1。在机体感染早期或初次感染，尚未产生相应抗体之前，旁路途径和凝集素途径可使补体激活发挥非特异性防御作用，给予未免疫个体抵御病原体感染的能力。在感染后期或再次感染，机体已产生相应抗体，可启动经典途径发挥特异性抗感染作用，成为体液免疫效应的重要机制之一。

第三节 补体激活的调节

补体系统是一个复杂的蛋白质反应系统，其激活受一系列机制的精密调节，使之反应适度，既能有效杀灭入侵的病原体，又可避免损伤自身组织细胞。这种调节作用主要通过补体调节蛋白针对激活途径中各关键环节的控制而实现，这些关键环节主要是 C3 转化酶（$\overline{C4b2a}$、$\overline{C3bBb}$）和 MAC 的形成与活性（图 5-7）。

一、针对 C3 转化酶 $\overline{C4b2a}$（和 C5 转化酶 $\overline{C4b2a3b}$）的调节作用

$\overline{C4b2a}$ 是经典途径和凝集素途径的 C3 转化酶。针对 $\overline{C4b2a}$ 的调节因子均发挥负调控作用，可阻断 $\overline{C4b2a}$ 形成或分解已形成的 $\overline{C4b2a}$ 使之灭活。同时，C5 转化酶 $\overline{C4b2a3b}$ 也受此机制调控。在该环节起作用的有 C1INH、CR1（CD35）、C4bp、MCP（CD46）、I 因子、DAF（CD55）。

二、针对 C3 转化酶 $\overline{C3bBb}$（和 C5 转化酶 $\overline{C3bBb3b}$）的调节作用

$\overline{C3bBb}$ 是旁路途径中的 C3 转化酶，凝集素途径也产生此酶。针对 $\overline{C3bBb}$ 的调节因子主要为一些负调控因子，包括 I 因子、H 因子、CR1、MCP，通过抑制 $\overline{C3bBb}$ 形成或抑制已形成 $\overline{C3bBb}$ 的活性而发挥作用。C5 转化酶 $\overline{C3bBb3b}$ 也受此机制调控。P 因子起正调节作用。

表 5-1 3 条补体激活途径的特点比较

比较项目	经典途径	旁路途径	MBL 途径
激活物	抗原抗体复合物	细菌脂多糖、葡聚糖、凝聚 IgG4、IgA 等	细菌表面甘露糖残基、岩藻糖等
参与补体成分	C1 ~ C9	C3、C5 ~ C9、B 因子、D 因子、P 因子等	C2 ~ C9、MBL、丝氨酸蛋白酶
所需离子	Ca^{2+}、Mg^{2+}	Mg^{2+}	Ca^{2+}、Mg^{2+}
C3 转化酶	$\overline{C4b2a}$	$\overline{C3bBb}$	$\overline{C4b2a}$ 或 $\overline{C3bBb}$
C5 转化酶	$\overline{C4b2a3b}$	$\overline{C3bBb3b}$	$\overline{C4b2a3b}$ 或 $\overline{C3bBb3b}$
生物学作用	参与特异性免疫，在感染中、晚期发挥作用	参与非特异性免疫，感染后即发挥作用	参与非特异性免疫，在感染早期发挥作用

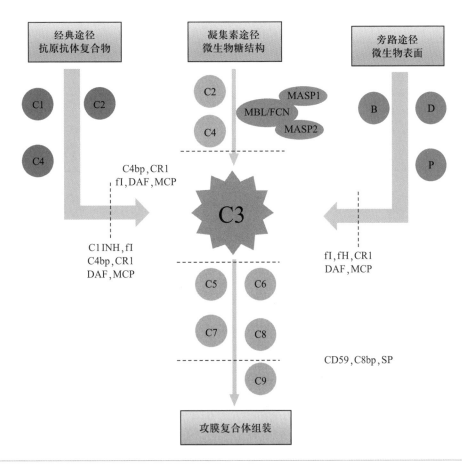

图 5-7 补体调节蛋白作用的关键环节

补体调节蛋白主要针对补体激活途径中几个关键环节发挥调节作用：C3 转化酶 C4b2a 或 C3bBb 和
攻膜复合物的形成和活性。C1INH：C1 抑制物；C4bp：C4 结合蛋白；C8bp：C8 结合蛋白；CR1：
1 型补体受体；DAF：衰变加速因子；FCN：纤胶凝蛋白；fH：H 因子；fI：I 因子；MCP：膜辅蛋
白；MBL：甘露糖结合凝集素；MASP：MBL 相关丝氨酸蛋白酶；SP：S 蛋白。

三、针对 MAC 的调节作用

补体活化的共同末端通路中，多种调控蛋白可
抑制 MAC 的形成和活性，从而保护自身正常细胞
免遭补体攻击。这些因子包括膜反应性溶解抑制物
（membrane inhibitor of reactive lysis，MIRL，即 CD59）、
C8bp、SP、簇集素等。

 拓展阅读 5-1 主要补体调节蛋白的作用机制

拓展阅读 5-2 补体调节的同源限制性

第四节 补体的生物学作用与意义

一、补体的生物学作用

补体系统作为固有免疫的组成部分，在机体防
御中起重要作用。补体活化的最终效应是在细胞膜
上组装 MAC，导致细胞溶破。同时，补体活化过程
中产生多种活性片段，通过与细胞膜相应补体受体
结合而介导多种生物学效应（表 5-2）。

 拓展阅读 5-3 主要补体受体及其功能

（一）细胞毒作用

补体系统通过 3 条途径激活，最后均在靶细胞

表 5-2 补体系统的功能

功能	参与成分	作用机制
溶解细胞	C5 ~ C9	形成 MAC
调理作用	C3b、C4b、iC3b	与吞噬细胞表面相应受体结合而促进吞噬
炎症反应介质	C5a>C3a ≫ C4	刺激肥大细胞或嗜碱性粒细胞脱颗粒，释放生物活性物质，引起血管扩张、毛细血管通透性增高、平滑肌收缩等
清除免疫复合	C3b	免疫黏附作用、抑制 IC 形成并溶解 IC

表面产生 MAC。插入局部脂双层膜的 MAC 形成跨膜亲水性孔道，使细胞内外渗透压失衡，导致细胞溶破。这种细胞毒效应可溶解细胞、细菌及有包膜病毒。其意义有：参与宿主抗细菌（主要是革兰氏阴性细菌）、抗病毒（有包膜病毒如流感病毒，HIV 等反转录病毒）及抗寄生虫等的防御机制；参与机体抗肿瘤免疫机制；在某些病理情况下引起机体自身细胞破坏，导致组织损伤与疾病，如自身免疫病。

（二）调理作用

调理素可与细菌及其他颗粒性物质结合，促进吞噬细胞对之吞噬，此即调理作用。补体激活过程中产生的 C3b、C4b 和 iC3b 均是重要的调理素，当其结合于细菌或其他颗粒表面时，可通过与吞噬细胞表面 CR1（C3b/C4bR）、CR3（iC3bR）或 CR4（iC3bR）结合而促进吞噬细胞对其吞噬（图 5-8）。这种调理吞噬作用可能是机体抵抗全身性细菌感染和真菌感染的主要机制之一。

（三）炎症反应介质作用

补体活化过程中产生多种具有促炎作用的活性片段，如 C5a、C3a 和 C4a 等。这三者都是过敏毒素，可与肥大细胞或嗜碱性粒细胞表面相应受体结合，触发其脱颗粒，释放组胺和其他生物活性物质，引起血管扩张、毛细血管通透性增高、平滑肌收缩等，介导局部炎症反应。C5a 对中性粒细胞有很强的趋化活性，可诱导中性粒细胞表达黏附分子，刺激其产生氧自由基、前列腺素和花生四烯酸等，还可

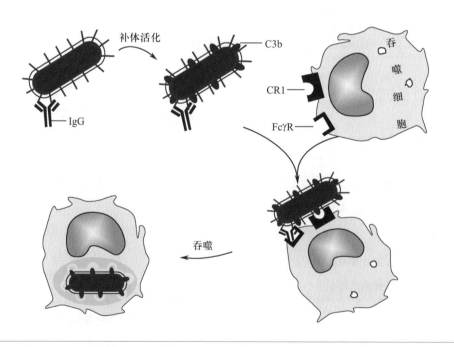

图 5-8 C3b 和抗体介导的调理作用

特异性抗体与细菌结合成免疫复合物可激活补体经典途径，细菌本身可直接激活旁路途径和凝集素途径，均产生 C3b（和 C4b）；被抗体 IgG 和 / 或 C3b（和 C4b）包被的细菌，可分别通过与吞噬细胞表面 FcR 和 CR1 结合而被吞噬，若两者同时起作用，则有协同效应。

激活单核细胞（图 5-9）。

（四）清除免疫复合物

补体成分参与清除循环 IC，其可能机制为：①免疫黏附（immune adherence）作用，可溶性 IC 活化补体后，产生的 C3b 共价结合至 IC 上，通过 C3b 与 CR1⁺红细胞、血小板黏附，将 IC 运送至肝和脾内，被巨噬细胞吞噬清除（图 5-10）。②抑制 IC 形成或溶解已形成的 IC，C3b 与 Ig 共价结合，在空间上干扰抗体 Fab 与抗原的结合，从而抑制 IC 形成；C3b 插入 IC 网格结构，减弱抗体 Fab 片段的抗原结合力或干扰抗体分子 Fc 片段之间非特异相互作用而解离已形成的 IC。此作用主要依赖旁路途径和凝集素途径的 C3 正反馈放大机制。

二、补体的生物学意义

（一）抗感染

在抗感染防御机制中，固有免疫起着举足轻重的作用。病原体侵入机体后，在特异性抗体产生前，补体系统借旁路途径和 / 或凝集素途径识别微生物颗粒或其表面糖结构而被活化，所产生的裂解片段和复合物通过调理吞噬、炎症反应和溶解细菌或病毒感染细胞而发挥抗感染作用。在特异性抗体产生后，则通过经典途径触发 C3 活化，与旁路途径中 C3 正反馈环路协同作用，形成更为有效的抗感染机制。从进化角度看，在无适应性免疫的低等生物，其抗感染防御机制完全依赖固有免疫，而补体是固有免疫防御机制之一，其重要性显而易见。

（二）参与适应性免疫应答

补体参与了适应性免疫应答的各个环节，包括抗原提呈、免疫活化 / 耐受及免疫效应。

1. 补体参与适应性免疫应答的启动 ①C3b 介导的调理作用，有利于抗原提呈细胞（APC）摄取抗原；②C3d 与 IC 结合，可诱导 APC 表达共刺激分子。

2. 补体参与适应性免疫细胞的活化与增殖 ①与抗原结合的 C3d 可介导 B 细胞表面 BCR 与 CR2 交联，促进 B 细胞活化；②C3b 与 B 细胞表面 CR1 结合，可促使 B 细胞增殖、分化为浆细胞；③补体调节蛋白 DAF、MCP 和 MIRL 能介导细胞活化信号，参与 T 细胞活化。

3. 补体参与适应性免疫应答的效应 ①滤泡树突状细胞表面 CR1、CR2 和 CR3 可将 IC 固定于生发

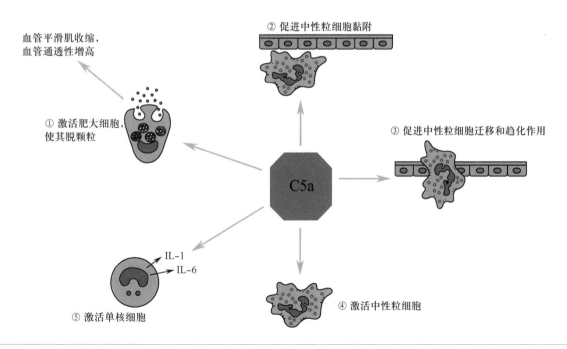

图 5-9 C5a 的促炎作用
C5a 激发靶细胞释放组胺等活性物质，引起血管通透性增高，使中性粒细胞渗出并趋化至局部组织，然后使之活化；C5a 还能激活单核细胞。

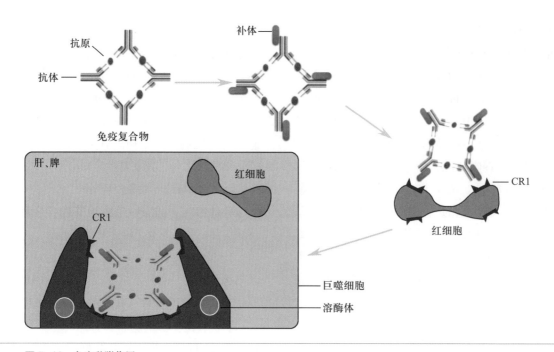

图 5-10 免疫黏附作用

可溶性 IC 体积小而难以被吞噬细胞捕捉，但其可激活补体经典途径产生 C3b；IC-C3b 与表达 CR1 的红细胞和 / 或血小板。
黏附形成较大的复合物，随血液流经肝、脾时，易于被巨噬细胞捕捉、吞噬而被清除。

中心，有助于记忆 B 细胞诱导和维持；② C3a-C3aR 相互作用可促进 Th2 细胞免疫应答，并调控 B 细胞分泌 IgE 的水平；③ C3b 或 C4b 与 MCP 相互作用，可诱导调节性 T 细胞产生抑制性细胞因子。

（三）参与炎症反应性疾病的发生和发展

补体系统激活过程中产生的活性片段 C3a、C5a 是重要的炎症反应介质，可激活粒细胞、单核细胞、内皮细胞和血小板等，使之释放炎症反应介质及促炎细胞因子，参与并放大炎症反应，直接或间接导致组织损伤。补体异常活化可引起多种炎症反应性疾病（见本章第五节）。

（四）补体系统与血液中其他酶促级联反应系统的相互作用

补体与凝血系统、纤溶系统和激肽系统存在密切关系：①共同的激活物：如 IC 或脂多糖可激活补体，也能活化凝血因子Ⅻ，然后活化凝血、纤溶及激肽系统。②共同的抑制物：如 C1INH 不仅调节 C1r 和 C1s，也可抑制激肽释放酶、纤溶酶、凝血因子Ⅻ。③交互激活：补体活化可触发凝血系统，随后激活纤溶系统；同理，纤溶酶、缓激肽等可激活补体系统。④相似的生物学活性：这 4 个系统的活化产物，均具有增高血管通透性、扩张血管、收缩平滑肌、促溶酶体酶释放、趋化吞噬细胞等活性。因此，这 4 个系统的交互活化是炎症反应、休克、弥散性血管内凝血等病理过程发生发展的重要机制。

补体系统的生物学意义已远超单纯固有免疫的范畴，而涉及包括特异性免疫应答在内的广泛生理功能：补体系统既能防御病原体感染及肿瘤发生，又可导致机体组织损伤等病理过程；补体既是机体固有免疫系统的一部分，又参与适应性免疫应答的启动、调节和效应；补体还与体内其他蛋白级联反应系统相互联系和相互作用。

第五节 补体与疾病的关系

正常情况下，机体内补体系统各成分的含量相对稳定，适时、适度地被激活而发挥其生物学功能，并受到精密调控。然而，补体活性不足、过度或不受控制可能打破健康 - 疾病平衡，导致自身攻击。此外，某些病原体和肿瘤采用多种机制逃避宿主补体系统的攻击。如何针对这些状况进行干预以防治有关疾病，是近年来补体学中一个很活跃的研究领域。

一、遗传性补体缺损

几乎所有补体成分都可发生遗传性缺损，多数为常染色体隐性遗传，少数为常染色体显性遗传，个别成分如 P 因子缺损则是 X 连锁隐性遗传。由于补体成分缺损，使得补体系统不能被有效激活，导致患者对病原体易感，又因体内 IC、死亡细胞及其碎片清除障碍而出现相关炎症反应性或自身免疫病。一般说来，经典途径成分缺损者对化脓菌易感，还易患系统性红斑狼疮和类风湿关节炎等自身免疫病；旁路途径成分缺损者易患奈瑟菌感染；凝集素途径成分缺损者对各种病原体易感，自身免疫病发病率增高。少数补体成分缺损具有特殊临床表现，如 C1INH 缺损引起遗传性血管性水肿，DAF 或 CD59 缺陷导致阵发性睡眠性血红蛋白尿症（详见第二十一章）。

二、补体与炎症反应性疾病

补体异常激活（包括程度和部位）参与多种组织器官炎症反应性疾病的发生和发展，如肾炎、急性呼吸窘迫综合征、阿尔茨海默病、自身免疫性脑脊髓炎、心肌梗死、红斑狼疮、脓毒症、多器官衰竭、严重创伤和烧伤等。体外循环、血液透析及组织器官移植等也可引起补体异常活化。C3a 和 C5a 参与 I 型超敏反应，其在效应阶段协同作用促进过敏性炎症反应，但 C5a 在致敏阶段却可降低 Th2 细胞应答。补体激活是包括自身免疫病在内的 II 型、III 型超敏反应发生的机制之一。

三、补体与感染性疾病

一方面，补体在抵御病原体感染中起重要作用，补体缺损将导致机体对病原体易感。另一方面，病原体经过长期进化，发展了多种机制以逃逸补体攻击：①某些病毒表达补体调节蛋白类似蛋白。②某些病毒可将宿主细胞的补体调节蛋白整合进其包膜，或上调感染细胞补体调节蛋白的表达。③某些病原体可表达 FcR 或类似蛋白，干扰补体与 IC 结合而抑制补体活化。④多种病原体可利用补体受体或膜结合补体调节蛋白作为受体或辅受体感染靶细胞。对补体与病原体相互作用机制的了解，有助于阐明病原体感染靶细胞的分子机制及其致病机制，并为传染病的防治提供新的策略。

四、补体与肿瘤

补体在许多疾病中起双重作用，在肿瘤中也是如此。一方面，补体可识别其改变的表面模式而攻击肿瘤细胞，多种治疗性抗肿瘤抗体依赖 CDC 作用抗肿瘤。另一方面，肿瘤细胞高表达补体调节蛋白如 MCP、DAF 或 CD59，还可释放可溶性补体调节蛋白至微环境及血液中，从而逃避补体攻击。此外，在某些肿瘤模型中，补体激活和释放 C5a 可影响免疫细胞亚群分化和血管生成，形成利于肿瘤生长的微环境，提示补体与肿瘤进展的关系非常复杂。

补体与疾病关系的发现及深入研究，已催生出一个新的领域——补体靶向治疗。

拓展阅读 5-4　补体相关疾病的防治策略

（吴　砂）

数字课程学习

教学 PPT　　自测题　　本章小结　　复习思考题

第六章

细胞因子

提要：

- 细胞因子是由免疫细胞和某些非免疫细胞合成、分泌的一类低相对分子质量可溶性蛋白质。

- 细胞因子以自分泌、旁分泌或内分泌形式发挥作用；其作用具有非特异性、高效性、多效性、重叠性、拮抗性、协同性、网络性和两面性。

- 细胞因子分为白细胞介素、干扰素、肿瘤坏死因子、集落刺激因子、趋化因子和生长因子等多种类型。

- 细胞因子通过结合细胞表面的细胞因子受体，发挥多种生物学功能。

细胞因子（cytokine）是指由免疫细胞和某些非免疫细胞经免疫原、丝裂原或其他因子刺激后合成、分泌的一类低相对分子质量蛋白质，作为细胞间信号传递分子，具有调节免疫应答、参与免疫细胞分化发育、介导炎症反应及促进造血、促进组织修复等多种生物学功能。

第一节　细胞因子的特点

迄今已经发现 200 余种人类细胞因子，随着人类基因组计划完成，有望发现新的细胞因子家族及其成员。细胞因子种类虽多，但具有如下基本特点。

一、理化特性

细胞因子多数为小分子可溶性糖蛋白或者多肽（相对分子质量 $< 80 \times 10^3$），常由 100 个左右的氨基酸组成。

二、分泌特性

细胞因子为多细胞来源，呈短暂的自限性分泌。可通过自分泌（autocrine）、旁分泌（paracrine）或内分泌（endocrine）的形式发挥作用。例如某个 T 细胞产生的白细胞介素 2（interleukin-2，IL-2）可刺激其自身的增殖，表现为自分泌作用。树突状细胞产生的 IL-12 刺激邻近的 T 细胞分化，表现为旁分泌作用。肿瘤坏死因子在高浓度时可通过血流作用于远处的靶细胞，表现为内分泌作用（图 6-1）。多数细胞因子以自分泌和旁分泌作用为主。

三、与细胞因子受体结合特点

细胞因子必须通过与靶细胞表面相应的细胞因子受体结合才能发挥其生物学效应。

四、生物学作用特点

（一）非特异性

细胞因子通常以非特异方式发挥作用，即细胞

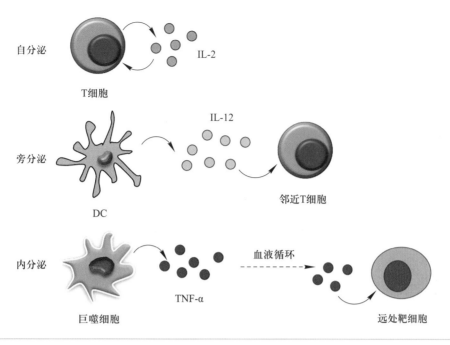

图 6-1　细胞因子以自分泌、旁分泌和内分泌的形式发挥作用

因子对靶细胞无抗原特异性，也不受 MHC 限制。

（二）高效性

细胞因子与相应受体结合具有很高的亲和力，低浓度（pmol/L 级）就能产生明显的生物学效应。

（三）多效性

一种细胞因子可对不同的靶细胞产生不同的生物学效应。如 γ 干扰素（interferon-γ，IFN-γ）既可刺激多种细胞上调 MHC Ⅰ 类和 Ⅱ 类分子的表达，也可激活巨噬细胞和 NK 细胞。

（四）重叠性

几种不同的细胞因子可对同一种靶细胞产生相同或相似的生物学效应，如 IL-2、IL-4 和 IL-15 均可刺激 T 细胞增殖。

（五）协同性

某些细胞因子之间可产生协同效应（synergic effect）或叠加效应（additive effect），如 IL-3 可协同多种集落刺激因子刺激造血干 / 祖细胞的分化和成熟。

（六）拮抗性

某些细胞因子之间可产生拮抗作用（antagonism），如 IL-4 抑制 IFN-γ 诱导 Th0 细胞向 Th1 细胞分化，IFN-γ 抑制 IL-4 诱导 Th0 细胞向 Th2 细胞的分化。

（七）网络性

细胞因子的作用不是独立存在的，它们之间可通过合成分泌的相互调节、受体表达的相互控制、生物学效应的相互影响而组成复杂的细胞因子网络（图 6-2）。例如，一种细胞因子可诱导或抑制另外一些细胞因子的产生，某些细胞因子可调节自身或其他细胞因子受体在细胞表面的表达。

第二节　细胞因子的分类

细胞因子种类繁多，命名方式也不尽相同。根据细胞因子的结构和主要功能可分为白细胞介素、干扰素、肿瘤坏死因子、集落刺激因子、趋化因子和生长因子等多种类型。

一、白细胞介素

白细胞介素（interleukin，IL）简称白介素，主要由白细胞产生，并在白细胞间发挥广泛作用。除白细胞外，其他细胞也可产生白细胞介素，如基质细胞和内皮细胞等；白细胞介素也作用于其他的靶细胞，如内皮细胞、成纤维细胞和神经细胞等。目前已发现的白细胞介素有 38 种（IL-1~IL-38）。

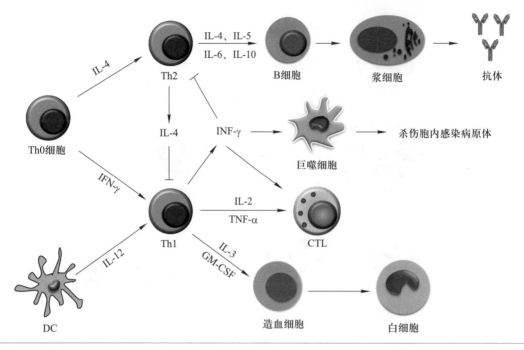

图 6-2 细胞因子网络

🖱 **拓展阅读 6-1** 人类白细胞介素的类型、细胞分布及主要功能

二、干扰素

干扰素（interferon，IFN）是最早发现的细胞因子，因其具有干扰病毒的感染和复制的功能而得名。根据来源和理化性质不同，干扰素可分为 I 型、II 型和 III 型。I 型干扰素包括 IFN-α（有 13 个亚型）、IFN-β、IFN-ε、IFN-ω 和 IFN-κ，主要由病毒感染的细胞、浆细胞样树突状细胞等产生；II 型干扰素即 IFN-γ，主要由活化的 T 细胞和 NK 细胞产生；III 型干扰素即 IFN-λ，包括 IFN-λ1（IL-29）、IFN-λ2（IL-28A）和 IFN-λ3（IL-28B），主要由树突状细胞产生。IFN-α、IFN-β 和 IFN-γ 已成功应用于临床某些病毒感染、肿瘤等疾病的治疗。

🖱 **拓展阅读 6-2** 干扰素的类型及其主要功能

三、肿瘤坏死因子

肿瘤坏死因子（tumor necrosis factor，TNF）是在 1975 年发现的一种能使肿瘤发生出血、坏死的细胞因子。肿瘤坏死因子分为 TNF-α 和 TNF-β[即淋巴毒素（lymphotoxin，LT）]，前者主要由活化的单核巨噬细胞、T 细胞和 NK 细胞产生，后者主要由活化的 T 细胞产生。肿瘤坏死因子超家族（TNF superfamily，TNFSF）目前至少有 19 个成员，它们在调节免疫应答、杀伤靶细胞和诱导细胞凋亡等过程中发挥重要作用。

🖱 **拓展阅读 6-3** 肿瘤坏死因子的类型及其主要功能

四、集落刺激因子

集落刺激因子（colony stimulating factor，CSF）是指能够刺激多能造血干细胞和不同发育分化阶段的造血祖细胞增殖、分化的细胞因子。目前发现的集落刺激因子有粒细胞 - 巨噬细胞集落刺激因子（GM-CSF）、巨噬细胞集落刺激因子（M-CSF）、粒细胞集落刺激因子（G-CSF）、红细胞生成素（erythropoietin，EPO）、干细胞因子（stem cell factor，SCF）和血小板生成素（thrombopoietin，TPO）等。IL-3 可作用于多种早期造血祖细胞，因此也具有集落刺激因子的功能。

拓展阅读 6-4 集落刺激因子与其他细胞因子的类型及其主要功能

五、趋化因子

趋化因子（chemokine）是一类结构有较大同源性，相对分子质量（8～10）×10³ 的蛋白质，主要功能是招募血液中的单核细胞、中性粒细胞、淋巴细胞等进入感染发生的部位。这些蛋白质在氨基端多含有一或两个半胱氨酸。根据半胱氨酸的排列方式，将趋化因子分为 4 个亚家族。① C 亚家族：近氨基端只有 1 个半胱氨酸（C），如淋巴细胞趋化蛋白（lymphotactin），可趋化 T 细胞、NK 细胞和树突状细胞。② CC 亚家族：近氨基端有两个相邻的半胱氨酸（CC），如单核细胞趋化蛋白 -1（MCP-1），对单核细胞、T 细胞、嗜碱性粒细胞和树突状细胞有趋化和激活作用。③ CXC 亚家族：近氨基端有 1 个 CXC 基序（半胱氨酸 -1 个其他任意氨基酸 - 半胱氨酸），如 IL-8 可趋化多形核白细胞到达急性炎症反应部位。④ CX3C 亚家族：近氨基端有 1 个半胱氨酸 -3 个其他任意氨基酸 - 半胱氨酸序列，如 fractalkine 可趋化单核细胞和 T 细胞。

 拓展阅读 6-5 趋化因子的类型、细胞分布及主要功能

六、生长因子

生长因子（growth factor，GF）是一类可促进细胞生长和分化的细胞因子，如转化生长因子 -β（TGF-β）、血管内皮细胞生长因子（VEGF）、表皮生长因子（EGF）和成纤维细胞生长因子（FGF）等。

第三节　细胞因子的生物学活性

细胞因子具有非常广泛的生物学活性，在调节免疫应答、作为免疫效应分子促进凋亡或者直接杀伤靶细胞、介导炎症反应、刺激造血和促进创伤的修复等方面发挥着重要作用。

一、调节免疫应答

免疫应答的发生过程中，免疫细胞之间存在错综复杂的调节关系，细胞因子是传递这种调节信号必不可少的信息分子。

（一）调节适应性免疫应答

大多数细胞因子具有上调适应性免疫应答的作用。如 IL-4、IL-5、IL-6、IL-13 和 TNFSF 的 B 细胞活化因子（B cell activating factor，BAF）等可促进 B 细胞的活化、增殖和分化。多种细胞因子调控 Ig 的类别转换，如 IL-4 可诱导 IgG1 和 IgE 的产生，TGF-β 和 IL-5 可诱导 IgA 的产生。IL-2、IL-7、IL-18 等活化 T 细胞并促进其增殖。IL-12 和 IFN-γ 诱导 Th0 细胞向 Th1 细胞亚群分化，而 IL-4 促进 Th0 细胞向 Th2 细胞亚群分化。IL-1β 和 IL-6 联合促进 Th17 细胞的分化。TGF-β 促进调节性 T 细胞（Treg 细胞）的分化。IL-2、IL-6 和 IFN-γ 则促进细胞毒性 T 细胞的分化并增强其杀伤功能。

有些细胞因子可下调适应性免疫应答。TGF-β 可抑制 T 细胞和 B 细胞的功能；IL-4、IL-10 和 IL-13 可通过抑制巨噬细胞活化进而抑制 Th1 细胞产生 IFN-γ、IL-2 和 TNF-β 等细胞因子，下调细胞免疫功能；IFN-γ 可通过抑制 Th2 细胞产生 IL-4、IL-5、IL-6 和 IL-10 等细胞因子，下调体液免疫功能。

（二）调节固有免疫应答

参与机体固有免疫应答的细胞主要有树突状细胞（DC），单核巨噬细胞、中性粒细胞、自然杀伤细胞、NKT 细胞、γδT 细胞、B1 细胞，以及嗜酸性粒细胞和嗜碱性粒细胞等。细胞因子可对这些细胞发挥多种重要的调节作用。

1. 细胞因子对 DC 的调节　在摄取抗原的过程中，IL-1 和 TNF-α 等可诱导未成熟 DC（iDC）成熟分化。在抗原提呈过程中，IFN-γ 上调 DC 表面主要组织相容性复合体（MHC）I 类和 II 类分子表达。趋化因子则调节 DC 的迁移和归巢。

2. 细胞因子对单核巨噬细胞的调节　趋化因子如单核细胞趋化蛋白（MCP）可趋化单核细胞到达炎症反应部位发挥作用。IL-2、IFN-γ、M-CSF、GM-CSF 等都是巨噬细胞的活化因子。IFN-γ 通过上调 MHC I 类和 II 类分子表达，促进单核巨噬细胞的抗

原提呈功能。IL-10 和 IL-13 可抑制巨噬细胞的功能，发挥负调节作用。

3. 细胞因子对中性粒细胞的调节 在急性炎症反应发生时，中性粒细胞迁移到急性炎症反应部位发挥杀伤和清除病原微生物的作用。在此过程中，炎症反应局部产生的 IL-1、IL-8 和 TNF 等细胞因子可通过上调血管内皮细胞的黏附分子，促进中性粒细胞经血管壁渗出到炎症反应部位。G-CSF 可激活中性粒细胞。

4. 细胞因子对 NK 细胞的调节 在 NK 细胞分化过程中，IL-15 是关键的早期促分化因子。IL-2、IL-12、IL-15、IL-18 可明显促进 NK 细胞对肿瘤细胞和病毒感染细胞的杀伤作用。

5. 细胞因子对 NKT 细胞的调节 IL-2 和 IL-12 可活化 NKT 细胞，并增强其细胞毒作用。

6. 细胞因子对 γδT 细胞的调节 巨噬细胞或肠道上皮细胞产生的 IL-1、IL-7、IL-12 和 IL-15 等对 γδT 细胞有很强的激活作用。

二、发挥免疫效应

细胞因子在抗肿瘤、抗细胞内病原体感染和移植排斥等过程中都起重要作用。细胞因子可直接、间接诱导或抑制细胞毒作用。在 TNFSF 中，有几种细胞因子可直接杀伤靶细胞或诱导细胞凋亡。如 TNF-α 和 LT-α 可直接杀伤肿瘤细胞或病毒感染细胞。IL-2、TNF、IFN-γ 可促进 T 细胞活化和上调表达 Fas 配体（FasL），Fas 结合膜型或可溶型 FasL，从而间接诱导细胞凋亡。IL-2 和 IL-12 可刺激 NK 细胞与 Tc 细胞的杀肿瘤细胞活性。而 IL-2、IL-7 可抑制 T 细胞凋亡，促进 T 细胞的增生。Ⅰ型和Ⅲ型 IFN 可干扰各种病毒在细胞内的复制，从而防止病毒扩散；白血病抑制因子（leukemia inhibitory factor，LIF）可直接作用于某些粒细胞白血病细胞，使其分化为单核细胞，丧失恶性增殖特性。Th1 细胞产生的细胞因子（如 IL-2 和 IFN-γ 等）倾向于诱发移植物排斥反应，而 Th2 细胞产生的细胞因子（如 IL-4 和 IL-10 等）则倾向于诱发免疫耐受，有利于移植物的存活。

三、刺激造血

造血（hematopoiesis）主要在中枢免疫器官骨髓和胸腺中进行。骨髓和胸腺微环境中产生的细胞因子尤其是 CSF 对调控造血细胞的增殖和分化起关键作用（图 6-3）。

（一）主要作用于造血干细胞和祖细胞的细胞因子

IL-3 和 SCF 等主要作用于多能造血干细胞及多种定向的祖细胞。

（二）主要作用于髓样祖细胞和髓系细胞的细胞因子

GM-CSF 可作用于髓样细胞前体及多种髓样谱系细胞；G-CSF 主要促进中性粒细胞生成，并促进其吞噬功能和 ADCC 活性；M-CSF 促进单核巨噬细胞的分化和活化。

（三）主要作用于淋巴样干细胞的细胞因子

IL-7 是 T 细胞和 B 细胞发育过程中的早期促分化因子。

（四）作用于单个谱系的细胞因子

EPO 促进红细胞生成，TPO 和 IL-11 促进巨核细胞分化和血小板生成，IL-15 促进 NK 细胞的分化。

四、促进炎症反应

炎症反应是机体对外来刺激产生的一种病理反应过程，症状表现为局部的红、肿、热、痛，病理检查可发现有大量炎症反应细胞如粒细胞、巨噬细胞的局部浸润和组织坏死。在这一过程中，一些细胞因子起到重要的促进作用，如 IL-1、IL-6、IL-8 和 TNF-α 等可促进炎症反应细胞的聚集、活化和炎症反应介质的释放，可直接刺激发热中枢引起全身发热，IL-8 同时还可趋化中性粒细胞到炎症反应部位，加重炎症反应症状。在许多炎症反应性疾病中都可检测到上述细胞因子水平升高。用某些细胞因子给动物注射，可直接诱导炎症反应现象，这些实验充分证明细胞因子在炎症反应过程中的重要作用。基于上述理论研究结果，目前已开始利用细胞因子抑制剂治疗炎症反应性疾病，例如利用 IL-1 受体拮抗剂（IL-1 receptor antagonist，IL-1ra）和抗 TNF-α

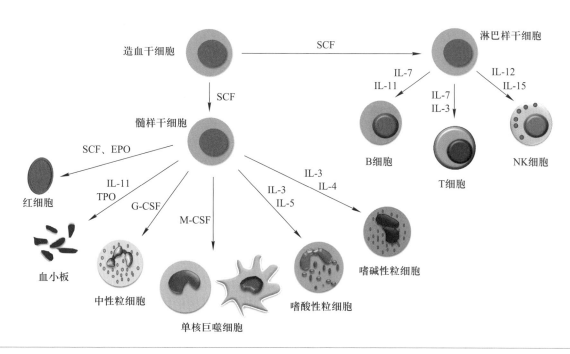

图 6-3　细胞因子调控免疫细胞的发育分化

抗体治疗感染性休克、类风湿关节炎等，已收到初步疗效。

五、其他

许多细胞因子除参与免疫系统的调节和效应功能外，还参与非免疫系统的一些功能。例如 IL-8 和 VEGF 可促进新生血管形成；IL-1 和 TGF-β 可通过刺激成纤维细胞和成骨细胞促进损伤组织的修复；FGF 促进多种细胞的增殖，有利于慢性组织溃疡的愈合；EGF 促进上皮细胞、成纤维细胞和内皮细胞的增殖，促进皮肤溃疡和创口的愈合；M-CSF 可降低血胆固醇；IL-6 促进肝细胞产生急性期蛋白等。这些作用为免疫系统与其他系统之间的相互调节提供了新的证据。

第四节　细胞因子受体

细胞因子通过结合细胞表面相应的细胞因子受体而发挥生物学作用。细胞因子与其受体结合后启动复杂的胞内分子间的相互作用，最终引起基因转录的变化，这一过程称为细胞的信号转导，这是细胞因子作用的基本模式。细胞因子受体绝大多数是跨膜蛋白，由胞膜外区、跨膜区和胞质区组成。胞膜外区为识别结合细胞因子的部位，胞质区启动受体激活后的信号转导。

一、细胞因子受体的分类

细胞因子受体根据其结构特征可分为免疫球蛋白超家族受体、Ⅰ类细胞因子受体家族、Ⅱ类细胞因子受体家族、肿瘤坏死因子受体超家族和趋化因子家族受体等多种类型（图 6-4）。

（一）免疫球蛋白超家族受体

免疫球蛋白超家族受体在结构上与免疫球蛋白的 V 区和 C 区相似，即具有数个 IgSF 结构域。IL-1 与 IL-18 受体及 M-CSF 受体、SCF 受体属此类。

（二）Ⅰ类细胞因子受体家族

大多数 IL 和 CSF 的受体都属于Ⅰ类细胞因子受体家族。Ⅰ类细胞因子受体胞膜外区由细胞因子受体结构域和Ⅲ型纤连蛋白（Fn3）结构域组成。该家族成员都具有数个保守的半胱氨酸和一个 Trp-Ser-X-Trp-Ser（WSXWS）基序，包括 IL-2、IL-3、IL-4、IL-5、IL-6、IL-7、IL-9、IL-13、IL-15、GM-CSF 和 EPO 等细胞因子的受体。多数Ⅰ类细胞因子受体由 2 个或 3 个受体亚单位组成，其中一种

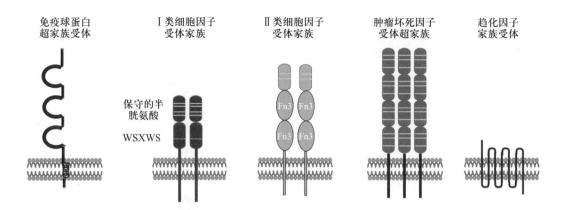

图 6-4 细胞因子受体家族

亚单位是细胞因子（即配体）结合亚单位，另一种是信号转导亚单位。2 个或 3 个亚单位共同组成高亲和力受体。在细胞因子受体中，共用亚单位的现象比较普遍，如 IL-2、IL-4、IL-7、IL-9、IL-15 和 IL-21 受体中间有相同的信号转导亚单位：共同 γ 链（common γ chain，γc）。此现象部分解释了这些细胞因子为何会有相似的生物学功能。

（三）Ⅱ类细胞因子受体家族

Ⅱ类细胞因子受体（class Ⅱ cytokine receptor）家族包括 IFN-α、IFN-β、IFN-γ 及 IL-10 家族的受体。Ⅱ类细胞因子受体由两个亚单位肽链组成，分别为配体结合链和信号转导链，其胞膜外区由保守的半胱氨酸和 Fn3 结构域组成。

（四）肿瘤坏死因子受体超家族

肿瘤坏死因子受体超家族（TNFRSF）有 20 多个成员，这类受体细胞外区含有数个富含半胱氨酸的结构域，包括 TNF 受体、CD40 分子和 Fas 分子等。TNFRSF 多以同源三聚体发挥作用。

（五）趋化因子家族受体

趋化因子受体是一类介导趋化因子行使功能的 7 次跨膜的 G 蛋白耦联受体（G protein-coupled receptor，GPCR），通常表达于免疫细胞、内皮细胞等细胞膜上。根据其结合的趋化因子 CXC、CC、C 或 CX3C 的不同，趋化因子家族受体可分为 CXCR、CCR、CR 和 CX3CR 等亚家族受体。CCR5 和 CXCR4 是 HIV 在巨噬细胞和 T 细胞上的辅助受体，CCR5 的小分子拮抗肽可抑制 HIV 感染巨噬细胞。CCR5 的编码基因为多态性基因，携带缺失了 32 个碱基的

CCR5 等位基因的纯合子个体，即使多次接触 HIV 也不发生感染。

二、可溶性细胞因子受体和细胞因子受体拮抗剂

（一）可溶性细胞因子受体

可溶性细胞因子受体（soluble cytokine receptor，sCKR）仍可结合细胞因子，具有如下的免疫学功能：①作为细胞因子转运蛋白，将细胞因子运至机体有关部位，造成局部细胞因子高浓度区，以充分发挥细胞因子的生物学效应；②属于细胞因子膜受体正常代谢途径中的分子，帮助活化状态细胞恢复至正常水平；③竞争性结合膜型受体的相应配体，从而抑制细胞因子功能。检测某些可溶性细胞因子的表达情况，有助于相关疾病的诊断及病程发展和转归的监测。

（二）细胞因子受体拮抗剂

一些细胞因子的受体存在天然拮抗剂，如 IL-1 受体拮抗剂（IL-1Ra）是一种由单核巨噬细胞产生的、与 IL-1 有一定同源性的多肽，可以竞争结合 IL-1 受体，从而抑制 IL-1 的生物学活性。有些病毒可产生细胞因子结合蛋白，抑制细胞因子与相应受体的结合从而干扰机体的免疫功能，例如痘病毒产生的 TNF 结合蛋白可抑制或消除 TNF 的致炎作用。

第五节　细胞因子的临床意义

一、细胞因子与疾病的发生、发展

细胞因子和其他免疫分子一样，也是一把"双刃剑"。正常情况下，细胞因子的表达和分泌受机体严格调控，可发挥免疫调节和效应作用；在病理状态下，细胞因子会出现异常表达，参与多种疾病的发生。根据细胞因子在炎症反应性疾病中的作用不同，可将它们分为两类：致炎细胞因子（IL-1、IL-6、TNF-α、IL-18 和 IFN-γ）和抗炎细胞因子（IL-4、IL-10、IL-13、IL-35 和 TGF-β 等）。

（一）细胞因子及其受体缺陷

细胞因子及其受体缺陷包括先天性缺陷和继发性缺陷两种病理情况，例如先天性的 X 连锁重症联合免疫缺陷病患者，表现为体液免疫和细胞免疫的双重缺陷，往往在幼儿期因感染而夭折。现已发现这种疾病患者的 IL-2 受体 γ 链缺陷，由此导致 IL-2、IL-4 和 IL-7 的功能障碍，使免疫功能严重受损。细胞因子的继发性缺陷往往发生在感染、肿瘤等疾病以后，如 HIV 感染并破坏 Th 细胞后，可导致 Th 细胞产生的各种细胞因子缺陷，免疫功能全面下降，从而表现出获得性免疫缺陷综合征（acquired immunodeficiency syndrome，AIDS）的一系列症状。

（二）细胞因子表达过高

在炎症反应、自身免疫病、超敏反应、肿瘤等疾病中，某些细胞因子的表达量可明显增加，例如类风湿关节炎、强直性脊柱炎、银屑病关节炎和银屑病患者体内均可检测到高水平的 TNF-α。多种趋化因子促进类风湿关节炎、肺炎、哮喘和过敏性鼻炎的发展。多种肿瘤细胞分泌的 TGF-β 可抑制机体的免疫功能，与肿瘤逃逸有关。IL-17 具有强大的招募中性粒细胞和促进多种细胞释放炎性细胞因子的作用，不仅参与对胞外菌和真菌等感染的控制，也影响着自身免疫病的转归和肿瘤的发生。应用细胞因子的抑制剂有可能治疗这类细胞因子水平升高的疾病。

近年来，在多种疾病中都观察到了"细胞因子风暴"的现象，如移植物抗宿主病、H5N1 和 H7N9 禽流感，以及新型冠状病毒感染（COVID-19）等。细胞因子风暴（cytokine storm）是指机体短期内大量产生多种细胞因子的现象，如 TNF-α、IL-1、IL-6、IL-12、IFN-α、IFN-β、IFN-γ、MCP-1 和 IL-18 等，严重者可引起急性呼吸窘迫综合征和多器官功能衰竭。在 COVID-19 患者血浆中，IL-1β、IL-2、IL-6、IL-17 及 TNF-α 等多种促炎细胞因子浓度增加，产生细胞因子风暴，是重症 COVID-19 患者死亡的重要原因。

（三）可溶性细胞因子受体水平升高

细胞膜表面的细胞因子受体可脱落下来，成为可溶性细胞因子受体，存在于体液和血清中，在某些疾病条件下，可出现可溶性细胞因子受体的水平升高。这类分子可能结合细胞因子，使其不再与膜表面的细胞因子受体结合，因而封闭了细胞因子的功能。

二、细胞因子与疾病的治疗

采用现代生物技术研发的重组细胞因子、细胞因子抗体和细胞因子受体拮抗蛋白已获得了广泛的临床应用。重组细胞因子作为生物应答调节剂治疗肿瘤、造血障碍、感染等疾病已收到良好的疗效，具有很多优越之处。例如细胞因子为人体自身成分，可调节机体的生理过程和提高免疫功能，低剂量即可发挥作用，因而疗效显著，副作用小，已成为某些疑难病症不可缺少的治疗手段。但使用时应注意个体化用药，监测各项指标变化，预防不良反应。对于细胞因子水平升高的疾病，可用细胞因子拮抗疗法，如 IL-6 是 COVID-19 患者体内细胞因子风暴的重要组成成分，"托珠单抗（抗 IL-6 单克隆抗体）+ 常规治疗"免疫治疗方案可作为 COVID-19 重症、危重症的治疗手段。

目前已批准生产的细胞因子药物包括重组 IFN-α、IFN-β、IFN-γ、EPO、GM-CSF、G-CSF、TNF-α 和 IL-2，正在进行临床试验的包括 IL-1、IL-3、IL-4、IL-6、IL-11、M-CSF、SCF 和 TGF-β 等。这些细胞因子的主要适应证包括肿瘤、感染（如肝炎、AIDS）、造血功能障碍、创伤和炎症反应等。

拓展阅读 6-6 细胞因子 / 受体相关制剂的临床应用

（陈　云　施冬艳）

数字课程学习

📹 教学 PPT　　　✏️ 自测题　　　🎞 本章小结　　　💬 复习思考题

第七章
白细胞分化抗原和黏附分子

提要：

● 细胞表面标志通过直接接触相互识别或通过分泌细胞因子等生物活性分子介导免疫应答过程中免疫细胞间的相互作用。

● 白细胞分化抗原是细胞表面功能分子，在免疫细胞的分化成熟及细胞活化过程中出现不同的表达模式。

● CD分子是以单克隆抗体为主的聚类分析法将白细胞分化抗原进行分类识别，用序号代表相同分化群的一个或一类分子。

● 细胞黏附分子是一类介导细胞与细胞之间或细胞与细胞外基质之间相互识别与结合的分子，与细胞间的相互识别和信息传递密切相关。

免疫细胞表达大量表面功能分子，这些分子介导了免疫系统和抗原之间、免疫系统各组成部分之间、免疫系统和其他生理系统之间的许多相互作用。在免疫细胞从多能造血干细胞向不同谱系免疫细胞的分化和成熟及免疫细胞的活化过程中，细胞表面的功能分子呈现不同程度的表达。因为这些细胞表面功能分子的表达与免疫细胞的分化状态密切相关，所以这些分子被命名为白细胞分化抗原。

第一节　人白细胞分化抗原

一、白细胞分化抗原

白细胞分化抗原（leukocyte differentiation antigen，LDA）绝大多数是跨膜糖蛋白。有些LDA分子通过糖基磷脂酰肌醇直接连接在细胞膜上，少数LDA是碳水化合物，有极少数LDA以分泌蛋白的形式存在。除了白细胞以外，表达LDA的细胞还有红系细胞、巨核细胞、血小板等。许多非造血细胞如血管内皮细胞、成纤维细胞、上皮细胞、神经内分泌细胞等也能表达不同的LDA。LDA是细胞表面功能分子，在血细胞从多能造血干细胞向不同谱系的细胞分化成熟过程及细胞活化过程中，这些细胞表面功能分子在不同的细胞上分别有不同程度的表达。

二、CD分子

单克隆抗体技术的出现，使细胞表面分子的识别和鉴定成为可能。由于单克隆抗体的来源不一，出现了多种不同来源的单克隆抗体识别同一抗原分子并分别命名的现象。为了规范免疫细胞表面分子的命名，1982年，人白细胞分化抗原国际协作组会议（HLDA）决定应用以单克隆抗体为主的聚类分析法，将来自不同实验室提供的小鼠抗人 LDA 单克隆抗体所识别的同一 LDA 称为同一分化群（cluster of differentiation，CD）。所以，CD 编号指定为识别相同抗原并与组织切片和细胞系具有相似反应模式的单克隆抗体组，即分化簇。每一个 CD 编号代表一个被抗体识别的特定抗原，目前，人类 CD 抗原编号已从 CD1 命名至 CD371（2015），可大致分为 14 个组（表 7-1）。CD 分子命名系统最初仅用于人类白细胞，现在已扩展至其他物种（如小鼠）及其他细胞类型。随着研究的深入，LDA 的概念逐渐被人类细胞分化分子（human cell differentiation molecule，HCDM）所替代。

CD 命名系统用于对不同的细胞表面分子进行区分，同时也可以通过对这些细胞表面分子的识别

鉴定进一步区分不同的细胞及细胞的不同功能状态。CD 分子具有极为多样的生物学功能，不仅在免疫应答过程中发挥重要作用，而且广泛参与免疫细胞的分化、发育、增殖、成熟及凋亡等过程。例如，参与 T 细胞识别与信号转导的分子 CD3 用来指代在 T 细胞上特异表达的 T 细胞受体辅助分子；CD4 用来指代辅助性 T 细胞表面特异表达的受体蛋白分子；CD8 用来指代细胞毒性 T 细胞表面特异表达的受体蛋白分子；参与 B 细胞识别与信号转导的分子 CD19、CD20 用来指代 B 细胞表面特异表达的受体蛋白分子。此外，还有提供 T 细胞、B 细胞活化的共刺激信号分子 CD28、CD152、CD80、CD86 等，以及参与免疫细胞效应的免疫球蛋白 Fc 受体（CD16，CD32，CD64）和细胞凋亡相关分子 CD95（Fas）和

表 7-1　人 CD 分组（2010）

分组	CD 分子（举例）
T 细胞	CD2、CD3、CD4、CD5、CD8、CD28、CD152（CTLA-4）、CD154（CD40L）、CD272（BTLA）、CD278（ICOS）、CD294（CRTH2）
B 细胞	CD19、CD20、CD21、CD40、CD79a（Igα）、CD79b（Igβ）、CD80（B7-1）、CD86（B7-2）、CD267（TACI）、CD268（BAFFR）、CD269（BCMA）、CD307（IRTA2）、CD307a～d（FCRL1～4）
NK 细胞	CD16(FcγRⅢ)、CD56(NCAM-1)、CD94、CD158(KIR)、CD161(NKR-p1A)、CD314(NKG2D)、CD335(NKp46)、CD336（NKp44）、CD337（NKp30）
树突状细胞	CD85（ILT/LIR）、CD273（B7DC）、CD274～CD276（B7H1～B7H3）、CD302（DCL1）、CD303（BDCA2）、CD304（BDCA4）
内皮细胞	CD105（TGF-βRⅢ）、CD106（VCAM-1）、CD140（PDGFR）、CD144（VE 钙黏素）、CD299（DCSIGN-related）、CD309（VEGFR2）、JAM1（CD321）、JAM2（CD322）
髓样细胞	CD14、CD35（CRI）、CD64（FcγRI）、CD256（APRIL）、CD257（BAFF）、CD312（EMR2）
血小板	CD36、CD41（整合素 αⅡb）、CD42a～CD42d、CD51（整合素 αV）、CD61（整合素 β3）、CD62p（P- 选择素）
红细胞	CD233～CD242
基质细胞	CD292（BMPR1A）、CD293（BMPR1B）、CD331～CD334（FGFR1～FGFR4）、CD339（Jagged-1）
干细胞/祖细胞	CD133、CD243
细胞因子/趋化因子受体	CD25（IL-2Rα）、CD95（Fas）、CD116～CDw137、CD178（FasL）、CD183（CXCR3）、CD184（CXCR4）、CD（195CCR）、CD261～CD264（TRAIL-R1-TRAIL-R4）、CD359（IL-15RA）、CD360（IL-21R）
非谱系	CD30、CD32（FcγRⅡ）、CD45RA、CD45RO、CD46（MCP）、CD55（DAF）、CD59、CD252（OX40L）、CD279（PDI）、CD281～CD284（TLR1-TLR4）、CD289（TLR9）、CD305（LAIR-1）、CD306（LAIR-2）、CD319（CRACC）、CD352（SLAMF6）、CD354（TREM1）、CD356（TNFRSF14）
黏附分子	CD11a-CD11c、CD15、CD15s（sLe^x）、CD18（整合素 β2）、CD29 整合素 β1）、CD49a～CD49f、CD54（ICAM-1）、CD62E（E- 选择素） CD62L（L- 选择素）、CD324（E- 钙黏素）、CD325（N- 钙黏素）、CD326（EpCAM）
碳水化合物结构	CD15s（sLe^x）、CD60a～CD60c、CD75、CDw327～CDw329（siglec6、7、9）

CD178（Fas 配体）。除了用于识别鉴定细胞以外，由于不同编号的 CD 分子具有各自的功能，通过不同 CD 分子的表达状态可以判别相应细胞的功能状态。CD 分子分类不仅广泛应用于免疫学及相关研究，也被大量应用于临床医学实践中。

第二节 黏附分子

黏附分子是一类介导细胞之间或细胞与细胞外基质之间相互识别与结合的分子，与细胞间的相互识别和信息传递密切相关。细胞黏附分子（cell adhesion molecule，CAM）都是跨膜蛋白，这些跨膜蛋白分子结构包括三部分，分别为胞外区，跨膜区和胞质区。胞外区是肽链的 N 端部分，有糖基化修饰，能够与相应的配体识别；跨膜区是以疏水氨基酸为主构成的肽链，将蛋白质锚定在细胞膜上；胞质区为肽链的 C 端部分，与细胞内的细胞骨架成分或胞内的信号系统相连，能够活化信号转导途径。

正常情况下，血液细胞在循环系统中循环流动，由血管内皮细胞构成的屏障防止血液细胞透过血管壁渗出。当局部组织出现感染或炎症反应时，血液中的白细胞需要穿过血管内皮细胞构成的屏障进入感染或炎症部位。此外，循环系统中的白细胞还需要归巢进入外周淋巴器官。这些过程都需要内皮细胞表达特定的细胞黏附分子，促进白细胞与血管内皮细胞之间的黏附，从而完成白细胞的渗出和归巢。

一、细胞黏附分子的类别

细胞黏附分子通常分为五大类：选择素家族、黏蛋白和黏蛋白样分子、整合素家族、免疫球蛋白超家族及钙黏素家族（图 7-1）。它们对免疫组织和器官的形成、免疫细胞的发育、免疫功能的产生及免疫细胞的信号传递有重要作用。

（一）选择素家族

选择素家族（selectin family）是一类具有凝集素样末端结构域的跨膜糖蛋白（图 7-2）。选择素的末端凝集素样结构域能够与特定的碳水化合物基团结

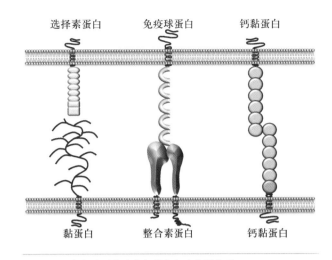

图 7-1 与免疫系统功能相关的细胞黏附分子

合，从而使选择素结合到这些碳水化合物上。与选择素发生相互作用的主要是唾液酸化的碳水化合物部分。选择素由骨髓来源细胞和内皮细胞表达的 3 种带有 C 型凝集素末端结构域的蛋白分子组成，它们分别为白细胞表达的 L- 选择素、内皮细胞表达的 E- 选择素及血小板和内皮细胞表达的 P- 选择素。选择素家族是血管黏附分子，它们介导了机体的凝血、炎症和免疫等生理反应，L- 选择素还参与淋巴细胞的归巢。

3 种选择素均有类似的结构，包括含氨基末端

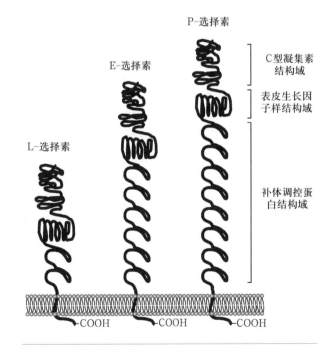

图 7-2 选择素家族的结构特点

凝集素结构域、表皮生长因子样结构域和补体调节蛋白结构域的胞外部分，单跨膜结构域的跨膜部分和羧基端的胞质部分。选择素的主要功能是介导白细胞到炎症部位的细胞招募过程和免疫细胞回到淋巴组织和器官的细胞归巢过程。除了以膜蛋白形式表达外，P-选择素也可以出现于血小板和内皮细胞的分泌颗粒中，经活化后覆盖于血小板或内皮细胞表面。E-选择素也可以在非炎症的皮肤微血管及部分骨髓微脉管系统上表达。L-选择素在所有骨髓来源细胞、幼稚T细胞及部分记忆T细胞上表达。此外，L-选择素还在滋养细胞的非血管腔室中表达，介导胎盘发育过程中的子宫黏附。选择素的配体是糖蛋白表面的糖基。选择素的最小糖基识别区段是末端唾液酸化的聚四糖 sialyl-Lewisx（sLex），结构为 Siaα2，3-Galβ1，4-（Fucα1，3-）GlcNAc β1- 及它的异构体 sialyl-Lewisa（sLea）：Siaα2，3-Galβ1，3-（Fucα1，4-）GlcNAcβ1。

（二）黏蛋白和黏蛋白样分子

黏蛋白和黏蛋白样分子（mucin and mucin-like molecule）是存在于细胞表面的高度 O- 糖基化的蛋白。大量的 O- 连接寡糖与蛋白质的丝氨酸和苏氨酸残基相连，成为细胞的保护层并且与相应的受体相互作用。人黏蛋白屏障保护黏膜，并参与细胞再生、分化、信号转导、黏附、免疫反应和肿瘤进展。黏蛋白由上皮细胞（包括内皮细胞）、被称为杯状细胞的特殊上皮细胞、白细胞和胃肠道腺体表达，覆盖呼吸道、消化系统和泌尿生殖道的上皮细胞表面，形成凝胶样结构。黏蛋白在细胞膜上形成一个保护性屏障，参与调节溶质运输，并作为共生微生物和致病微生物及白细胞靶向的受体，黏蛋白还与细胞再生、分化、整合、信号转导、黏附和凋亡有关。黏蛋白具有复杂的分子组织，根据其结构和定位，可分为分泌黏蛋白和膜结合（跨膜）黏蛋白。黏蛋白包含富含脯氨酸（Pro）、苏氨酸（Thr）和 / 或丝氨酸（Ser）的可变糖基化串联重复序列结构域（PTS 结构域），富含半胱氨酸的区域分布在黏蛋白的氨基和羧基端及 PTS 结构域之间。人类的黏蛋白由 22 个基因编码，分别命名为 MUC1 ~ 22。免疫系统有大量不同的黏蛋白基因表达，如 MUC1 在 T 细胞和 B 细胞中表达，MUC15 在成年人脾、胸腺、外周血白细

胞、骨髓和淋巴结中表达，而 MUC21 在胸腺中表达。

由于高度糖基化而出现的伸展的糖基侧链结构使黏蛋白分子能够将唾液酸化的碳水化合物配体提供给选择素进行识别。例如：白细胞上的 L- 选择素可以识别淋巴结特定内皮细胞表面表达的两种黏蛋白样分子（CD34 和 GlyCAM-1）上的唾液酸化碳水化合物。另一种在中性粒细胞上表达的黏蛋白样分子（PSGL-1）能够与炎症内皮细胞上表达的 E- 选择素和 P- 选择素相互作用。

（三）整合素家族

整合素家族（integrin family）是细胞膜表面受体，由两个不同的蛋白质亚基（α 和 β）通过非共价键构成异二聚体，构成识别配体的结合位点（图 7-3）。整合素主要在白细胞上表达，能够促进白细胞与血管内皮细胞的黏附及其他细胞间的相互作用。此外，整合素还表达在某些类型的干细胞及一些特定细胞的表面。目前已知的整合素蛋白有 18 种 α 亚基和 8 种 β 亚基，不同的 α 亚基和 β 亚基构成了至少 24 种不同的异二聚体整合素家族成员，整合素家族成员可以根据它们与配体结合的性质或亚基的构成进行分组。整合素蛋白的 α 和 β 亚基均为一个较大的多结构域胞外部分、一个单跨膜区段和一个较短的胞内尾部区段构成的 I 型跨膜蛋白。整合素胞外部分的多个结构域中，最重要的是配体结合域，它能够介导 Mg^{2+} 依赖性配体结合。整合素不同亚基的跨膜区段在特定片段相互关联，并维持整合素的不同活化状态。整合素的胞内尾部较短且不具有酶活性，它能够连接到细胞骨架的肌动蛋白上使多个整合素形成多蛋白复合体，从而参与胞外信号

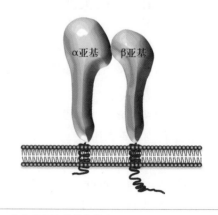

图 7-3　整合素家族的结构特点

向细胞内传递。整合素能够结合各种不同的胞外配体如细胞表面受体 ICAM-1、VCAM-1，以及分泌于细胞外基质中的纤连蛋白、层粘连蛋白、胶原蛋白及免疫球蛋白超家族的蛋白。

（四）免疫球蛋白超家族

免疫球蛋白超家族（immunoglobulin superfamily，IgSF）是一个庞大的、具有丰富多样性的蛋白质家族。所有免疫球蛋白超家族分子的结构中都包含了一个以上由 70~110 个氨基酸残基组成，并由两个半胱氨酸残基形成二硫键，从而使二硫键之间的 55~75 个氨基酸残基折叠形成免疫球蛋白结构域或免疫球蛋白样结构域，肽链的这种折叠方式称为免疫球蛋白折叠（Ig fold）。大多数免疫球蛋白超家族分子都是 Ⅰ 型跨膜蛋白。它们的结构都有一个含免疫球蛋白结构域的胞外部分，一个跨膜部分和一个胞质部分尾部。最典型的免疫球蛋白超家族分子就是 MHC Ⅰ、MHC Ⅱ 和 T 细胞受体复合体。此外，细胞间黏附分子（ICAM）、血管细胞黏附分子（VCAM）等也属于这个家族的黏附受体。免疫球蛋白超家族大多数成员以跨膜蛋白的形式在淋巴细胞表面表达，参与免疫系统中的抗原识别和提呈、免疫细胞活化、免疫细胞活性调节等多种免疫细胞功能调节过程。免疫球蛋白超家族中有一个亚群称为连接蛋白家族（nectin family）。该家族成员分子介导了包括内皮、上皮及神经等各种组织的细胞黏附。连接蛋白家族的成员既可以在同种分子之间产生嗜同性相互作用，也可以与不同的连接分子产生嗜异性相互作用，还可以与钙黏素协作构成黏着连接。

（五）钙黏素家族

钙黏素家族（cadherin family）是一类钙依赖性细胞黏附分子，介导了细胞之间的相互黏附和连接。钙黏素是跨膜蛋白，其胞外部分由分子结构同源性很高的结构域重复构成，这些重复结构域上均有 Ca^{2+} 结合部位。重复序列的每一个都由约 110 个氨基酸残基组成，这些氨基酸残基构成了带有反平行 β 折叠夹心结构域，又称为"钙黏素结构域"。这些结构域之间的连接通过特异结合于每个连续结构域之间的 3 个钙离子保持固定。钙离子的存在对于钙黏素的黏附功能非常必要，因此它们的名字是"钙依赖的黏附蛋白"缩写。绝大多数钙黏素的跨膜部分结构比较简单，为一次穿膜结构。钙黏素的胞内部分与联蛋白（catenin）、桥粒斑蛋白（desmoplakin）及信号分子结合，具有形成细胞连接和传递细胞信号的作用。

已知的钙黏素家族分子已超过 80 个，可以被分为四大类：末端与细胞骨架肌动蛋白连接的经典钙黏素、与中间纤维连接的桥粒钙黏素、主要在神经系统表达的原钙黏素，以及带有一个或几个钙黏素重复序列，但不具有钙黏素其他特征而被称为"非典型钙黏素"。其中经典钙黏素有 E- 钙黏素、N- 钙黏素、N- 钙黏素 2 和 P- 钙黏素 4 个成员。钙黏素分子是细胞连接的主要构成成分，介导细胞之间的连接；参与胚胎细胞的早期分化、组织构建和器官形成过程；并具有抑制肿瘤细胞侵袭和迁移的作用。在免疫器官的形成中，E- 钙黏素参与了胸腺的器官形成与胸腺细胞成熟的过程。此外，上皮细胞表面单体形式的 E- 钙黏素能够通过其氨基端区域与 NK 细胞或 T 细胞表面的 KLRG1 分子相互识别，使 NK 细胞或 T 细胞的活化阈值提高，避免 NK 细胞或 T 细胞的过度活化。

二、细胞黏附分子的功能

（一）免疫细胞的发育和分化

淋巴细胞的发育与分化依赖特定的微环境，如 B 细胞在中枢免疫器官中的发育与分化发生在骨髓，所产生的成熟的初始 B 细胞要迁移到外周淋巴器官中，在外周淋巴器官成熟 B 细胞接受抗原刺激后继续发育成浆细胞或分化为记忆 B 细胞。来源于骨髓的 T 细胞前体需要迁移到胸腺中发育成为成熟 T 细胞并加入外周血液和淋巴器官。因此，淋巴细胞的发育和分化需要特殊的器官定位。细胞黏附分子在淋巴细胞发育分化过程向特定淋巴器官迁移中起着重要的作用，此外，特定的细胞黏附分子之间的相互作用对淋巴细胞的发育成熟具有重要意义。

（二）免疫应答与免疫调节

免疫应答过程中，淋巴细胞的活化、增殖与分化受一系列细胞信号的调控，而调控这些细胞信号的许多分子都是细胞黏附分子。例如分布在不同亚群 T 细胞表面的免疫球蛋白超家族中的 CD4、CD8 分子能够分别结合抗原提呈细胞表面的 MHC Ⅱ 和 MHC Ⅰ 分子，使 T 细胞受体接受 MHC Ⅱ 和 MHC Ⅰ 分子上所结合的抗原多肽片段，从而使不同的 T 细胞亚群获得细胞活化的第一信号。而分布在 T 细胞和抗原提呈细胞表面的免疫球蛋白超家族分子 CTLA-4、B7-1、B7-2、PD-1、CD28 等作为免疫共调节分子，为 T 细胞提供了作为细胞共刺激或共抑制的第二信号，从而调控 T 细胞的活化、增殖、细胞因子分泌及细胞凋亡。属于免疫球蛋白超家族的 CD2 分子能够加强 T 细胞与其他细胞的黏附，促进 T 细胞的活化，也可以直接介导 T 细胞在没有 T 细胞受体信号的旁路活化。另外，属于整合素家族的黏附分子 LFA-1 与其配体 ICAM-1 的结合参与了 T 细胞的活化、增殖和分化。

（三）炎症细胞渗出

炎症反应过程中，在炎症部位产生的各种细胞因子及其他炎症介质使局部血管内皮细胞活化，细胞黏附蛋白表达增加。这些细胞黏附蛋白促使与炎症相关的中性粒细胞、巨噬细胞和嗜酸性粒细胞与炎症部位的血管内皮细胞黏附并渗出血管到达炎症组织。以中性粒细胞为例，其渗出过程可分为连续的 4 个步骤：首先，中性粒细胞发生滚动；此后，受化学诱导物刺激活化；接着中性粒细胞停留在炎症局部血管，并与血管内皮细胞黏附；继而穿过血管内皮迁移到炎症组织中。在这个过程中，中性粒细胞发生滚动时通过低亲和力的选择素与碳水化合物的相互作用与血管内皮细胞接触。炎症介质的诱导增加了血管内皮细胞选择素家族的细胞黏附分子表达，其中的 E- 选择素与 P- 选择素能够与中性粒细胞表面所表达的黏蛋白样细胞黏附分子及唾液酸化的乳糖胺聚糖分子结合，从而将中性粒细胞捕获，使中性粒细胞脱离循环血流在血管内皮细胞上滚动，并在滚动的过程中被不同的趋化因子活化。活化的中性粒细胞表面的整合素分子发生构象改变，增强了与血管内皮细胞表面的免疫球蛋白超家族黏附分子的亲和力。通过整合素与免疫球蛋白超家族细胞黏附分子的相互作用使中性粒细胞稳定地黏附在血管内皮细胞表面并使中性粒细胞通过细胞变形穿透血管壁渗出到炎症组织中（图 7-4）。

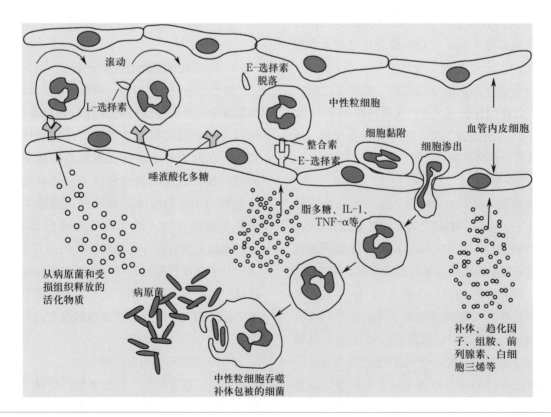

图 7-4　黏附分子介导炎性细胞渗出

（四）淋巴细胞归巢

不同的淋巴细胞亚群也能够渗出血管壁到达炎症部位和次级淋巴器官，这种行为称为淋巴细胞归巢（lymphocyte homing）。淋巴细胞归巢是指淋巴细胞的定向性移动，其基本过程与中性粒细胞渗出很相似。与中性粒细胞渗出不同的是，淋巴细胞归巢过程有更为精细的调控，从而使相应的淋巴细胞亚群以不同的方式迁移到不同的组织中。各种淋巴细胞亚群的不同迁移方式是由循环系统中不同淋巴细胞表面识别次级淋巴组织高内皮小静脉和炎症部位内皮特定的血管地址素的受体所介导的。这些受体能够使各个类群的淋巴细胞引导到特定的淋巴组织和炎症部位。因此这些受体又被称为归巢受体（homing receptor）。一系列不同的细胞黏附分子参与了淋巴细胞与次级淋巴组织或炎症部位血管内皮细胞的相互作用（表 7-2）。

表 7-2　与淋巴细胞归巢相关的细胞黏附分子之间的相互作用

表面受体	细胞类型	内皮细胞配体	主要功能
CLA 或 ESL-1	效应 T 细胞	E- 选择素	归巢到皮肤，迁移入炎症组织
LFA-1（αLβ2）	所有白细胞	GlyCAM-1 CD34 MAdCAM-1	循环淋巴细胞通过高内皮小静脉进入外周淋巴结，以及向炎症部位迁移
LPAM-1（α4β7）	效应 T 细胞	MAdCAM-1	T 细胞通过黏膜高内皮小静脉归巢进入肠管，迁移到炎症组织
VLA-4（α4β1）	T 细胞	MAdCAM-1	淋巴细胞向炎症组织迁移
VLA-6（α6β1）	T 细胞	层粘连蛋白（laminin）	T 细胞前体归巢到胸腺

第三节　CD 和黏附分子及其单克隆抗体的临床应用

CD 分子和细胞黏附分子在免疫细胞表面广泛分布，这些分子的细胞表达模式有一定的细胞选择性，而且许多 CD 分子和细胞黏附分子与免疫细胞的功能调控密切相关。因此，利用单克隆抗体来识别鉴定不同的细胞亚群，根据人体中不同细胞亚群的比例，能够判断机体的发病原因，对于疾病的免疫诊断具有很重要的价值。此外，细胞黏附分子在免疫细胞表面的表达状态与某些疾病的发病机制密切相关，因此对阐明某些疾病的发病机制有重要作用。另外，根据 CD 分子与细胞黏附分子的细胞信号调节原理，选用特殊的单克隆抗体或单克隆抗体产物，有可能用于针对免疫功能调控的靶向性治疗。

一、CD 单克隆抗体与疾病的免疫诊断

在健康机体中，免疫细胞处于一种稳态平衡中，各种免疫细胞及其不同亚群的活化状态都是相对稳定的，不同亚群免疫细胞表面表达的 CD 分子的数量和类型具有一定的模式特征。由此利用单克隆抗体检测免疫细胞表面的 CD 分子不仅可以区分不同的免疫细胞亚群，还可以判断不同亚群免疫细胞的状态。例如，白血病和淋巴瘤患者的白细胞出现异常增殖和功能紊乱，表现为表达特定 CD 分子的细胞亚群数量增加和细胞状态改变。在临床上，免疫荧光标记的单克隆抗体结合流式细胞术检测细胞表面 CD 分子为白血病、淋巴瘤的免疫学分型提供了精确的手段，使这些疾病能够得到有效的诊断，有利于临床上采用正确的治疗方案。

二、CD 单克隆抗体用于阐明疾病的发病机制

人类免疫缺陷病毒（HIV）的外壳蛋白 gp120 能够特异识别与结合 T 细胞表面 CD4 分子。因此，HIV 对人体的感染能够选择性地使 CD4$^+$T 细胞数量锐减、功能下降。CD4$^+$T 细胞是免疫系统中的重要

调节细胞，它能够促进 B 细胞、T 细胞和其他免疫细胞的增殖与分化，协调免疫细胞间的相互作用。因此，HIV 感染造成的 CD4$^+$T 细胞缺陷最终导致感染 HIV 的个体临床表现为获得性免疫缺陷综合征（AIDS）。

三、CD 单克隆抗体在临床治疗中的应用

随着免疫学研究的不断深入与单克隆抗体技术及基因工程技术不断发展，针对特定 CD 分子的单克隆抗体已经得到大量开发，并不断进入临床试验和临床治疗。例如，已经有多个针对 B 细胞表面标记 CD20 的单克隆抗体获得了权威部门的批准用于 B 细胞淋巴瘤的治疗，还有更多的抗 CD 分子单克隆抗体产品正处于不同的临床试验阶段。又如，用于阻断 B7H1（CD274）和 PD-1（CD279）之间信号传递，以打破肿瘤的免疫耐受，增强肿瘤免疫治疗的单克隆抗体正在进行临床试验或已取得显著疗效。另外，抗 CD3 单克隆抗体作为免疫抑制剂在临床上用于抑制移植物排斥反应也已取得明显疗效。

（章 涛）

数字课程学习

📽 教学 PPT   ✐ 自测题   ▦ 本章小结   💬 复习思考题

第八章

主要组织相容性复合体及其编码分子

提要：

• MHC 基因结构十分复杂，呈现多基因性和多态性。人的 MHC 基因编码产物称为 HLA。HLA I 类分子是由 α 链和 β₂m 组成的异二聚体，负责提呈内源性抗原。HLA II 类分子是由 α 链和 β 链组成的异二聚体，负责提呈外源性抗原。

• MHC 分子结合抗原肽具有相对选择性和包容性，一种型别的 MHC 分子可以选择性地识别一群带有特定共用模体的肽段。MHC 分子的功能包括提呈抗原、诱导胸腺内前 T 细胞发育、制约免疫细胞间的相互作用、参与固有免疫、引发移植物排斥反应。

• HLA 与器官移植、输血反应、疾病的易感性、亲子鉴定等密切相关。

组织相容性（histocompatibility）是指在器官或组织移植时，受者与供者相互接受的程度。组织相容性决定了在不同的人或同种不同品系动物个体间进行组织器官移植时是否发生排斥反应，根本原因在于构成组织器官的细胞上存在同种异型抗原，这种代表个体特异性的诱导移植物排斥反应的同种异型抗原被称为组织相容性抗原（histocompatibility antigen），最初在不同近交系小鼠中通过皮肤移植实验被发现。人和动物的组织相容性抗原系统十分复杂，其中能引起强烈而迅速排斥反应的抗原系统被

称为主要组织相容性抗原，其余的被称为次要组织相容性抗原。编码主要组织相容性抗原的基因是位于染色体上特定区域的一组紧密连锁的基因群，被称为主要组织相容性复合体（MHC）。因此主要组织相容性抗原作为 MHC 编码的产物，也被称为 MHC 分子，广泛分布于人或动物有核细胞表面，其化学成分是脂蛋白或糖蛋白。MHC 分子不但决定着宿主的组织相容性，更重要的是与宿主的免疫应答和免疫调节密切相关。在不同动物中均发现各自独特的 MHC 系统。小鼠的 MHC 被称为 H–2。由于人的主要组织相容性抗原首先在人外周血白细胞表面被发现，因而被称为人类白细胞抗原（HLA）。为避免混淆，人类 MHC 称为 HLA 复合体或 HLA 基因，其编码产物称为 HLA 分子或 HLA 抗原。

第一节　MHC 基因结构及 MHC 的遗传特点

MHC 基因结构十分复杂，是由多个紧密连锁的基因座组成，编码产物具有相似的结构或功能，呈现多基因性和多态性。小鼠 MHC 基因，即 H–2 复合体，定位于第 17 号染色体短臂上，长约 2 000 kb。人类 MHC 基因，即 HLA 复合体，位于人第 6 号染色体短臂 6p21.31 区域，全长 3 600 kb，已经鉴定出 253 个基因座，其中 132 个基因座上的基因为功能性基因，其余基因座上的基因是假基因。本章重点关

注人类 MHC，即 HLA 复合体。

一、HLA 复合体的结构

习惯上，HLA 复合体按基因在染色体上的排列分为 3 个区（图 8-1）：①Ⅰ类基因区，位于 HLA 复合体远离着丝点一端；②Ⅱ类基因区，位于 HLA 复合体靠近着丝点一端；③Ⅲ类基因区，位于上述两者之间。另外，HLA 基因按其编码分子的结构和功能被分为 3 个群，即经典 HLA 基因、免疫功能相关基因及免疫无关基因。经典 HLA 基因位于 HLA Ⅰ类和Ⅱ类基因区内，经典 HLA Ⅰ类和Ⅱ类基因编码的分子主要参与抗原提呈，具有极为丰富的多态性。免疫功能相关基因包括非经典 HLA Ⅰ类和Ⅱ类基因及 HLA Ⅲ类基因，编码的分子与免疫应答和免疫调节有关，不显示或显示有限的多态性。

（一）HLA Ⅰ类基因区

HLA Ⅰ类基因区包括 3 个经典 HLA-A、HLA-B、HLA-C 基因座和非经典 HLA-E、HLA-F、HLA-G、HLA-H、HLA-K、HLA-IS、HLA-X 等基因座和 MIC 基因。

HLA-A、HLA-B、HLA-C 基因又称 HLA Ⅰa 基因，每个基因座上存在众多等位基因，编码相应 HLA Ⅰ类分子的重链，具有高度多态性，所编码的经典 HLA Ⅰ类分子的主要功能是结合、提呈内源性抗原肽。

非经典 HLA Ⅰ类基因又称 HLA Ⅰb 基因，其多态性显著低于经典 HLA Ⅰ类基因，含有多个免疫功能相关基因。如 HLA-E 基因编码的分子可表达于各种组织细胞，在羊膜和滋养层细胞高表达。功能上 HLA-E 分子能以更高亲和力与 NK 细胞表面抑制性受体如 CD94/NKG2A 结合，使 NK 细胞处于抑制状态，在母胎耐受中发挥功能。

（二）HLA Ⅱ类基因区

HLA Ⅱ类基因区包括 3 个经典 HLA-DP、HLA-DQ、HLA-DR 亚区、介于 DP 与 DQ 亚区之间的非经典 HLA-DO、HLA-DM 基因亚区和与抗原提呈相关的 LMP、TAP 和 Tapasin 基因。

不同于经典 HLA Ⅰ类基因（其只有一个基因座位），每个经典 HLA-DP、HLA-DQ、HLA-DR 亚区包括两个或两个以上的功能基因座（有些基因座上的基因是假基因），一般仅有一个 α 链功能基因，但某些 HLA Ⅱ类基因可有两个或两个以上 β 链功能基因，这些功能基因分别编码分子结构相似但抗原特异性不同的 α 链和 β 链，所编码的 α 链和 β 链通过非共价键形成异二聚体蛋白，即 HLA Ⅱ类分子。HLA Ⅱ类分子具有极为丰富的多态性，主要功能是结合、提呈外源性抗原肽。

非经典 HLA-DO 和 HLA-DM 亚区也分别包括两个免疫功能相关基因座，分别编码 α 链和 β 链，α 链和 β 链组成 HLA-DM 和 HLA-DO 异二聚体分子。HLA-DM 分子可协助溶酶体中外源性抗原肽进入 HLA Ⅱ类分子的抗原肽结合槽，参与对外源性抗原的提呈。HLA-DO 分子能与 HLA-DM 分子稳定结合，对 HLA-DM 分子功能发挥负调节作用。

除此以外，HLA Ⅱ类基因区还存在一系列与内

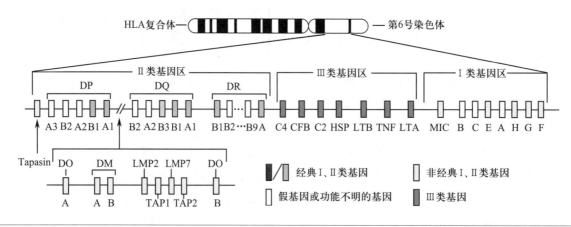

图 8-1　人类 HLA 复合体结构示意图

源性抗原加工处理和提呈相关的基因，包括：①低分子量多肽（low molecular weight peptide，LMP）基因，包括 LMP2 和 LMP7 两个基因座，编码蛋白酶体（proteasome）β 亚单位，参与对胞质中内源性抗原的处理；②抗原加工相关转运体（transporter associated with antigen processing，TAP）基因，包括 TAP1 和 TAP2 两个基因，其编码产物即 TAP 分子以异二聚体形式表达于内质网膜上；③ Tapasin 基因，编码 TAP 相关蛋白，通过该蛋白的桥联作用使抗原肽与 HLA I 类分子结合，形成抗原肽–MHC I 类分子复合体。

（三）HLA III 类基因区

HLA III 类基因区包括多个免疫功能相关基因：① C4A、C4B、C2、Bf 基因，编码补体成分 C4、C2、B 因子；② TNF、LTA 和 LTB 基因，编码 TNF–α 和 TNF–β，主要参与炎症、抗病毒和抗肿瘤免疫应答；③热激蛋白 70（heat shock protein 70，HSP70）基因，编码的 HSP70 主要参与炎症反应和应激反应，并作为分子伴侣参与内源性抗原的加工和提呈。

二、MHC 的遗传特点

多态性（polymorphism）是指在一随机婚配的群体中，染色体同一基因座位有两种以上等位基因，可编码两种以上基因产物的现象。多态性不同于多基因性，多基因性指同一个体中 HLA 复合体在基因座数量上的多样性，而多态性则指群体中各基因座的等位基因数量的多样性。

（一）HLA 复合体的高度多态性

HLA 复合体是迄今已知人体最复杂的基因复合体，具有高度多态性。导致 HLA 复合体具有高度多态性的主要原因是许多基因座位（特别是经典 HLA I 类和 II 类基因座位）均存在为数众多的等位基因，即复等位基因。截至 2017 年 9 月，已确定的 HLA 复合体等位基因总数达到 17 331 个（图 8-2）。即使仅以两条 6 号染色体上共 12 个主要经典 HLA I 类和 II 类基因计算，群体中可能出现的 HLA 基因型别可达 $10^8 \sim 10^{10}$ 个。除此以外，HLA 复合体中两条同源染色体上的每一对等位基因均为显性基因，均能编码和表达各自的 HLA 分子，从而大大增加了人群中 HLA 表型的多样性。HLA 复合体的高度多态性，利于种群适应复杂多变的环境及应付各种病原体的侵袭，从而维持种群的生存与延续，也造成不同个体对疾病易感性、药物反应性不同等现象。由于人群中没有血缘关系的个体间 HLA 型别完全相同的概率极低，故 HLA 可用于个体识别；但在组织器官移植中，给寻找合适的供体带来了极大的困难。

（二）单体型遗传

在同一条染色体上紧密相连的 HLA 各基因座上等位基因的组合被称为 HLA 单体型（haplotype）。HLA 复合体是一组紧密连锁的基因群，连锁在同一条染色体上的等位基因很少发生同源染色体之间的交换，通常作为一个完整的遗传单位由亲代传给子代，即单体型遗传。在同胞之间比较 HLA 单体型型别，有下列 3 种可能性：①两个 HLA 单体型完全相同的概率为 25%；②两个 HLA 单体型完全不同的概率为 25%；③有一个 HLA 单体型相同的概率为 50%。亲代与子代之间则必然有一个单体型相同，也只能有一个单倍体型相同。这一遗传特性在器官移植供者的选择及法医的亲子鉴定中得到了应用。

（三）连锁不平衡

连锁不平衡（linkage disequilibrium）是指某一群体中，不同基因座上两个等位基因出现在同一条单体型上的频率与预期值之间存在明显差异的现象。如果 HLA 各基因座等位基因随机组合构成单体型，那么某一单体型出现的频率应等于相应基因座各等位基因频率的乘积。但实际情况是 HLA 各单体型基因并非完全随机分布，某些基因总是经常在一起出现，而另一些又较少在一起出现。例如，在北方汉族人中 HLA–DRB1*0901 和 DQB1*0701 频率分别是 15.6% 和 21.9%，按随机分配的规律，它们同时出现在一条染色体上的频率为 $0.156 \times 0.219 = 0.034$，即 3.4%，然而实际上两者同时出现频率是 11.3%，为理论值的 3.3 倍。某些连锁不平衡倾向于出现在某些区域、某些民族，这为深入探讨连锁不平衡的发生机制及其与某些疾病的发病、诊断和治疗提供新的研究内容。

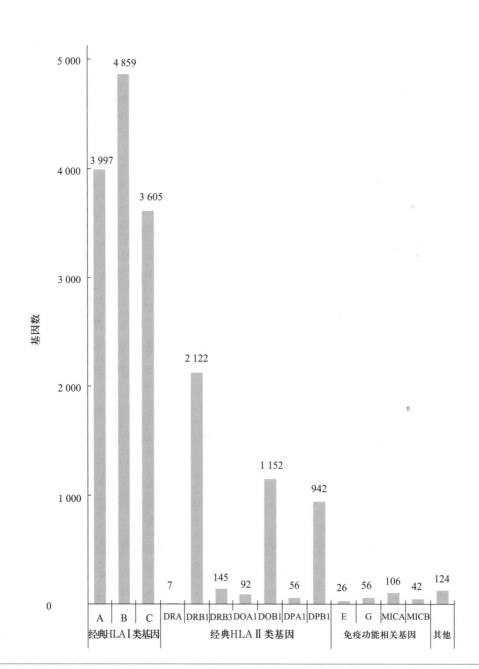

图 8-2 HLA 主要基因座位和已获正式命名的等位基因数（2017 年 9 月）

第二节 MHC 分子的结构、功能和分布

一、HLA Ⅰ类分子的结构、功能和分布

HLA Ⅰ类分子是由轻链和重链两条多肽链通过非共价键连接组成的异二聚体糖蛋白分子。重链即 α 链，是人第 6 号染色体 HLA Ⅰ类基因编码的产物，为具有多态性的跨膜糖蛋白，相对分子质量约 45×10^3，由胞外区、跨膜区和胞内区组成。轻链即非多态性 β2 微球蛋白（β2-microglobulin，β2m），相对分子质量约 12×10^3，是人第 15 号染色体基因编码的产物。HLA Ⅰ类分子的结构可分为以下几个部分（图 8-3）。

（一）抗原肽结合区

在抗原肽结合区，α 链胞外区含有 3 个结构域，

即 α1、α2 和 α3。位于氨基端的 α1 和 α2 结构域构成抗原肽结合槽，其两端封闭可容纳 8~10 个氨基酸残基组成的抗原肽。HLA I 类分子多态性（即不同型别 HLA 分子间的差异）主要位于该区域，因此决定了不同 HLA I 类分子所能结合并提呈的抗原肽不同。HLA I 类分子与来自病毒、肿瘤细胞等的内源性抗原肽结合后，形成抗原肽 -MHC I 类分子复合物并表达于细胞表面，向 CD8⁺T 细胞提呈内源性抗原。

（二）免疫球蛋白样区

免疫球蛋白样区主要包括重链 α3 结构域和 β2 微球蛋白，两者氨基酸序列高度稳定，与免疫球蛋白恒定区具有同源性。α3 结构域是 CD8⁺T 细胞表面 CD8 分子识别结合的部位。β2m 与 α3 结构域结合，有助于 HLA I 类分子的表达和结构的稳定。

（三）跨膜区

跨膜区含疏水性氨基酸残基，以 α 螺旋形式穿过胞膜脂质双层疏水区，将 HLA I 类分子锚定在细胞膜上。

（四）胞质区

HLA I 类分子 α 链羧基末端含约 30 个氨基酸残基，位于胞质中，其性质恒定，含有可形成磷酸化的氨基酸序列，与细胞内信号的传递有关。

经典 HLA I 类分子广泛分布于人体各种有核细胞及血小板表面，但不同组织细胞表达水平差异较大，淋巴细胞表面密度最高，肾、肝、肺、心次之，而在神经细胞、成熟红细胞和滋养层细胞表面尚未检出。在血清、尿液、唾液、精液和乳汁等体液中

也存在可溶型 HLA I 类分子。巨细胞病毒、乙型肝炎病毒和腺病毒等病毒感染对 HLA I 类分子的表达起负调节作用，细胞因子如 IFN-α/β/γ、TNF-α 等则促进 HLA I 类分子的表达。

二、HLA II 类分子的结构、功能和分布

HLA II 类分子是由 α 链（$34×10^3$）和 β 链（$28×10^3$）以非共价键结合组成的异二聚体糖蛋白分子。α 链和 β 链均由 HLA II 类基因编码，为跨膜蛋白，均由胞外区、跨膜区和胞内区三部分组成，其胞外区均含两个结构域，即 α1、α2 结构域和 β1、β2 结构域。HLA II 类分子的结构可分为以下几个部分（图 8-3）。

（一）抗原肽结合区

在 α 链和 β 链氨基端，由 α1 和 β1 结构域组成抗原肽结合区，呈凹槽状结构，凹槽两端开放可容纳 13~18 个氨基酸残基组成的抗原肽。HLA II 类分子多态性（即不同型别 HLA 分子间的差异）主要位于该区域，如同 HLA I 类分子，该区域多态性决定了所能结合并提呈的抗原肽及与抗原肽的亲和力。近年的研究表明，该区域多态性主要表现在 β1 结构域，而 α1 结构域多态性有限。HLA II 类分子与来自细菌等外源性抗原肽结合后，形成抗原肽 -MHC II 类分子复合物并表达于细胞表面，向 CD4⁺T 细胞提呈外源性抗原。

（二）免疫球蛋白样区

免疫球蛋白样区由 α2 和 β2 结构域组成，该区域氨基酸序列高度恒定，与免疫球蛋白恒定区具有同源性。HLA II 类分子的 β2 结构域是 CD4⁺T 细胞表面 CD4 分子识别结合的部位。

（三）跨膜区和胞质区

HLA II 类分子 α 链和 β 链跨膜区氨基酸的组成和功能与 HLA I 类分子类似，而胞质区含有 10~15 个氨基酸残基，明显少于 HLA I 类分子。

经典 HLA II 类分子仅表达在一些特定细胞表面，如树突状细胞、巨噬细胞和 B 细胞等专职性抗原提呈细胞，以及胸腺上皮细胞和某些活化的 T 细胞，在血管内皮细胞和精子细胞上也有少量表达。在血清、尿液、唾液、精液和乳汁等体液中也有可溶型 HLA II 类分子的存在。

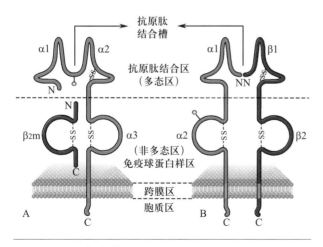

图 8-3 HLA 分子结构
A. HLA I 类分子　B. HLA II 类分子

第三节 MHC 分子与抗原肽的相互作用

MHC 分子与抗原肽通过高亲和力结合形成抗原肽 –MHC 复合物表达在细胞膜表面是 MHC 分子有效提呈抗原的前提，也是其稳定表达于细胞表面的保证，空载 MHC 分子极易从细胞膜表面脱落，或被内化进入细胞内。因此，深入认识 MHC 分子与抗原肽相互作用的特点对阐明某些免疫学现象至关重要，目前已获得突破性进展。

一、MHC 分子与抗原肽相互作用的分子基础

分析从 MHC I / II 类分子抗原肽结合区中用酸洗脱下来的抗原肽，发现抗原肽与 MHC 分子结合成复合物时，并不是整个肽段与 MHC 分子的抗原肽结合区结合，而是由肽段中两个或两个以上的氨基酸残基与 MHC 分子抗原肽结合区相结合，这些氨基酸残基被称为锚着残基（anchor residue）。MHC 的抗原肽结合区中容纳特定残基的位置形似"口袋"，被称为锚定位，不同 MHC 分子氨基酸结构的差异就主要体现在"口袋"的大小、形状和电荷不同。锚定位与锚着残基是否吻合决定 MHC 的抗原结合槽是否能与相应抗原肽结合及结合的牢固程度。MHC I 类分子抗原肽结合凹槽两端封闭，可容纳 8~10 个氨基酸残基组成的抗原肽。MHC II 类分子抗原肽结合凹槽两端开放，可容纳 13~18 个氨基酸残基组成的抗原肽（图 8-4）。

某一型别 MHC 分子可以与不同抗原肽结合，但是能与同一型别 MHC 分子相结合的不同抗原肽，具有相同或相似的锚着残基，即这些肽段具有特定的共用模体（consensus motif）。以能与小鼠 MHC I 类分子 H-2Kd 结合的 9 肽为例，所有能与其结合的 9 肽，其第 2 位皆为酪氨酸（Y），而第 9 位氨基酸为缬氨酸（V）、异亮氨酸（I）、亮氨酸（L），虽然第 9 位氨基酸不尽相同，但都属于疏水氨基酸。因此，H-2Kd 分子所接纳的抗原肽具有共用模体 xYxxxxxxV/I/L（其中 x 为任意氨基酸残基）。

二、MHC 分子与抗原肽相互作用的特点

MHC 分子具有高度多态性，MHC 分子结构上的差异主要集中在 MHC 分子的肽结合槽，从而决定了特定型别的 MHC 分子与抗原肽的结合具有一定的选择性，特定的 MHC 分子可凭借所需要的共用模体选择性结合抗原肽。在这个意义上，两者的结合具有一定的专性。但这种选择性结合并非呈现严格的一对一关系，而是一种型别的 MHC 分子可以识别一群带有特定共用模体的肽段，由此构成 MHC 分子与抗原肽相互作用的包容性。因此，一个个体虽然 HLA 型别非常有限，但却能对自然界绝大多数种类的抗原产生免疫应答。除此以外，不同类型 HLA 分子所结合的抗原肽也可具有相似的共用模体，编码它们的基因被称为 HLA 超型，这就意味着，被某一 HLA I 类基因座等位基因编码产物提呈的抗原肽，也可被同一超型内其他等位基因编码产物识别和提呈。目前，已经确认了 A2、A3、B7、B44 等 9 个 HLA I 类基因的超型。由于每一 HLA 超型在群体中的频率均较高，有助于据此预测和鉴定抗原肽表位，这为

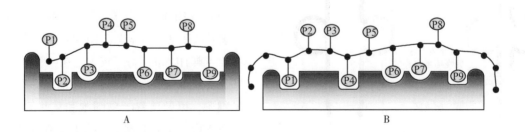

图 8-4 抗原肽和 HLA 分子相互作用
A. HLA I 类分子   B. HLA II 类分子

应用多肽疫苗或 T 细胞疫苗进行免疫预防和治疗提供了便利。

第四节　MHC 分子的生物学功能

一、通过提呈抗原启动免疫应答

经典 MHC Ⅰ 类和 Ⅱ 类分子均有结合、提呈抗原的作用。在抗原提呈细胞（APC）内，MHC Ⅰ 类和 Ⅱ 类分子可通过其抗原肽结合槽分别与内源性和外源性抗原肽结合，形成抗原肽 –MHC Ⅰ 类和 Ⅱ 类分子复合体。该复合体经转运，表达于 APC 表面，可分别被 CD8⁺T 细胞和 CD4⁺T 细胞识别结合，启动特异性免疫应答。

二、诱导胸腺内前 T 细胞发育成熟

胸腺 CD4⁺CD8⁺ 双阳性前 T 细胞与胸腺皮质上皮细胞表面 MHC Ⅰ 类或 Ⅱ 类分子抗原肽复合物结合并相互作用后，可分化发育为 CD8⁺ 或 CD4⁺ 单阳性未成熟 T 细胞。此单阳性未成熟 T 细胞能与胸腺皮质与髓质交界处的巨噬细胞和 / 或树突状细胞表面自身抗原肽 –MHC Ⅰ 类或 Ⅱ 类分子复合体结合，继而被诱导分化为对自身抗原无反应性的 T 细胞或发生凋亡，即对自身抗原形成天然耐受。只有那些未与 APC 表面自身抗原肽 –MHC 分子复合体结合的单阳性 T 细胞，才能进一步分化、发育成熟为可对非己抗原产生应答的具有免疫功能的初始 T 细胞。

三、制约免疫细胞间的相互作用

在免疫应答过程中，T 细胞通过表面抗原受体（TCRαβ）识别 APC 表面 MHC Ⅰ 类或 Ⅱ 类分子提呈的抗原肽复合物，产生 T 细胞活化的第一信号。由于 TCR 对抗原肽和自身 MHC 分子要进行双重识别，即 T 细胞只能识别自身 MHC 分子提呈的抗原肽，而不能识别非己 MHC 分子提呈的抗原肽，这种 APC 与 T 细胞间的相互作用受自身 MHC 分子的限制作用，称为 MHC 限制性。APC 与 CD8⁺T 细胞之间的相互作用受 MHC Ⅰ 类分子限制，APC 与 CD4⁺T 细胞之间的相互作用受 MHC Ⅱ 类分子限制。

四、参与固有免疫应答

MHC Ⅲ 类基因编码的补体分子，参与对病原体的杀伤和清除，介导炎症反应。而非经典 Ⅰ 类基因产物可作为配体分子，以不同的亲和力结合 NK 细胞表面活化性受体或抑制性受体，调节 NK 细胞的功能。生理情况下，NK 细胞表面抑制性受体识别 HLA Ⅰ 类分子产生的抑制信号占主导地位，因此对正常组织细胞不产生杀伤。

五、引发移植物排斥反应

MHC 与器官移植的关系极为密切，在人体同种异基因组织器官移植时，HLA Ⅰ 类和 Ⅱ 类分子作为同种异型抗原，可刺激机体产生特异性效应 T 细胞（CD8⁺CTL/CD4⁺Th1）和相应抗体。这些效应细胞和抗体与移植物细胞表面相应 HLA 分子结合，可引发移植物排斥反应。

第五节　HLA 与临床

HLA 与器官移植、输血反应、疾病的易感性、亲子鉴定等密切相关，在医学研究与实践中越来越显示出其重要性。

一、HLA 与同种器官移植

同种异体器官移植物存活率的高低主要取决于受者与供者之间 HLA 型别相合的程度。在单卵双生个体间进行器官或骨髓移植，因两者 HLA 型别完全相同，所以移植物可长期存活。根据 HLA 复合体单体型遗传特征，同胞间出现 HLA 基因完全相同的概率为 25%，在器官移植时应先从兄弟姐妹中寻找 HLA 型别相同的供者。在父母与子女间或者一个单体型相同的同胞间进行器官移植，其存活率高于无关供受者间器官移植的存活率。通常器官移植物存活率由高到低的顺序是：单卵双生 > 同胞 > 亲属 >

无亲缘关系。在肾移植中，HLA 复合体各位点基因配合的重要性依次为 HLA-DR、HLA-B、HLA-A。在骨髓移植中，只有在供者、受者之间 HLA 单体型完全相同的情况下才容易获得成功。

二、HLA 与输血反应

在临床上，多次接受输血的患者会发生非溶血性输血反应，患者的主要临床表现为发热、白细胞减少和荨麻疹等，主要与患者血液中存在针对白细胞和血小板上 HLA 抗原的抗体有关，若供者血液中含高效价的此类抗体，也可引发这种输血反应。因此，对多次接受输血者应注意避免反复选择同一供血者的血液。

三、HLA 与疾病关联性

HLA 是第一个被发现与疾病有明确联系的遗传系统，目前已发现百余种疾病与 HLA 抗原有关联性。其中最典型的例子是 90% 以上的强直性脊柱炎患者具有 HLA-B27 抗原，而健康人 HLA-B27 抗原出现的比例仅为 9.4%；其他如 DR3/4 抗原与胰岛素依赖性糖尿病、DR3 抗原与乳糜泻、DR4 抗原与寻常天疱疮的发生密切相关。近年来，基于 HLA 单核苷酸多态性与疾病相关性的研究，将有助于对某种疾病的诊断、预测分类及预后的判断。

四、HLA 异常表达与疾病

HLA 在细胞表面表达的改变与某些疾病的发生发展有关。① HLA Ⅰ 类分子表达异常：多种肿瘤细胞因其表面 HLA Ⅰ 类分子表达缺失或显著减少，不能被 CD8[+]CTL 有效识别结合，而得以逃逸不被杀灭。IFN-γ、IL-2 等细胞因子上调肿瘤细胞表面 HLA Ⅰ 类分子表达，可显著增强 CD8[+]CTL 的杀瘤效应。② HLA Ⅱ 类分子表达异常：某些自身免疫病的靶细胞，如格雷夫斯病（毒性弥漫性甲状腺肿）患者的甲状腺上皮细胞、原发性胆汁性肝硬化患者的胆管上皮细胞和 1 型糖尿病患者的胰岛 B 细胞等，可异常表达 HLA Ⅱ 类分子，它们可能以组织特异性方式将自身抗原提呈给自身反应性 T 细胞，从而启动自身免疫应答，导致自身免疫病。

五、HLA 与亲子鉴定

HLA 复合体具有高度多态性，在无血缘关系的人群中，HLA 表型相同的概率极其低。HLA 为单体型遗传，亲代与子代之间必然有一个单体型相同，且每个人所具有的 HLA 等位基因型别是伴随终身的遗传标志，这一遗传特点在亲子鉴定中得到了应用。

（王　霞）

数字课程学习

🎥 教学 PPT　　✏️ 自测题　　🖼️ 本章小结　　💬 复习思考题

第九章

固有免疫

提要：

- 固有免疫系统主要由组织屏障、固有免疫细胞和固有免疫分子组成。

- 组织屏障包括皮肤黏膜屏障及体内屏障（如血脑屏障、血胎屏障等）。

- 固有免疫细胞主要包括吞噬细胞（中性粒细胞和单核巨噬细胞）、树突状细胞、NK 细胞、NKT 细胞、$\gamma\delta$ T 细胞、B1 细胞、肥大细胞、嗜碱性粒细胞、嗜酸性粒细胞和固有淋巴样细胞等。

- 固有免疫分子包括补体、细胞因子、抗菌肽及酶类物质等。

- 瞬时固有免疫应答发生于感染 $0\sim4\,h$；早期固有免疫应答发生于感染后 $4\sim96\,h$；适应性免疫应答发生于感染 $96\,h$ 后。

第一节　固有免疫系统

一、组织屏障

组织屏障覆盖于人体内外表面，其作用是防止病原微生物侵入体内或从血液循环进入体内重要器官，组织屏障包括皮肤黏膜屏障（skin and mucosal barrier）和体内屏障。

（一）皮肤黏膜屏障

皮肤黏膜屏障以 3 种方式发挥作用：物理屏障、化学屏障和生物屏障（表 9-1）。

1. 物理屏障　人体与外界环境接触的表面，被完整的皮肤和黏膜组织所覆盖，可有效地阻挡病原体的入侵。黏膜由单层柱状细胞组成，其机械性阻挡作用和屏障功能相应较弱；但肠道蠕动、呼吸道上皮纤毛的定向摆动、黏膜表面的分泌液和尿液的冲洗，均有助于黏膜表面病原体的排出。

2. 化学屏障　皮肤附属物（如汗腺和皮脂腺）和黏膜的分泌液中含有各种杀菌和抑菌物质。例如，汗腺分泌的乳酸和皮脂腺分泌的不饱和脂肪酸均具有抑菌作用；呼吸道、消化道分泌的黏液中含有溶菌酶、抗菌肽和天然抗体等抗菌物质；胃酸可杀死大多数细菌，是抗消化道感染的重要屏障。

3. 生物屏障　皮肤和黏膜寄生的正常菌群有拮抗病原体的作用。寄居于皮肤和黏膜的共生菌可通

表 9-1　皮肤黏膜的屏障功能

屏障功能	具体实现方式
物理屏障	皮肤、黏膜上皮细胞构成的机械屏障 肠道蠕动、上皮纤毛的定向摆动、分泌液和尿液的冲洗
化学屏障	皮肤和黏膜分泌的杀菌、抑菌物质（如乳酸、脂肪酸、溶菌酶、抗菌肽和天然抗体等）
生物屏障	共生菌竞争结合上皮细胞和竞争营养物质，分泌杀/抑菌物质（如 H_2O_2、细菌素等）

过竞争结合上皮细胞和吸收营养物质，同时它们也可分泌抑菌物质，发挥抗感染的屏障功能。口腔中的链球菌产生的 H_2O_2 能杀死白喉杆菌、脑膜炎奈瑟菌；肠道中的大肠埃希菌和肠球菌分泌的细菌素（bacteriocin）也能有效抑制某些厌氧菌和革兰氏阳性菌的定殖。

（二）体内屏障

当病原体突破皮肤黏膜屏障并进入血液循环后，体内屏障结构可抵御病原体的进一步入侵。体内屏障包括血脑屏障、血胎屏障和血睾屏障等。

1. 血脑屏障（blood brain barrier） 是存在于血液循环与脑组织之间的屏障，由脑内连续排列的毛细血管内皮细胞及其胞间紧密连接、完整的基膜及星形胶质细胞终足包裹成的神经胶质膜构成，在血液和脑组织之间形成对物质通过有选择性阻碍作用的动态界面。血脑屏障有效地限制了物质在血液和脑组织之间的自由交换，也阻挡了病原体及其毒性产物由血液进入中枢神经系统（图 9-1）。婴幼儿血脑屏障尚未发育完善，因而容易发生中枢神经系统感染。

2. 血胎屏障（blood placental barrier） 是妊娠母体循环与胎儿循环系统之间控制物质交换的结构，由母体子宫内膜的基蜕膜和胎儿绒毛膜滋养层细胞共同构成。小分子营养物质能通过此屏障，但母体与胎儿血液中的细胞和大分子不能够通过。此屏障结构可防止母体的病原微生物和有害物质进入胎儿体内，保护胎儿免遭感染，但并不妨碍母胎间营养

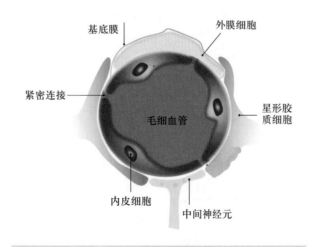

图 9-1 血脑屏障脑部微血管横切面示意图

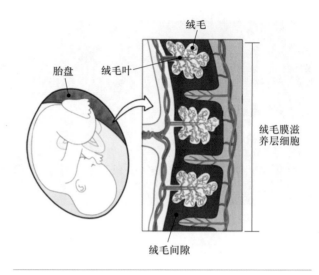

图 9-2 血胎屏障示意图

物质交换。妊娠早期（前 3 个月内）此屏障发育尚不完善，此时孕妇若感染风疹病毒和巨细胞病毒，可致胎儿畸形、流产或死胎。

二、固有免疫细胞

固有免疫细胞主要包括吞噬细胞、自然杀伤细胞、固有样淋巴细胞、树突状细胞和肥大细胞等。

（一）吞噬细胞

吞噬细胞（phagocyte）是机体固有免疫系统的重要细胞组分，主要包括单核巨噬细胞和中性粒细胞。

吞噬细胞对入侵机体病原体或其他异物的应答主要包括识别、吞噬和消化 3 个阶段。吞噬细胞借助表面的模式识别受体（PRR）和调理性受体摄取病原体等抗原性异物，通过氧依赖和氧非依赖途径杀伤病原体。氧依赖性途径中生成的单态氧（$^1O_2$）、超氧阴离子（O_2^-）、过氧化氢（H_2O_2）、游离羟基（OH^-）可发挥杀菌作用，但对机体组织细胞也有一定的损伤作用。氧非依赖途径主要通过溶酶体和防御素等物质杀伤病原体。

1. 单核巨噬细胞 血液中的单核细胞和组织中的巨噬细胞被称为单核巨噬细胞系统（mononuclear phagocyte system，MPS），这类细胞具有不分叶的细胞核和较强的吞噬功能。MPS 不仅是机体固有免疫的重要组成部分，也可以作为专职性抗原提呈细胞（APC），在诱导与调节适应性免疫应答中发挥重要作用。

（1）单核巨噬细胞的分化发育　单核细胞主要由骨髓造血干细胞在 GM-CSF、M-CSF 等细胞因子的作用下分化而来，它们首先分化成为原单核细胞（monoblast）并进入血流，在血液中进一步分化为成熟的单核细胞。在炎症信号刺激下，单核细胞可以从血液中迁移至受损组织，并进一步分化为组织特异性巨噬细胞。后者主要通过吞噬、分泌细胞因子和抗原提呈等方式参与固有免疫应答和调节适应性免疫应答，在抗感染和抗肿瘤免疫应答过程中发挥重要作用。

（2）吞噬作用　单核巨噬细胞能够有效地吞噬和清除病原微生物。单核巨噬细胞受病原微生物及其产物的趋化吸引后向感染部位聚集，通过 PRR 识别病原体，将其非特异地黏附至细胞表面，随之伸出伪足（pseudopodium）包绕抗原，并将其摄入细胞内形成吞噬体（phagosome）。吞噬体向细胞内运动与溶酶体（lysosome）融合形成吞噬溶酶体（phagolysosome），在吞噬溶酶体内，病原体在各种酶的作用下被杀伤和分解，其分解产物通过胞吐（exocytosis）方式被排泄至细胞外。

（3）加工、提呈抗原　病原体被杀伤或破坏后，在吞噬溶酶体内多种水解酶的作用下进一步降解：

大部分产物通过胞吐作用排出胞外；剩余部分被加工处理，降解成具有免疫原性的肽段，由 MHC 分子提呈给 T 细胞，启动适应性免疫应答。从这个角度讲，单核巨噬细胞是体内重要的专职性 APC。

（4）促炎作用　炎症反应部位产生的 MCP-1 使单核巨噬细胞向感染部位聚集并活化，活化后的单核巨噬细胞分泌 MIP-1α/β、MCP-1 和 IL-8 等多种趋化因子，募集更多的巨噬细胞，使之活化和释放炎性细胞因子（IL-1β、IL-6 和 TNF-α），增强局部的炎症反应。

（5）杀伤肿瘤细胞和病毒感染细胞　细菌来源的 LPS 或 IFN-γ 等细胞因子能有效地促进单核巨噬细胞表面受体的表达，促进细胞对靶细胞的吞噬和清除。另一方面，巨噬细胞可通过 ADCC 或补体依赖性途径杀伤靶细胞；同时，巨噬细胞活化后分泌的 TNF-α 也能诱导靶细胞发生凋亡。

2. 中性粒细胞　在骨髓中分化发育后进入血液或组织，占外周血白细胞的 50% ~ 70%。骨髓中储备了约 2.5×10^{12} 个成熟中性粒细胞，应激状态下，这部分中性粒细胞可迅速进入循环血流到达炎症部位发挥作用。中性粒细胞的胞质中含有大量均匀分布的溶酶体，内含丰富的髓过氧化物酶、碱性磷酸酶和酸性水解酶等酶类，与中性粒细胞吞噬和消化功能相关。

（二）自然杀伤细胞

自然杀伤细胞（NK 细胞）主要分布于外周血中，占淋巴细胞总数的 5% ~ 15%，属淋巴细胞谱系，它们的体积较 T 细胞和 B 细胞大。NK 细胞无需抗原预先致敏即可在与靶细胞接触 4 h 内发挥杀伤效应，是机体抗感染、抗肿瘤免疫监视的第一道防线。

1. NK 细胞的表面标志　NK 细胞不表达 T 细胞、B 细胞特有的表面标志如 TCR、BCR、CD3、CD4 等分子，但表达 CD56、CD16 等表面分子。

2. 与 NK 细胞杀伤功能相关的受体　NK 细胞受体的功能可将其归纳为抑制性受体和活化性受体两大类，两类受体相互拮抗，决定 NK 细胞是否产生杀伤活性。

（1）活化性杀伤受体（KAR）　包括 NKG2D、天然细胞毒性受体（natural cytotoxicity receptor，NCR）、CD94/NKG2C。其胞质区较短，本身无信号转导功

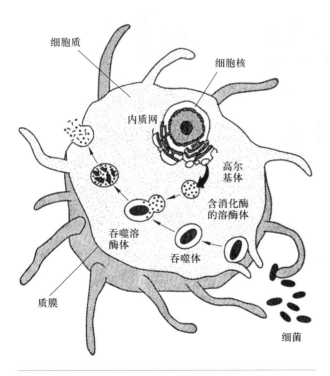

图 9-3　单核巨噬细胞吞噬作用过程简图

能，但跨膜区带正电荷的氨基酸残基可募集带负电荷的接头分子，可通过接头分子胞质区携带的免疫受体酪氨酸激活模体（immunoreceptor tyrosine-based activation motif, ITAM）向胞质传递活化信号。

（2）抑制性杀伤细胞受体（KIR） 包括NKG2A、KIR2DL2、KIR2DL3。其配体一般是机体正常组织细胞表达的自身MHC I 类分子，且在NK细胞识别作用中占主导地位。因此，在细胞表达正常MHC I 类分子的条件下，可通过KIR向NK细胞传递抑制信号，则自身组织不被NK细胞破坏。而病毒感染细胞、肿瘤细胞表面的MHC I 类分子表达减少或缺失，或分子结构发生变化，导致其不能被KIR所识别。此时，KAR活性占主导地位，NK细胞活化，对靶细胞发挥杀伤作用。

3. NK细胞的生物学功能 主要表现为对靶细胞的杀伤和免疫调节功能。

（1）杀伤靶细胞 NK细胞识别病毒感染细胞和肿瘤细胞后，主要通过以下途径发挥细胞毒性作用。

1）穿孔素/颗粒酶途径 穿孔素在靶细胞膜上形成"孔道"，颗粒酶即丝氨酸蛋白酶循"孔道"进入胞内，激活凋亡相关的酶系统，触发靶细胞凋亡。

2）死亡相关受体途径 活化NK细胞表达的Fas配体（FasL）与靶细胞表面Fas（CD95）结合形成Fas三聚体，使Fas胞质区死亡结构域（death domain, DD）相聚成簇，继而招募胞质内Fas相关死亡结构域蛋白（Fas-associated domain with death protein, FADD），后者通过激活胱天蛋白酶（caspase）级联反应而触发细胞凋亡。

3）TNF-α/TNFR-I 途径 TNF与靶细胞表面I 型TNF受体（TNFR-I）结合形成TNF-R三聚体，导致胞质内相聚成簇，继而招募胞质内TNF受体相关死亡结构域蛋白（TNF receptor-associated death domain protein, TRADD），后者通过激活胱天蛋白酶级联反应触发细胞凋亡。

（2）免疫调节 NK细胞分泌IFN-γ，维持Th1细胞的优势状态，并决定CTL的成熟分化和记忆T细胞的形成。近年来也发现NK存在正负双相调节现象，存在类似于Th1/Th2细胞的NKh1/NKh2现象。

（三）固有样淋巴细胞

固有样淋巴细胞（innate-like lymphocytes, ILLs）

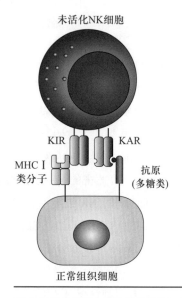
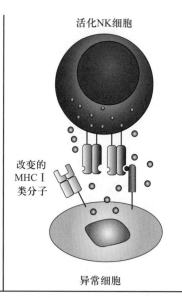
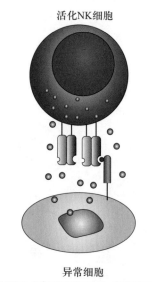

未活化NK细胞	活化NK细胞	活化NK细胞

KAR与自身细胞上多糖类抗原结合产生活化信号，同时KIR与MHC I 类分子结合，产生抑制信号且占主导地位，NK细胞不能被激活，自身组织细胞不被破坏。

某些异常细胞表面MHC I 类分子发生改变，KIR不能与之结合产生抑制信号，结果KAR的作用占主导，从而使NK细胞活化产生杀伤效应。

某些异常细胞表面MHC I 类分子减少或缺失，亦影响KIR与之结合，而不能产生抑制信号，从而表现为NK细胞活化，产生杀伤效应。

图9-4 NK细胞活化方式

是表型和功能均不同于传统意义上 T 细胞或 B 细胞的淋巴细胞亚群，它们具备淋巴细胞的某些特征，主要参与固有免疫应答，包括 NKT 细胞、γδT 细胞和 B1 细胞。

1. NKT 细胞（natural killer T cell）　是细胞表面既有 T 细胞受体（TCR），又有 NK 细胞受体（CD161）的一群特殊细胞亚群。一般为 CD4⁻ NKT 细胞和 CD4⁻CD8⁻ NKT 细胞，主要分布于肝（占 T 细胞 40%～50%）、胸腺（占 T 细胞 0.3%～0.5%）。CD8⁺NKT 细胞主要分布于脾和骨髓。

（1）NKT 细胞的分化发育　NKT 细胞同传统的 T 细胞一样在胸腺中发育，CD4⁺CD8⁺T 细胞经 CD1d 分子的选择，最终形成 NKT 细胞，释放到外周血、肝和脾。

（2）NKT 细胞的生物学功能

1）识别 CD1d 提呈的脂类抗原　CD1d 为非经典 MHC I 类样分子，可表达于 DC 细胞、B 细胞、T 细胞和巨噬细胞等细胞的表面，也表达于胃肠道和肝细胞。半乳糖神经酰胺（α-galactosylceramide, α-GalCer）是从海绵体中提取的糖脂，可特异性地与 CD1d 分子结合，可活化人和小鼠 NKT 细胞。

2）细胞毒作用　活化的 NKT 细胞具有 NK 细胞样细胞毒活性，可通过释放穿孔素、分泌 IFN-γ 和表达 FasL 而杀伤靶细胞。

2. γδT 细胞　其抗原受体（TCR）是由 γ 和 δ 两条链组成的异源二聚体。与 TCRαβT 细胞不同，γδT 细胞主要参与固有免疫应答。γδT 细胞主要分布于皮肤、小肠、肺及生殖器官等黏膜及皮下组织，是构成皮肤表皮内淋巴细胞和黏膜组织上皮内淋巴细胞的主要成分之一，提示其在皮肤黏膜免疫中发挥重要作用。γδT 细胞数量在不同组织中有很大的差异，如 γδT 细胞占外周血淋巴细胞的 0.5%～5%，在人小肠 IEL 中占 10%～18%，在大肠 IEL 中占 25%～37%。

（1）抗原识别　TCRγδ 与 TCRαβ 显著不同，它们对多肽抗原的识别无 MHC 限制性，多肽抗原可以完整形式被识别，不需被 APC 加工处理。γδT 细胞直接识别的抗原包括应激抗原、磷酸化抗原及热激蛋白等。

（2）生物学功能

1）细胞毒作用　γδT 细胞能释放细胞毒性效应分子如穿孔素和颗粒酶，表达 Fas/FasL 及分泌 IFN-γ，杀伤病毒和胞内寄生菌感染的靶细胞，起到抗感染作用。

2）维持上皮组织完整性　γδT⁺ 细胞产生的成纤维细胞生长因子Ⅶ能促进多种上皮细胞的生长和分化，以此维持上皮作为第一道抗感染屏障的完整性。

3. B1 细胞　是 B 细胞的一个亚群，属于固有免疫细胞。

（1）B1 细胞的分化发育和分布　B1 细胞来自胚胎或出生后早期前体细胞，主要在胎肝和网膜中发育，出生后主要通过细胞分裂实现自我更新。B1 细胞主要分布于胸膜腔、腹膜腔、肠系膜和脾边缘带等处。

（2）B1 细胞的功能

1）产生天然血清型 IgM　B1 细胞是天然 IgM 的主要来源。B1 细胞可以在无外源性抗原刺激的情况下分泌天然 IgM。这种抗体特异性和自身反应性较弱，能与许多共同的病原体相关的糖类抗原结合。天然抗体能保护机体不受细菌（如肺炎链球菌）感染，减少自身免疫病的发生及减轻缺血 - 再灌注损伤。

2）在黏膜免疫中的作用　肠固有层和肠系膜淋巴结的 B1 细胞在外源性抗原的刺激下能分泌 IgA，参与肠道抗感染应答，有助于肠道内共生细菌的维持。B1 细胞产生 SIgA 不需 T 细胞的辅助。

3）B1 细胞和自身免疫病　机体对 B1 细胞的负调节作用减弱，可使产生低亲和力自身抗体的 B1 细胞接受 T 细胞的辅助而进入生发中心，经历类别转换、体细胞高频突变、亲和力成熟，最终产生高亲和力 IgG 型自身抗体，导致自身免疫病。

（四）树突状细胞

树突状细胞（dendritic cell, DC）是固有免疫和适应性免疫的桥梁，其最重要的功能是摄取、加工和提呈抗原，诱发机体产生适应性免疫应答。

（五）其他固有免疫细胞

1. 肥大细胞（mast cell）、嗜碱性粒细胞（basophil）　是参与 I 型超敏反应的重要效应细胞（详见第十八章）。

2. 嗜酸性粒细胞（eosinophil）　具有趋化作用和一定的吞噬、杀菌能力，尤其在抗寄生虫免疫中具有重要作用。①参与抗寄生虫感染：在寄生虫感染时，嗜酸性粒细胞会被募集到感染或炎症反应部位，在 IgG 和 C3b 的作用下，它们能黏附于虫体，通过释放胞质内的颗粒酶类而发挥杀伤功能。②拮抗和调节Ⅰ型超敏反应：在Ⅰ型超敏反应中，嗜酸性粒细胞趋化至反应局部，一方面能吞噬抗原抗体复合物和嗜碱性颗粒，另一方面可发生脱颗粒释放多种酶，参与对Ⅰ型超敏反应的活性介质（如组胺、白三烯等）的灭活。③嗜酸性粒细胞在慢性炎症反应中主要参与表皮增生和纤维生成：嗜酸性粒细胞在损伤局部分泌多种细胞因子，如 IL-6、IL-8、TNF-α、TGF-β 等，可促进炎性细胞浸润和细胞增殖。

3. 固有淋巴细胞（innate lymphoid cell，ILC） 也被称作固有免疫细胞，是一类不同于 T 细胞和 B 细胞的淋巴细胞亚群，位于肠道黏膜表面，它们缺乏特异性的抗原受体，在分化过程中也没有经历 Rag 基因的重排过程。ILC 家族主要分为三类：ILC1、ILC2、ILC3。

ILC 能够广泛参与到炎症反应、组织修复、代谢和生物节律调节等生物学过程中。①参与炎症反应：在蠕虫感染或接触过敏原之后，上皮细胞或免疫细胞被活化，产生 IL-25、IL-33 等细胞因子，进一步活化 ILC2。ILC2 通过分泌 IL-4、IL-5 等细胞因子促进杯状细胞增生、黏液生成、嗜酸性粒细胞招募、IgE 同型转换和纤维化。此外，ILC3 可通过耗竭 IL-2 而抑制 Th17 细胞活性和肠道炎症。②组织修复：ILC3 产生 IL-22，这对病毒感染后胸腺组织的修复及肠黏膜屏障保护十分重要。肺中的 ILC2 通过产生双性调节因子促进病毒感染后的组织恢复。③参与代谢调节：ILC2 在将白色脂肪组织转变为褐色脂肪组织的过程中，能刺激嗜酸性粒细胞分泌 IL-4，同时招募更多的巨噬细胞。嗜酸性粒细胞能够促进棕色脂肪细胞的分化，而巨噬细胞能够分泌肾上腺素和儿茶酚胺，促进脂肪细胞对能量的消耗。

三、固有免疫分子

（一）抗菌肽及酶类物质

1. 防御素 抗菌肽广泛地存在于各种动物体内，从白蚁、果蝇、家蚕到人类，甚至植物中也有，

现已发现 400 多种。人体中的抗菌肽主要为防御素（defensin）。防御素是由 29~32 个氨基酸残基组成的耐受蛋白酶、复含精氨酸的小分子多肽，对细菌、真菌和某些有包膜的病毒具有直接杀伤作用。人体防御素有 α 型和 β 型之分，前者为阳离子多肽，主要由中性粒细胞和小肠帕内特细胞产生；后者存在于上皮及其他组织内。α- 防御素能通过多种机制发挥效应：①α- 防御素带正电荷，与细菌质膜上带负电荷的磷脂头部和水分子相互作用，显著增加质膜的通透性，在膜上形成多个稳定的通道，这样，防御素进入细胞内的同时，其他胞外分子也伴随进入（如肽、蛋白质或无机离子），而靶细胞内的重要物质（如盐离子）渗出，致使靶细胞发生不可逆损伤而死亡。②诱导病原体产生自溶酶，干扰 DNA 和蛋白质合成。③致炎和趋化作用，增强巨噬细胞对病原体的吞噬、杀伤和清除。

2. 溶菌酶 是体液、外分泌液和吞噬细胞溶酶体中一种不耐热的碱性蛋白质，能够裂解革兰氏阳性菌细胞壁中 N- 乙酰葡萄糖胺与 N- 乙酰胞壁酸之间的 β-1，4 糖苷键，破坏蛋白聚糖，导致细菌裂解死亡；革兰氏阴性菌的蛋白聚糖外还有脂多糖和脂蛋白包裹，故对溶菌酶不敏感，但在特异性抗体和补体存在的情况下，革兰氏阴性菌也可被溶菌酶破坏。

（二）补体

补体是一种血清蛋白质，存在于人和脊椎动物的血清及组织液中，不耐热，活化后具有酶活性，是参与固有免疫应答的重要免疫效应分子（详见第五章）。

（三）细胞因子和趋化因子

细胞因子是由免疫细胞（如单核细胞、巨噬细胞、T 细胞、B 细胞、NK 细胞等）和某些非免疫细胞（内皮细胞、表皮细胞、成纤维细胞等）经刺激而合成分泌的一类具有广泛生物学活性的小分子蛋白质，是参与固有免疫和适应性免疫应答的重要效应和调节因子（详见第六章）。

（四）其他效应分子

乙型溶素（β-lysin）、一氧化氮（NO）、活性氧（ROS）、C 反应蛋白（C reactive protein，CRP）及白三烯等也是重要的固有免疫效应分子。例如，乙型

溶素是一种耐热碱性的多肽，在血液凝固时由血小板释放，可作用于革兰氏阳性细胞壁产生非酶性破坏作用而起到杀菌效果，但对革兰氏阴性菌无效。

第二节　固有免疫应答

一、固有免疫识别

（一）外源性危险信号——病原体相关分子模式

病原体相关分子模式（pathogen associated molecular pattern，PAMP）是指某些病原体或其产物所共有的、高度保守的、且对病原体生存和致病性不可或缺的特定分子结构。PAMP 在病原微生物中广泛分布，是模式识别受体（PRR）识别结合的配体分子，其主要包括革兰氏阴性菌产生的脂多糖（lipopolysaccharide，LPS）、革兰氏阳性菌产生的蛋白聚糖（proteoglycan）、分枝杆菌产生的糖脂（glycolipid）和酵母菌产生的甘露糖、细菌非甲基化寡核苷酸 DNA CpG 序列、病毒 ssRNA 和 dsRNA。

（二）内源性危险信号——损伤相关分子模式

损伤相关分子模式（damage associated molecular pattern，DAMP）是组织或细胞受到损伤缺氧、应激等因素刺激后释放到细胞间隙或血液循环中的一类细胞内分子，又称警报因子。DAMP 主要包括细胞内蛋白分子、非蛋白类嘌呤分子及其降解产物、细胞外基质降解产物、分泌的细胞因子，其可与 PRR 结合，诱导自身免疫或免疫耐受，在关节炎、动脉粥样硬化、肿瘤、系统性红斑狼疮等疾病的发生与发展过程中发挥重要作用，同时在非感染性炎症疾病的诊断、治疗中有重要的应用前景。

（三）固有免疫细胞识别危险信号的分子——模式识别受体

模式识别受体是指广泛存在于固有免疫细胞和其他类型细胞的表面、胞内器室膜上、胞质和血液中的，一类能够直接识别外来病原体某些共有特定模式分子结构（一种或多种 PAMP/DAMP）的受体。根据 PRR 的主要生物学功能有调理作用、吞噬作用、炎性信号转导等，将其分为可溶型、细胞吞噬型和信号转导型（表 9–2）。

1. 可溶型 PRR　即分泌型模式识别受体，是机体被病原体感染或组织细胞损伤时血浆浓度急剧升高的一类急性期蛋白，如与细菌或真菌甘露糖/岩藻糖残基结合的甘露糖结合凝集素（MBL）、LPS 结合蛋白（LBP）、C 反应蛋白（CRP）等急性期蛋白。

2. 细胞吞噬型 PRR　又称胞膜型模式识别受体，是介导吞噬病原体的膜效应分子，包括甘露糖受体、清道夫受体和补体受体等。甘露糖受体主要表达于

表 9-2　模式识别受体及其识别结合的病原体相关模式分子

模式识别受体（PRP）	病原体相关模式分子（PAMP/DAMP）
可溶型 PRR	
甘露糖结合凝集素（MBL）	病原体表面的甘露糖/岩藻糖/N- 乙酰葡萄糖胺残基
LPS 结合蛋白（LBP）	革兰氏阴性脂多糖
C 反应蛋白（CRP）	细菌胞壁磷酰胆碱
细胞吞噬型 PRR	
甘露糖受体（MR）	细菌或真菌甘露糖和岩藻糖残基
清道夫受体	革兰氏阴性菌脂多糖/凋亡细胞表面磷脂酰丝氨酸相关配体
信号转导型 PRR	
TLR	革兰氏阳性菌蛋白聚糖/脂磷壁酸（如 TLR2）、革兰氏阴性菌脂多糖（如 TLR4）、分枝杆菌或支原体的脂蛋白/脂肽、真菌酵母多糖（如 TLR6）
RLR	病毒单链/双链 RNA，细菌或病毒非甲基化 CpG DNA
NLR	革兰氏阴性菌细胞壁成分内消旋二氨基庚二酸和细菌胞壁酰二肽（NOD1）、细菌胞壁酰二肽（NOD2）、尿酸结晶

树突状细胞和巨噬细胞表面，可直接结合表达于细菌或真菌细胞壁糖蛋白、糖脂分子末端的甘露糖和岩藻糖残基，并通过受体介导的内吞作用将病原体等抗原性异物摄入胞内，进而将抗原加工产物提呈给 T 细胞，启动适应性免疫应答以清除病原体。清道夫受体主要表达于巨噬细胞表面，可直接识别结合革兰氏阴性菌脂多糖、革兰氏阳性菌脂磷壁酸或体内衰老 / 凋亡细胞表面磷脂酰丝氨酸相关配体。吞噬细胞通过清道夫受体介导的内吞作用将病原菌或衰老 / 凋亡细胞摄入胞内有效清除，同时可将相关抗原加工产物提呈给 T 细胞，启动适应性免疫应答。

3. 信号转导型 PRR　又称胞质型模式识别受体，是一类广泛分布于固有免疫细胞和正常组织细胞胞质内的信号转导型 PRR，包括 Toll 样受体（TLR）家族、RIG-1 样受体家族（RIG-1-like receptor，RLR）和 NOD 样受体家族（NOD-like receptor，NLR）三大类，其主要功能是传递信号、活化细胞。

（1）TLR　是一类分布广泛的跨膜受体，因胞外段与果蝇蛋白 Toll 同源而得名，TLR 感知存在于细胞外或细胞内病原体的 PRR，可直接识别并结合革兰氏阳性菌蛋白聚糖 / 脂磷壁酸（如 TLR2）、革兰氏阴性菌脂多糖（如 TLR4）、分枝杆菌或支原体的脂蛋白 / 脂肽、真菌酵母多糖（如 TLR6），并通过激活干扰素调控因子（IRF）和 NF-κB 信号通路，诱导产生 I 型干扰素（interferon α/β，IFN-α/β）和 IL-1β 等促炎细胞因子，具有促进吞噬、诱发炎症反应和启动 T 细胞应答的作用。

（2）RLR　能感知存在于胞质中的病毒双链 RNA，并通过激活 IRF 和 NF-κB 信号通路，诱导产生 IFN-α/β 和 IL-1β 等促炎细胞因子。已知的 RLR 包括 3 种蛋白：RIG-1、MDA5 和 LGP2。

（3）NLR　为保守的胞质受体，其家族成员 NOD1 和 NOD2 主要分布于黏膜上皮细胞、巨噬细胞、树突状细胞和中性粒细胞的胞质中，可结合革兰氏阴性菌细胞壁成分内消旋二氨基庚二酸和细菌胞壁酰二肽，感知存在于胞质内的 DAMP 和病原体，激活 NF-κB 信号通路，诱导产生 IL-1β 等促炎因子，是抗细胞内病原菌感染的固有免疫信号通路中的重要受体。

二、固有免疫应答过程

（一）瞬时固有免疫应答阶段

瞬时固有免疫应答发生于感染 0~4 h。组织屏障作为机体的第一道防线，可阻挡外界病原体对机体或机体重要器官的入侵，具有即刻免疫防御作用。但是，当上皮出现损伤时，如有少量病原体能够突破机体屏障结构进入皮肤或黏膜下组织时，局部存在的巨噬细胞会快速穿过毛细血管壁定向募集到病原体周围，通过伪足包绕病原体并摄入到胞质内，完成吞噬降解。而中性粒细胞作为专职的吞噬细胞，可以在非激活状态下发挥强大的杀菌作用，它们主要对抗胞外寄生菌的入侵感染。同时，某些病原微生物的抗原组分可激活补体系统，补体系统的活化产物可形成膜攻击复合物（MAC）。MAC 在病原体细胞膜上穿孔，导致病原体的渗透溶解。

（二）早期固有免疫应答阶段

早期固有免疫应答发生于感染后 4~96 h。

1. 巨噬细胞的活化　巨噬细胞是正常组织处于稳态时驻留在其中的主要吞噬细胞群体，当它们被感染组织募集到炎症反应部位，其识别受体会与某些病原微生物成分如 LPS 或感染部位产生的 IFN-γ 和 MIP-1α 等细胞因子相结合，再通过不同的信号转导途径将活化信号传入核内，激活巨噬细胞内相关效应分子基因转录和表达。活化后的巨噬细胞可产生大量促炎细胞因子和其他炎症介质，增强血管通透性，进一步增强、扩大机体固有免疫应答和炎症反应，产生如下效应：①白三烯和前列腺素 D_2 等炎症介质和 MIP-1α/β、MCP-1 等趋化性细胞因子使局部血管扩张、通透性增强，有助于血管内补体、抗体和下丘脑体温调节中枢引起发热，对体内病原体生长产生抑制作用。②TNF-α 和血小板活化因子可使局部血管内皮细胞和血小板活化，引起凝血、血栓封闭血管，从而阻止局部病原体进入血流向全身扩散。③促炎细胞因子 IL-1β 作为内源性致热原，作用于下丘脑体温调节中枢，对病原体生长产生抑制作用。④促炎细胞因子也是诱发急性期反应的主要物质，可促进骨髓细胞生成并释放大量中性粒细胞入血，以提高机体抗感染免疫应答能力，还可刺激肝细胞合成、分泌一系列急性期蛋白，其中 C 反应蛋白（CRP）和甘露糖结合凝集素（MBL）可激活补体系统，产生抗感染免疫。

2. B1 细胞活化　B1 细胞抗原受体缺乏多样性，主要识别某些细菌表面共有的多糖抗原（如脂多糖、荚膜多糖等），是一类在接触抗原刺激后的短时间内以分泌天然 IgM 为主的免疫细胞。IgM 具有较强的补体固定能力，可以通过增强补体的溶解效应清除相应的病原微生物。

3. NK 细胞、γδT 细胞和 NKT 细胞活化　它们对于靶细胞的识别不受限于 MHC，并且可以通过分泌与细胞毒性相关的效应分子如穿孔素、颗粒酶，激活 Fas/FasL、TNF-α/TNFR-Ⅰ 作用途径来杀伤胞内寄生菌和受感染的靶细胞，并分泌多种细胞因子和炎症介质参与免疫调节，在早期抗感染免疫中发挥重要作用。

（三）适应性免疫应答启动阶段

适应性免疫应答启动发生于感染 96 h 后。被活化的 DC 和巨噬细胞是这个阶段主要的参与者，它们将摄入的病原微生物或抗原加工处理成抗原肽 -MHC 分子复合物并表达于细胞表面，同时协调表面共刺激分子（如 B7 和 ICAM-1 等）表达上调，再经过循环系统进入外周，将抗原肽 -MHC 分子复合物提呈给抗原特异性淋巴细胞，诱发适应性免疫应答。

三、固有免疫应答特点

（一）固有免疫细胞的识别特点

固有免疫细胞虽无特异性识别受体，但可通过表面模式识别受体识别表达 PAMP 的病原体和凋亡细胞，或通过调理性受体识别与 IgG/C3b 结合的病原体。

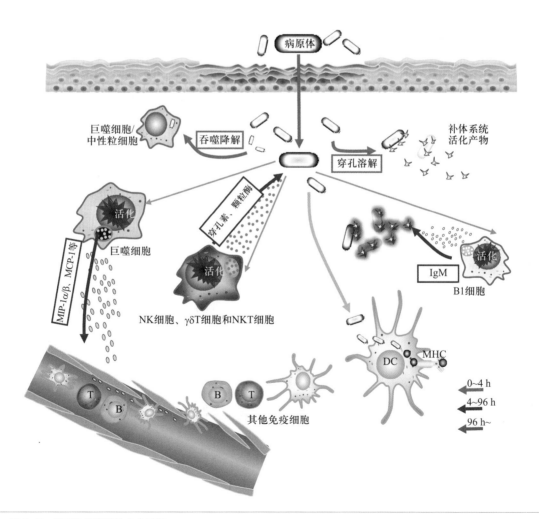

图 9-5　固有免疫应答的 3 个时期

吞噬细胞和 DC 等不表达特异性抗原识别受体，但表达模式识别受体，可识别含 PAMP 的病原体和凋亡细胞，或通过调理性受体识别与 IgG/C3b 结合的病原体。NK 细胞表面杀伤活化受体（NKG2D）和自然细胞毒性受体可识别表达于某些肿瘤和病毒感染细胞表面的相应配体（非 HLA-Ⅰ类分子）而被激活，并发挥杀伤作用。NKT 细胞、γδT 细胞和 B1 细胞可通过表面泛特异性抗原识别受体，识别肿瘤和病毒感染细胞表面某些特定分子或病原体表面 PAMP，从而被激活并产生效应。

（二）固有免疫细胞的应答特点

固有免疫细胞表面具有多种趋化性细胞因子或趋化因子的受体，在感染部位趋化因子作用下，通过表面 PRR 直接识别病原体或凋亡细胞相应配体而激活，不经克隆扩增即可迅速产生免疫效应。固有免疫细胞寿命短，无免疫记忆，无免疫耐受。

四、固有免疫应答与适应性免疫应答的关系

（一）固有免疫应答启动适应性免疫应答

例如，巨噬细胞作为重要的固有免疫细胞，在吞噬和杀伤清除病原微生物等异物的同时，也启动了抗原加工和提呈。它们将抗原降解为小分子肽段，并以抗原肽-MHC 复合物的形式表达于细胞表面，供 T 细胞识别，从而产生 T 细胞活化第一信号。与此同时，巨噬细胞通过表面的模式识别受体结合微生物后，其表面的共刺激分子和黏附分子的表达增强，它们与 T 细胞表面的共刺激分子结合，成为 T 细胞活化第二信号。

（二）固有免疫应答影响适应性免疫应答的类型

固有免疫细胞如 Mφ 通过表面的模式识别受体对不同种类的病原体进行识别，接受不同病原体相关分子模式的刺激，向不同的方向（M1 或 M2）分化后，可产生如 Th1 型或 Th2 型细胞因子。这些不同的细胞因子可调节特异性免疫细胞的分化方向，从而影响适应性免疫应答的类型。

（三）固有免疫应答还能协助适应性免疫应答发挥免疫效应

例如，适应性免疫中 B 细胞产生的抗体需要补体参与，才能发挥杀伤病原体的作用。又如，适应性免疫应答中，辅助 T 细胞分泌的细胞因子可通过活化吞噬细胞和 NK 细胞，以增强它们的吞噬杀伤功能，从而有效地清除入侵的病原体。

固有免疫应答和适应性免疫应答的主要特点见表 9-3。

表 9-3　固有免疫应答和适应性免疫应答的主要特点

	固有免疫应答	适应性免疫应答
主要参与细胞	黏膜上皮细胞、吞噬细胞、NK、NKT、γδT、B1 细胞	αβT 细胞、B2 细胞、APC、Tc 细胞、Th 细胞
主要参与分子	补体、细胞因子、抗菌蛋白、酶类	特异性抗体
作用时相	即刻~96 h	96 h 以后
识别受体	模式识别受体、胚系基因直接编码、较少多样性	特异性抗原识别受体、胚系基因片段重排、高度多样性
识别特点	直接识别病原体共有高度保守的分子结构，具有识别"非己"能力	具有高度特异性
作用特点	不经克隆扩增和分化，迅速产生免疫作用，无免疫记忆	经克隆扩增和分化成效应细胞发挥作用，具有免疫记忆
维持时间	较短	较长

（周　洪）

数字课程学习

📺 教学 PPT　　　　✏️ 自测题　　　　📕 本章小结　　　　💬 复习思考题

第十章

T 细胞

提要:

• T 细胞在胸腺经历阳性选择和阴性选择发育成熟,获得功能性 TCR 表达、识别抗原的 MHC 限制性和自身耐受性。

• T 细胞具有抗原识别受体(TCR-CD3)、辅助受体(CD4、CD8)和共刺激分子(CD28、CTLA-4 等)等表面标志。

• T 细胞是异质性群体,不同 T 细胞亚群具有不同的生物学特征和功能。

T 细胞是免疫应答的核心成员,它们起源于骨髓造血干细胞(HSC),分化成熟的 T 细胞膜表面有抗原受体,能特异性识别抗原而活化、增殖、分化,产生细胞免疫应答,并发挥重要的免疫调节作用。

第一节 T 细胞的分化发育

T 细胞是一类高度异质性的细胞群体,它们在胸腺分化成熟,具有 TCR-CD3、CD4、CD8 和 CD28 等细胞表面分子,活化的 T 细胞能发挥细胞免疫和免疫调节等多种生物学效应。

来自骨髓的祖 T 细胞(pro-T cell)从胸腺皮髓交界处进入胸腺,首先移行至胸腺皮质外层,再逐渐向深皮质区、皮髓交界和髓质区迁移,在迁移过程中伴随着一系列 T 细胞膜表面分子的表达和消失,

这些膜分子不仅是 T 细胞分化阶段的标志,也影响着 T 细胞的分化过程。

一、T 细胞在胸腺的分化过程和 TCR 的表达

T 细胞分化过程可分为祖 T 细胞、前 T 细胞、双阴性 T 细胞(double negative T cell, DN 细胞)、双阳性 T 细胞(double positive T cell, DP 细胞)和单阳性 T 细胞(single positive T cell)阶段。如图 10-1 所示,祖 T 细胞和前 T 细胞在胸腺皮质区仍保留干细胞的某些膜标志(如 CD4$^+$),膜表面 T 细胞标志均阴性(TCR-CD3$^-$,CD4$^-$CD8$^-$)至 DN 细胞(CD4$^-$CD8$^-$)开始出现 CD3 δ 链和 TCRβ 链基因重排,随之膜表面呈现 CD3 分子和 pre-TCR(替代 α 链和 TCRβ 链)的表达,迁移至胸腺皮髓交界处的 DP 细胞(CD4$^+$CD8$^+$)膜表面表达完整的 TCRαβ 分子,具备了特异性识别抗原的能力。DP 细胞经历阳性选择和阴性选择,分化为成熟的 SP 细胞(CD4$^+$CD8$^-$ 或 CD4$^-$CD8$^+$)。通常将胸腺中处于不同发育阶段的 T 细胞又称为胸腺细胞,将分化成熟进入外周免疫器官尚未接触抗原的 T 细胞称为初始 T 细胞。

TCR 的表达是 T 细胞在胸腺分化的重要事件,成熟 T 细胞 90%~95% 表达 TCRαβ,5%~10% 表达 TCRγ δ。TCR 识别抗原的多样性与其胚系基因多态性、基因重组等有关。

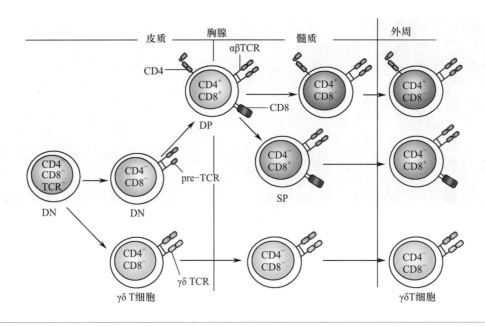

图 10-1　T 细胞在胸腺的发育过程

🖱️ **拓展阅读 10-1**　TCR 编码基因及 TCR 多样性

二、T 细胞分化的胸腺选择

功能性 TCRαβ 的表达是 T 细胞进入胸腺选择的基本条件。①阳性选择（positive selection）：凡 TCRαβ 不能与胸腺皮质上皮细胞（cortical thymic epithelial cell，cTEC）表面 MHC 分子结合或结合力过强的 DP 细胞，不再继续分化，以细胞凋亡形式被清除，占 DP 细胞的 95%。只有 5% 左右的 DP 细胞，其 TCR 能以适当亲和力与 cTEC 表面自身肽 -MHC 分子复合物结合而继续分化。若 DP 细胞 TCR 识别的是自身肽 -MHC I 类分子复合物，则 DP 细胞表面 CD8 分子表达水平增高，CD4 分子表达降低甚至丢失，DP 细胞转变成 CD4⁻CD8⁺SP 细胞；若 DP 细胞 TCR 识别的是自身肽 -MHC II 类分子复合物，其表面 CD4 分子表达水平增高，CD8 分子表达降低直至丢失，转变为 CD4⁺CD8⁻SP 细胞。②阴性选择（negative selection）：胸腺髓质上皮细胞（medulla thymic epithelial cell，mTEC）、树突状细胞（DC）、巨噬细胞高表达自身抗原肽 -MHC I 类分子和 MHC II 类分子复合物。若移行至胸腺髓质的 SP 细胞 TCR 与 DC、巨噬细胞表面自身肽 -MHC 分子复合物高亲和力结合，导致 SP 细胞凋亡；若 SP 细胞 TCR 不与 DC、巨噬细胞表面自身肽 -MHC 分子复合物结合，则成为成熟 T 细胞。因此，通过阳性选择使 T 细胞在识别抗原时具有 MHC 限制性，通过阴性选择清除了自身反应性 T 细胞。T 细胞分化的胸腺选择过程见图 10-2。

第二节　T 细胞表面分子及其作用

T 细胞表面有多种膜分子，某些为 T 细胞所特有，某些为 T 细胞与其他细胞所共有。它们参与 T 细胞对抗原的识别、免疫细胞间的相互作用和 T 细胞免疫效应过程，也是分离和鉴别 T 细胞的重要依据。

一、TCR-CD3 复合物

TCR-CD3 复合物是 T 细胞特有的标志，表达于所有 T 细胞，由 T 细胞受体（TCR）和 CD3 分子以非共价键结合形成。

TCR 分子是由 α 链与 β 链或 γ 链与 δ 链组成的异二聚体，其中 αβT 细胞占 90% 以上，γδT 细胞所占比例不足 10%。TCRαβ 的结构如图 10-3 所示，α 链和 β 链胞外区均包含两个 Ig 样区，其中一个 V 区

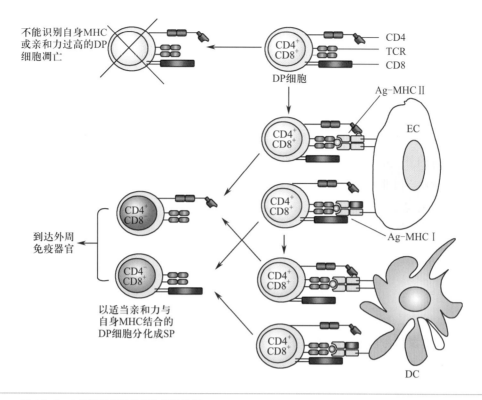

图 10-2 T细胞的阳性选择和阴性选择

和一个 C 区，两条链的 V 区都含有 3 个互补决定区（CDR1、CDR2、CDR3），共同识别 Ag-MHC 分子复合物，V 区具有高度多样性。TCR 胞质区很短，不能转导活化信号。TCR 跨膜区带正电荷的氨基酸残基（赖氨酸和精氨酸等）与 CD3 分子跨膜区中带负电荷的氨基酸形成离子键，组成 TCR-CD3 复合物，TCR

识别抗原的信号通过 CD3 分子传导至细胞内。

CD3 分子由 6 条跨膜肽链组成，多以 γε、δε 和 ζζ 3 种二聚体组合的方式存在。每条肽链胞质区都有免疫受体酪氨酸激活模体（ITAM），该基序序列相对保守，由包括两个酪氨酸 –X–X– 亮氨酸（X 为任意氨基酸）序列的 17 个氨基酸残基组成。当 TCR

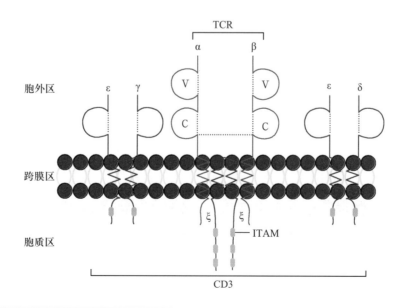

图 10-3 TCR-CD3 复合物

识别抗原后，通过 CD3 分子胞质区的 ITAM 转导 T 细胞活化信号。

二、CD4 和 CD8 分子

CD4 分子表达于 65% 左右的外周血 T 细胞，CD8 分子表达于 35% 左右的外周血 T 细胞。CD4 和 CD8 分子结构如图 10-4 所示。CD4 分子为单链，胞外区有 4 个 Ig 样区，其中近氨基端的两个功能区能与 MHC Ⅱ 类分子的 β2 区结合，在 TCR 识别 Ag-MHC 复合物时增强 CD4+T 细胞与抗原提呈细胞（APC）之间的亲和力及其信号转导。CD8 分子由 α 和 β 链组成，胞外区氨基端各有一个 Ig 样区，能与 MHC Ⅰ 类分子的 α3 区结合，增强细胞毒性 T 细胞（CTL）与靶细胞之间的亲和力及信号转导。CD4 和 CD8 分子的胞内区结合有酪氨酸蛋白激酶（p56^{Lck}），活化的酪氨酸蛋白激酶可使 CD3 分子胞内区 ITAM 的酪氨酸磷酸化，启动细胞内一系列酶活化的级联反应，导致 T 细胞活化，故 CD4 分子和 CD8 分子还参与 TCR 活化信号的转导，被称作 TCR 的"共受体"（co-receptor）。

另外，CD4 和 CD8 分子与 T 细胞在胸腺的分化发育过程相关；CD4 分子还能与 HIV 包膜蛋白 gP120 结合，是 HIV 感染 CD4+T 细胞的特异性受体。

三、CD2 分子

CD2 分子又被称为淋巴细胞功能相关抗原 -2（lymphocyte function associated antigen-2，LFA-2）。90% 以上的成熟 T 细胞、50%～70% 的胸腺细胞及部分 NK 细胞表达 CD2 分子。CD2 分子胞外区有两个 Ig 样结构域（一个 V 区、一个 C 区）。CD2 分子与其配体 LFA-3（CD58）、CD59 或 CD48 分子结合后，能加强 T 细胞与其他细胞间的黏附，促进 T 细胞的活化。另外，T 细胞在没有 TCR-CD3 信号时，抗 CD2 单抗与 CD2 分子结合可以直接介导 T 细胞的旁路活化，引起 T 细胞增殖和细胞因子产生，因此，CD2 是 T 细胞旁路活化分子。人类 T 细胞表面的 CD2 分子能与绵羊红细胞结合，又称为绵羊红细胞受体。

四、CD28 和 CTLA-4

90% 的 CD4+T 细胞和 50% 的 CD8+T 表达 CD28 分子，CTLA-4 只表达在活化的 T 细胞表面。它们都是由两条多肽链组成的同源二聚体，每条链的胞外区都有一个 Ig 样 V 区。CD28 和 CTLA-4 的天然配体都是 B7 分子（包括 CD80 和 CD86），但 CD28 分子胞质区带有 ITAM，CTLA-4 胞质区有免疫受体酪氨酸抑制模体（immunoreceptor tyrosine-based inhibitory

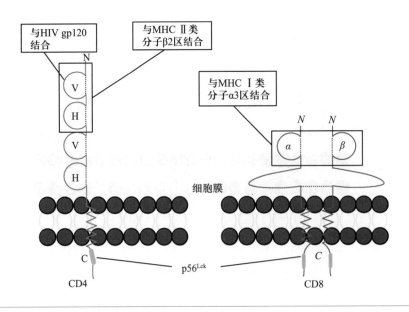

图 10-4　CD4、CD8 分子的结构和功能示意图

motif，ITIM），ITIM 向活化 T 细胞传递抑制信号。由于 CTLA-4 与 B7 的亲和力高于 CD28，故 CTLA-4 的抑制信号往往占优势。这是机体调控免疫应答强度、避免 T 细胞过度活化的一个重要反馈机制（图 10-5）。

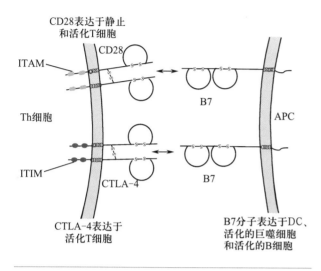

图 10-5　CD28 及 CTLA-4 的作用示意图

五、CD45

CD45 表达于所有白细胞，因此又被称为白细胞共同抗原（leukocyte common antigen，LCA）。CD45 是单链分子，其特点是存在异构型，主要包括 CD45RA、CD45RB、CD45RC 及 CD45RO 等。不同 T 细胞亚群表达的 CD45 分子不同，CD45RA 分子主要表达于初始 T 细胞，CD45RO 分子存在于活化或记忆 T 细胞。

六、CD40L

CD40L 主要表达于活化的 CD4+T 细胞。CD40L 与 B 细胞表面的 CD40 结合，可以促进 B 细胞活化和记忆 B 细胞的产生，也对 T 细胞的功能和记忆 T 细胞的生成具有调节作用。

七、LFA-1

LFA-1 与配体 ICAM-1 结合介导 T 细胞与 APC 等细胞的黏附，参与 T 细胞的活化、增殖、分化及

归巢等多种生理过程。

 拓展阅读 10-2　αβT 细胞表面主要分子及其作用

第三节　T 细胞亚群及其功能

T 细胞是高度不均一的细胞群体，通常根据其表面分子及功能不同进行分类。

一、根据 TCR 肽链构成不同分类

根据 TCR 肽链构成不同将 T 细胞分为 αβT 细胞和 γδT 细胞。αβT 细胞是机体免疫系统的主要 T 细胞群体，成熟的 αβT 细胞多是 CD4+T 或 CD8+T 单阳性细胞，而 γδT 细胞在黏膜上皮中分布丰富，多是 CD4−CD8− 双阴性细胞和 CD8+T 细胞。αβT 细胞和 γδT 细胞的免疫学特性有很多不同（表 10-1）。

表 10-1　αβT 细胞和 γδT 细胞的区别

	αβT 细胞	γδT 细胞
外周血 T 细胞比例	90%~95%	5%~10%
分布	外周免疫器官	黏膜上皮组织
表型		
CD2+CD3+	100%	100%
CD4+	~65%	<1%
CD8+	~35%	~30%
CD4+CD8+	<1%	<1%
CD4−CD8−	<1%	~60%
TCR 识别抗原	高度多样性，特异性强	特异性低
MHC 限制性	有	无
识别配体	肽 +MHC	多肽、磷脂、CD1 提呈的抗原
效应细胞	Th、Tc、Treg	Tc
记忆细胞	Tm	?

二、根据 T 细胞所处活化阶段分类

根据 T 细胞所处活化阶段分为初始 T 细胞（naïve T cell，Tn 细胞）、效应 T 细胞（effector T cell，Teff 细胞）和记忆 T 细胞（memory T cell，Tm 细胞）。

Tn 细胞是在外周免疫器官定居尚未接触抗原的成熟 T 细胞，处于细胞周期的 G_0 期，表达 CD45RA 分子和高水平的 L- 选择素（CD62L），是参与淋巴细胞再循环的最主要细胞。初始 T 细胞识别抗原后，可分化为效应 T 细胞和记忆 T 细胞，此时细胞表达 CD45RO 分子和高水平的 IL-2 受体。Tm 细胞是长寿细胞，处于 G_0 期，是再次免疫应答的主要储备细胞。Teff 细胞是处于活化状态能迅速发挥免疫效应的细胞。

拓展阅读 10-3　Tn 细胞、Teff 细胞、Tm 细胞的区别

三、根据 CD4 和 CD8 分子的表达情况分类

根据 CD4 和 CD8 分子的表达情况将 T 细胞分为 $CD4^+T$ 细胞和 $CD8^+T$ 细胞。$CD4^+CD8^-T$ 细胞和 $CD4^-CD8^+T$ 细胞在外周淋巴组织和外周血中的数量相对稳定（外周血中 $CD4^+T$ 约占 65%，$CD8^+T$ 约占 35%），其绝对数或比值发生变化，意味着免疫功能异常，可能与某些疾病相关。初始 $CD4^+T$ 细胞和 $CD8^+T$ 细胞可在外周识别抗原而活化，并分化为 Teff 细胞。

$CD4^+Teff$ 细胞主要通过分泌细胞因子辅助免疫应答，包括辅助性 T 细胞（helper T lymphocyte，Th 细胞）和调节性 T 细胞（regulatory T cell，Treg 细胞），$CD8^+T$ 细胞的作用主要是对靶细胞的直接杀伤，被称为细胞毒性 T 细胞（cytotoxic T lymphocyte，CTL）。

四、根据 T 细胞功能不同分类

根据 T 细胞功能不同可将 T 细胞分为 Th 细胞、CTL 和 Treg 细胞。

（一）Th 细胞

Th 细胞为 $CD4^+T$ 细胞。初始 $CD4^+T$ 细胞识别抗原而发生活化、增殖，并分化为功能不同的亚群。如图 10-6 所示，细胞因子是决定 $CD4^+T$ 细胞分化方向的关键因素。

1. Th1 细胞和 Th2 细胞的分化　初始 $CD4^+T$ 细胞（Th0 细胞）分化为 Th1 细胞和 Th2 细胞取决于应答早期的抗原性质和细胞因子类型。IL-12 和 IFN-γ 是 Th1 细胞分化的关键因子，胞内寄生菌、寄生虫或细菌脂多糖等能促使 DC 和巨噬细胞活化并产生 IL-12；活化的 NK 细胞和 $CD4^+T$ 细胞产生 IFN-γ，并上调 DC 和巨噬细胞产生 IL-12 和增强活化 $CD4^+T$

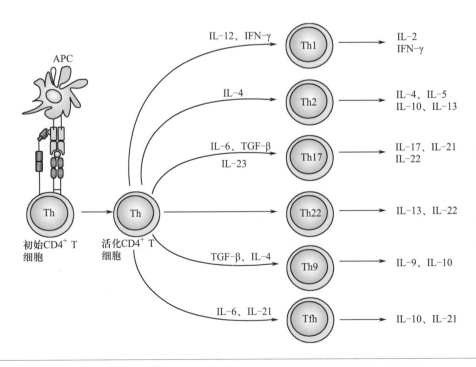

图 10-6　Th 细胞亚群分化及其分泌的细胞因子

细胞 IL-12R 的活性，因此 Th1 细胞主要介导以抗胞内病原体的感染为主的细胞免疫。可溶性抗原和 IL-4 是 Th2 细胞分化的关键因素。IL-4 由 NKT 细胞、嗜酸性粒细胞、嗜碱性粒细胞及 Th2 细胞产生，剔除 IL-4 基因导致小鼠体内 Th2 细胞缺失。

Th1 细胞和 Th2 细胞间存在相互调节。Th1 细胞分泌的 IFN-γ 能抑制 Th2 细胞的增殖，Th2 细胞分泌的 IL-4 和 IL-10 可通过下调树突状细胞、巨噬细胞产生 IL-12，而抑制 Th1 细胞的形成。由于抗原类型的不同，会引起 Th1 细胞和 Th2 细胞的分化不平衡。如胞内寄生病原体感染、肿瘤和某些自身免疫病发生时，体内 Th1 细胞分化占优势；特应性皮炎和支气管哮喘等超敏反时 Th2 细胞分化占优势。

Th1 细胞和 Th2 细胞的主要功能和分化调节见图 10-7。

2. Th17 细胞的分化　Th17 细胞以产生 IL-17 为特征。TGF-β、IL-6、IL-23 和 IL-1 等细胞因子在初始 CD4⁺T 细胞分化为 Th17 细胞过程中起关键作用。分化形成的 Th17 细胞可分泌 IL-17、IL-21、IL-22、TNF-α 和 IL-26 等细胞因子，介导固有免疫和炎症反应，在自身免疫病的发生发展中起重要作用。

3. Th22 细胞的分化　Th22 细胞主要分布在皮肤表皮层，通过分泌 IL-22、IL-13 和 TNF-α 参与皮肤炎症反应和组织修复。

4. Th9 细胞的分化　Th9 细胞由 Th2 细胞经 TGF-β 和 IL-4 诱导产生，因其分泌 IL-9 而得名。Th9 细胞与自身免疫病、过敏性炎症反应的发生相关。

5. Tfh 细胞的分化　Tfh 细胞位于外周免疫器官的淋巴滤泡区，因此命名为滤泡辅助性 T 细胞（follicular B helper T cell，Tfh 细胞）。其作用主要是在淋巴滤泡区辅助 B 细胞在生发中心的存活、增殖和分化。因其主要分泌 IL-21，又称为 Th21 细胞。

（二）CTL

初始 CD8⁺T 细胞在外周免疫器官与靶细胞接触，通过一系列膜分子的黏附和识别，初始 CD8⁺T 细胞活化、增殖并分化为效应性 CTL，通过释放穿孔素、颗粒酶等机制对靶细胞产生特异性杀伤。

（三）Treg 细胞

Treg 细胞是具有免疫抑制效应的 CD4⁺T 细胞。根据 Treg 细胞的来源将其分为自然性 Treg 细胞（natural Treg cell，nTreg 细胞）和诱导性 Treg 细胞（inducible Treg cell，iTreg 细胞）。nTreg 细胞在胸腺发育并经历阳性选择和阴性选择，也被称为胸腺 Treg 细胞（thymic Treg cell，tTreg 细胞）。人类 nTreg 细胞占外周血 CD4⁺T 细胞的 5%~10%，其特征性表型为 CD4⁺CD25⁺Foxp3⁺，通过分泌 TGF-β、IL-10、IL-35 等细胞因子及细胞 - 细胞间直接接触等机制发挥免疫抑制功能。iTreg 细胞由外周初始 CD4⁺T 细胞在抗原和多种细胞因子诱导下产生，故称为诱导性 Treg 细胞，又称为适应性调节 T 细胞（adaptive regulatory T cell，aTreg 细胞），主要包括 Tr1 细胞和 Th3 细胞（图 10-8）。Tr1 细胞主要通过分泌 IL-10 和 TGF-β 抑制炎性自身免疫反应，抑制 Th1 细胞介导的淋巴细胞增殖和排斥反应；Th3 细胞通过分泌 TGF-β 抑制黏膜免疫，参与口服免疫耐受的诱导。

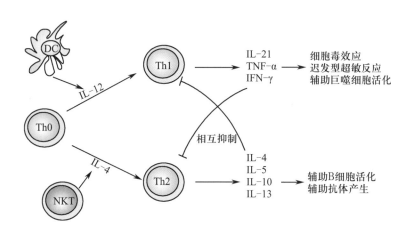

图 10-7　Th1 细胞和 Th2 细胞的主要功能与分化调节示意图

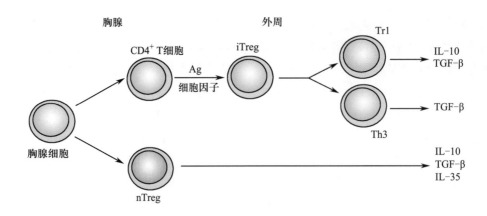

图 10-8 Treg 细胞亚群

Treg 细胞通过多种途径发挥免疫抑制功能，在维持免疫耐受、防治自身免疫病和超敏反应、调控抗感染免疫及肿瘤发生等方面均有重要作用。

（邓　凯）

数字课程学习

📹 教学 PPT　　　✏️ 自测题　　　🔖 本章小结　　　💬 复习思考题

第十一章

B 细胞

提要:

• B 细胞分化过程分为抗原非依赖期和抗原依赖期。

• 成熟 B 细胞表面具有抗原识别受体（BCR-IgαIgβ）、共受体（CD19、CD21 和 CD81）、抑制性受体（CD32、CD22 等）和共刺激分子（CD40、CD80 和 CD86）等表面标志。

• B 细胞亚群包括 B1 细胞、B2 细胞和调节性 B 细胞。

B 细胞同样是免疫系统的重要组成部分，是免疫应答的核心成员，B 细胞也均起源于骨髓造血干细胞。分化成熟的 B 细胞膜表面有抗原受体，能特异性识别抗原而活化、增殖、分化，转变为浆细胞产生抗体参与体液免疫应答，并发挥重要的免疫调节作用。

第一节　B 细胞

B 细胞起源于骨髓造血干细胞（HSC），因在哺乳动物骨髓或鸟类法氏囊（bursa of Fabricius）分化成熟而称之为 B 细胞。成熟 B 细胞主要定居于外周免疫器官的淋巴滤泡中，是体内唯一能产生抗体的细胞。

人类首次发现 B 细胞的存在可追溯至 1890 年，

德国科学家贝林和日本科学家北里柴三郎发现血液中存在抗白喉与破伤风的"抗毒素"。德国科学家埃尔利希认为这些"抗毒素"是由一类表达多种受体的细胞产生的，这些受体经过特定的抗原刺激后，导致细胞大量增殖，最终产生与抗原互补的物质。1930 年之后随着人们对抗体认识的不断深入，并经过一系列对多个物种的研究，1965 年，科学家们最终发现并成功鉴定 B 细胞。

一、B 细胞的分化发育

B 细胞的分化发育可分为抗原非依赖期和抗原依赖期两个阶段。

（一）抗原非依赖期

抗原非依赖期是指淋巴样干细胞在骨髓分化为成熟 B 细胞的过程，其分化过程包括造血干细胞、淋巴样干细胞、祖 B 细胞（pro B cell）、前 B 细胞（pre B cell）、未成熟 B 细胞（immature B cell）和成熟 B 细胞（mature B cell）阶段（图 11-1）。B 细胞在此时期的最重要任务是完成功能性 BCR 的表达和自身免疫耐受的形成。在此过程中，骨髓微环境特别是骨髓基质细胞表达的细胞因子和黏附分子发挥了重要作用。

1. B 细胞受体（BCR）的发育　BCR 是 B 细胞的特征性膜标志，为表达于 B 细胞表面的免疫球蛋白，即膜型免疫球蛋白（mIg）。在胚系阶段，编码

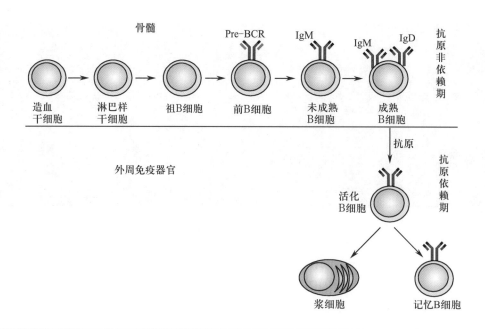

图 11-1 B 细胞分化阶段

BCR 的基因群为数量众多、分隔存在的基因片段。在骨髓发育过程中，这些基因片段通过基因重排产生能识别特异性抗原的、数量众多的 BCR。早期祖 B 细胞首先发生 Ig 重链 V 区基因 D-J 重排，晚期祖 B 细胞发生 V-D-J 重排，祖 B 细胞阶段没有 mIg 表达，但已表达 Igα/Igβ 二聚体。如图 11-1 所示，大前 B 细胞阶段表达完整的 μ 链，与替代轻链共同组成 pre-BCR，此替代轻链由 Vpre-B 和 λ5 两种蛋白组成，能抑制另一条重链基因的重排。分化到小前 B 细胞阶段，轻链 V-J 基因发生重排，至未成熟 B 细胞阶段膜表面才出现完整的 mIgM。若此时遇到抗原，导致 B 细胞凋亡而克隆清除，形成自身免疫耐受。当 B 细胞膜表面出现 mIgD，标志着 B 细胞分化成熟。成熟 B 细胞特征性膜标志为 mIgM⁺mIgD⁺。

拓展阅读 11-1 BCR 基因结构及基因重排

2. BCR 多样性形成机制 包括 BCR 基因的组合多样性、连接多样性、N 区插入、受体编辑和体细胞高频突变。其中只有体细胞高频突变发生在 B 细胞分化的抗原依赖期。

（1）BCR 基因组合的多样性 编码 BCR 的基因有：重链 V 区的 V、(D)、J 基因，轻链 V 区的 V、J 基因和轻重链 C 区的 C 基因，每种基因又由很多的基因片段组成。因此，重链基因的组合、轻链基因的组合、重链基因与轻链基因的组合，将产生众多不同特异性的 BCR。

（2）BCR 基因连接的多样性 特定的 V、D 或 J 片段在发生 DJ、V-DJ 或 VJ 连接时，可以丢失、替换或加入数个核苷酸，最后导致 V 区氨基酸组成的变化，从而改变 BCR 的特异性，增加了 BCR 的多样性。

（3）N 区插入 V 区基因重排时，在末端脱氧核苷酸转移酶（TdT）作用下，N 区核苷酸片段可随机加在 VJ 连接处及 VDJ 连接处的 D 片段的两侧。N 区核苷酸片段最多可由 6 个核苷酸组成，且富含 G（鸟嘌呤）和 C（胞嘧啶），防止形成终止密码（UAA、UGA 和 UAG 或 TAG）。由于额外插入了 N 区，可发生移码突变，使插入部位及下游密码子发生改变，从而编码不同的氨基酸，增加了 BCR 的多样性。

（4）受体编辑 未成熟 B 细胞表面 mIgM 与骨髓自身抗原结合，而发生细胞凋亡形成克隆清除（clone deletion）。另有些识别自身抗原的未成熟 B 细胞未被克隆清除，而是发生轻链 VJ 基因再次重排，形成新的轻链替代自身反应性轻链，使 BCR 受体特异性发生改变，成为对自身抗原无应答的细胞克隆而继续发育成熟，此机制被称为受体编辑（receptor editing）。未成功进行受体编辑的 B 细胞发生凋亡。受体编辑可进一步增加 BCR 的多样性。

（5）体细胞高频突变　是指成熟 B 细胞在生发中心接受抗原刺激后，编码 V 区 CDR 的基因发生某些碱基的点突变，而改变 BCR CDR 结合抗原的亲和力。体细胞高频突变可以增加抗体的多样性并促使抗体亲和力成熟。

3. B 细胞阴性选择　如前所述，未成熟 B 细胞表面 mIgM 与骨髓自身抗原结合而发生克隆清除。其中有些 B 细胞可通过受体编辑改变其 BCR 特异性而存活下来，未成功进行受体编辑的 B 细胞死亡。另外，未成熟 B 细胞识别自身抗原可使 mIgM 表达下降，该 B 细胞即使进入外周对抗原刺激也不应答，称为无反应性（anergy），又称失能。因此，骨髓发育过程中，未成熟 B 细胞通过克隆清除、受体编辑和无反应性等机制形成了对自身抗原的中枢免疫耐受。

（二）抗原依赖期

在骨髓发育、分化、成熟的初始，B 细胞迁移到外周免疫器官。在外周免疫器官形成一个庞大的 B 细胞库，这些初始 B 细胞具有高度 BCR 多样性，能精确识别各种抗原分子。在外周免疫器官，初始 B 细胞被相应抗原激活后可进一步活化增殖分化为效应 B 细胞，进而转变为浆细胞产生抗体和记忆 B 细胞。

二、B 细胞的表面分子及其作用

B 细胞表面有多种膜分子，参与 B 细胞的抗原识别、活化、增殖分化等过程，也是分离和鉴定 B 细胞的重要依据。

（一）B 细胞抗原受体复合物

B 细胞抗原受体复合物由结合抗原的膜表面免疫球蛋白（mIg）和传递信号的 CD79a（Igα）/CD79b（Igβ）组成。

mIg 表达于所有成熟的 B 细胞表面，其胞外区是典型 Ig 单体，通过 V 区特异性结合抗原，胞内部分很短，仅有 3 个氨基酸，不能传递抗原刺激信号。mIg 跨膜区含有较多羟基，与 Igα/Igβ 跨膜区极性氨基酸靠静电吸引组成 BCR 复合物（图 11-2）。

Igα 和 Igβ 均是 Ig 基因超家族的成员，有胞外区、跨膜区和胞内区。在胞外区的近胞膜处以二硫键相连，构成二聚体。胞内区相对较长，有 ITAM，其作用是转导 BCR 识别抗原所产生的信号。

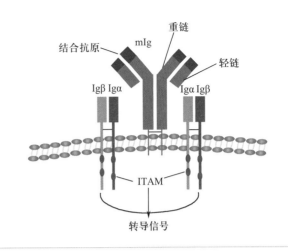

图 11-2　BCR 复合物结构模式图

（二）B 细胞共受体

CD19、CD21 和 CD81 在 B 细胞表面以非共价键相连，组成 B 细胞的共受体。其作用是增强 BCR 对抗原的识别、与 Igα/Igβ 共同传递 B 细胞活化的第一信号。CD21 即 CR2，亦为 C3d 的受体，能与补体成分 C3dg、C3di、C3b 结合，其中与 C3dg 亲和力最高。CD21 也是 EB 病毒受体（图 11-3）。

（三）CD40、CD80 及 CD86

CD40、CD80 及 CD86 是 B 细胞活化的共刺激信号分子。

1. CD40　组成性地表达于成熟 B 细胞表面，是肿瘤坏死因子受体家族（TNFRSF）成员。配体是 CD40L（CD154），表达于活化 T 细胞表面。CD40 与 CD40L 结合，是 B 细胞活化的共刺激信号，是 B 细

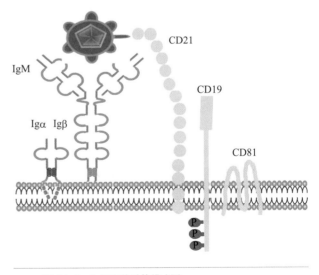

图 11-3　B 细胞共受体模式图

胞活化的必备信号。

2. CD80（B7–1）和 CD86（B7–2）　在静息 B 细胞不表达或低表达，活化 B 细胞表达显著增强。当其与 T 细胞表面配体 CD28、CTLA–4 结合时，使 T 细胞获得共刺激信号。

（四）CD32、CD22

CD32 和 CD22 胞内区有 ITIM 基序，是 B 细胞的抑制性受体。CD32（FcγR Ⅱ–b）通过抗原 –IgG 复合物与 BCR 交联而负向调节 B 细胞活化；CD22 特异表达于 B 细胞表面，表达量随着 B 细胞的成熟和活化而增加，浆细胞不表达 CD22，其作用是负向调节 CD19CD21CD81 共受体。

（五）黏附分子

表达于 B 细胞的黏附分子主要有 ICAM–1（CD54）和 LFA–1（CD11a/CD18）。这些黏附分子在 B 细胞与其他细胞间的相互接触中起到关键作用，另外这些黏附分子也有共刺激作用。

B 细胞表面还有很多其他表面分子如丝裂原受体，补体受体、CD20 分子、MHC 分子、细胞因子受体等。

 拓展阅读 11–2　抗 CD20 单抗在非霍奇金淋巴瘤治疗中的应用

第二节　B 细胞亚群

根据细胞表面是否表达 CD5 分子，将成熟 B 细胞分成 CD5⁺ 的 B1 细胞和 CD5⁻ 的 B2 细胞两个亚群。B1 细胞参与固有免疫，B2 细胞参与适应性免疫。B1 细胞和 B2 细胞的区别见表 11–1。

一、B1 细胞

B1 细胞占 B 细胞总数的 5% ~ 10%，主要分布于腹膜腔、胸膜腔和肠道固有层，B1 细胞主要识别细菌多糖等碳水化合物类抗原，产生低亲和力 IgM 型抗体，在肠道黏膜局部抗感染免疫中发挥重要作用。

B1 细胞产生于个体发育的胚胎期，具有自我更新的能力。其 BCR 及分泌抗体与抗原结合的亲和力低，且能结合多种不同的抗原表位，称之为多反应

表 11–1　B1 细胞亚群与 B2 细胞亚群的区别

	B1 细胞	B2 细胞
CD5 表达	+	–
分布	腹膜胸膜腔和肠固有层	外周免疫器官
所占比例	<10%	>90%
更新方式	自我更新	骨髓产生
初次产生的时间	胚胎期	出生后
识别的抗原	碳水化合物类	蛋白质类
分泌 Ig 的类型	IgM 为主	IgG>IgM
特异性	多反应性	特异性
自发产生抗体	易	不易
免疫记忆	少 / 无	有

性（polyreactivity）。B1 细胞能自发分泌针对细菌脂多糖和某些自身抗原的 IgM，与自身免疫病的发生相关。

二、B2 细胞

B2 细胞是通常所指的 B 细胞，占 B 细胞总数的 90% 以上。B2 细胞广泛分布于脾、淋巴结及肠伴随淋巴组织等外周免疫器官，是发生体液免疫应答产生抗体的主要细胞。B2 细胞出现在个体发育的晚期，来源于骨髓的造血干细胞，其群体的维持有赖于骨髓持续补充新的细胞。

大部分 B2 细胞定位于外周淋巴器官的滤泡区，因此又称为滤泡 B 细胞（follicular B，FO B），FO B 膜表面高表达 mIgD，而 mIgM 表达较低。边缘区 B 细胞（marginal zone B，MZ B）主要定位于脾边缘窦附近，这群细胞高表达 mIgM，低表达 mIgD。MZ B 细胞仅有有限的多样性，其对多糖抗原应答和产生天然抗体的能力与 B1 细胞类似，属于固有免疫细胞。

 拓展阅读 11–3　FO B 与 MZ B 的比较

三、调节性 B 细胞

与 Treg 细胞相似，调节性 B 细胞（regulatory B cell，Breg）通过产生 IL–10 和 TGF–β 等抑制性细胞因子介导免疫耐受，在自身免疫病、感染、肿瘤等

疾病的发生、发展过程中起重要调节作用。

拓展阅读 11-4　调节性 B 细胞研究进展

　　淋巴细胞亚群之间的作用相互独立又相互依存，每个淋巴细胞在体内"兢兢业业"地行使功能，做好自己的本职工作。

第三节　B 细胞的功能

　　B 细胞的主要功能是产生抗体，介导体液免疫应答，同时还具备提呈抗原和分泌细胞因子参与免疫调节的作用。

一、产生抗体，介导体液免疫应答

　　B 细胞识别抗原后活化、分化为浆细胞产生抗体，抗体通过与抗原特异性结合发挥多种生物学功能。

二、抗原提呈作用

　　B 细胞是专职性抗原提呈细胞，可借助 BCR 有效地捕获可溶性抗原，在 B 细胞膜形成抗原 -BCR 复合物内化进入胞内，经抗原加工处理后以抗原肽 -MHC 分子复合物形式表达于 B 细胞表面，向 T 细胞进行抗原提呈。但 B 细胞不组成性地表达共刺激分子，只有活化 B 细胞才表达 CD80 和 CD86，即活化 B 细胞才能发挥抗原提呈作用。

三、免疫调节作用

　　活化 B 细胞产生 IL-6、TNF-α 等细胞因子，参与 B 细胞、巨噬细胞、NK 细胞和 T 细胞的增殖、分化和凋亡。Breg 通过分泌 IL-10 和 TGF-β 负向调节免疫应答。

（轩小燕）

数字课程学习

🎬 教学 PPT　　　　✏️ 自测题　　　　🕐 本章小结　　　　💬 复习思考题

第十二章
抗原提呈细胞与抗原加工及提呈

提要：

· 抗原提呈细胞可分为专职性抗原提呈细胞和非专职性抗原提呈细胞两大类。

· 专职性抗原提呈细胞包括 DC、单核巨噬细胞、B 细胞，具有不同活化状态下抗原提呈能力不同的特点。

· 机体内具有 MHC I 类分子、MHC II 类分子、非经典的抗原提呈和脂类抗原 CD1 分子提呈 4 种途径，不同途径免疫学意义和功能有一定差异。

抗原是激活机体免疫应答的重要物质。根据抗原进入机体的方式不同，可将其分为内源性抗原和外源性抗原两大类。内源性抗原在细胞内表达形成；外源性抗原可通过胞吞、胞饮，以及特异性或者非特异性受体介导的内吞等途径进入细胞内。但无论是内源性抗原还是外源性抗原，它们都会在细胞内与其他物质发生广泛的相互作用，从而产生一系列生理、病理效应。由于不同细胞内存在的功能性物质或细胞器不同，因此，抗原在不同细胞内产生的效应也有所差异。其中，抗原在抗原提呈细胞内的加工、处理与提呈过程对机体免疫应答有重要意义，也是抗原激发机体免疫应答的重要环节。

第一节 抗原提呈细胞的种类与特点

抗原提呈细胞（APC）是指能摄取、加工处理抗原，并将抗原信息以 MHC 分子 - 抗原肽复合物形式提呈给 T 细胞的一类免疫细胞。根据细胞表面 MHC 分子的表达特点和功能差异，可将 APC 分为专职性抗原提呈细胞（professional antigen presenting cell）和非专职性抗原提呈细胞（non-professional antigen presenting cell）两大类。前者主要包括树突状细胞（DC）、单核巨噬细胞、B 细胞等，均能组成性表达 MHC II 类分子，具有较强抗原提呈功能。后者主要包括内皮细胞、成纤维细胞、上皮细胞、间质细胞、嗜酸性粒细胞等，通常不表达或低表达 MHC II 类分子，但在炎症反应过程中或受到 IFN-γ 等细胞因子作用时，也可高表达 MHC II 类分子、共刺激分子及黏附分子，具有一定的抗原提呈能力。

此外，由于机体内有核细胞均可表达 MHC I 类分子，因此，当其被病毒或胞内菌感染时，细胞可通过 MHC I 类分子将抗原信息提呈给 CD8⁺T 细胞，并使其分化发育为细胞毒性 T 细胞（CTL），从而使 APC 成为 CTL 的杀伤对象，此时的 APC 又称为靶细胞，属于一类特殊的非专职性 APC。以下主要介绍专职性 APC 的基本特点及其主要功能。

一、树突状细胞

加拿大学者斯坦曼于 1973 年首先发现 DC，并获得 2011 年诺贝尔生理学或医学奖。DC 是机体适应性免疫应答的主要启动者，可高效识别、加工处理抗原，并将抗原信息提呈给初始 T 细胞，进而诱导 T 细胞活化、增殖，是机体内唯一能诱导初始 T 细胞活化的 APC，也是抗原提呈功能最强的专职性 APC。

人体 DC 数量较少，在外周血单个核细胞中不到 1%，但广泛分布于全身各组织器官。人类 DC 主要表达 CD1a、CD11c、CD83 和 BDCA2 等标志分子，也表达 Toll 样受体、甘露糖受体、FcR、补体受体等分子，使其具有高效识别和摄取抗原的能力。此外，DC 还组成性表达 MHC II 类分子、共刺激分子（CD80、CD86）、黏附分子（CD40、CD54 等），参与抗原提呈和 T 细胞激活过程。

（一）树突状细胞的分类及其特点

1. 根据 DC 的来源不同分类 分为髓样 DC（myeloid dendritic cell）和淋巴样 DC（lymphoid dendritic cell）。

髓样 DC 起源于髓样干细胞，可在体外培养中由单核细胞经 IL-4 和 GM-CSF 作用诱导分化而成，主要功能是诱导和启动特异性细胞免疫应答和维持自身免疫耐受。此类 DC 就是通常说的 DC，又称为经典 DC（conventional DC，cDC）。淋巴样 DC 起源于淋巴样干细胞，又称为浆细胞样 DC（plasmacytoid DC，pDC），可表达 CD2、CD4、CD8、CD25、BP1 等淋巴样细胞的标志分子，在病毒感染刺激情况下可被激活，并快速释放大量 I 型干扰素，参与抗病毒免疫应答。

2. 根据 DC 分化成熟状态不同分类 分为未成熟 DC 与成熟 DC 两类。

由骨髓造血干细胞分化而来的 DC 前体细胞可表达多种趋化因子受体，经血液进入各实体器官和上皮组织，分化发育为未成熟 DC。未成熟 DC 摄取抗原后，迁移至外周免疫器官并分化发育为成熟 DC。因此，未成熟 DC 主要存在于各器官组织，包括分布于皮肤、黏膜的朗格汉斯细胞和分布于多种免疫器官组织间质的间质 DC（interstitial DC）等。未成熟 DC 可高表达模式识别受体、FcγR、C3bR，具有高

效识别和摄取外源性抗原的能力和抗原加工处理能力，但其表面 MHC II 类分子与共刺激分子（CD80、CD86）密度均较低，抗原提呈能力较弱。当未成熟 DC 在外周组织摄取抗原或受到 LPS、TNF-α、IL-1β 等作用后，可通过淋巴血液循环系统向淋巴组织器官迁移，同时逐步分化发育为成熟 DC。此时，其表面 MHC 分子、共刺激分子、黏附分子表达密度均显著提高，具有较强抗原提呈和激活 T 细胞的能力，但抗原摄取、加工能力显著下降。

3. 根据 DC 的组织分布不同分类 分为淋巴样组织 DC、非淋巴样组织 DC 和循环系统 DC。

（1）淋巴样组织 DC 主要包括并指状 DC（interdigiting dendritic cell，IDC）和滤泡 DC（follicular dendritic cell，FDC）。IDC 通常为成熟 DC，主要由摄取抗原的皮肤朗格汉斯细胞迁移至淋巴结副皮质区发育而成，是启动和激发初次免疫应答的主要 APC。胸腺也存在 IDC，参与 T 细胞在胸腺发育过程中的阴性选择。FDC 主要分布于外周免疫器官中的淋巴滤泡内，不表达 MHC II 类分子，高表达 FcγR、C3bR/C3dR，可将抗原或抗原 - 抗体复合物长期浓缩、滞留在其表面，供 B 细胞识别，激发体液免疫应答或诱导免疫记忆。

（2）非淋巴样组织 DC 主要包括非淋巴组织中的间质 DC、表皮及胃肠上皮组织朗格汉斯细胞（Langerhans cell，LC），均为未成熟 DC。

（3）循环系统 DC 包括外周血中的 DC 和隐蔽细胞（veiled cell）。后者为存在于全身各器官中的 DC 迁移至淋巴管时的过渡状态名称。

（二）树突状细胞的生物学功能

1. 提呈抗原 DC 能通过吞噬、受体介导的内吞和胞饮作用摄取抗原，经加工处理形成抗原肽 -MHC 分子复合物，提呈给 T 细胞，为 T 细胞活化提供双信号，从而启动特异性细胞免疫应答。在专职性 APC 中，只有 DC 能同时组成性表达 MHC II 类分子，并在刺激情况下高表达共刺激分子，因此，DC 是唯一能够刺激初始 T 细胞活化的 APC，广泛参与免疫反应相关的各种生物学过程。

2. 诱导免疫耐受 胸腺内的 IDC 可通过提呈自身抗原，激发阴性选择，诱导中枢免疫耐受。此外，未成熟 DC 也广泛参与外周免疫耐受。

3. 免疫调节 DC 可分泌多种细胞因子，参与免疫细胞分化发育、活化迁移、行使效应等过程。例如，DC 分泌的 IL-12 和 IL-4 在 NK 细胞的活化中有重要意义。

由于 DC 在免疫学功能中有重要意义，因此，通过激发或抑制 DC 的功能而开发的 DC 疗法在临床疾病治疗工作中有巨大的潜在应用价值，也是免疫学研究热点之一。

二、单核巨噬细胞

单核巨噬细胞包括血液中的单核细胞（monocyte）和组织器官中的巨噬细胞（macrophage），能表达模式识别受体、FcR、补体受体、细胞因子受体等多种受体，分泌多种酶类生物活性物质，通过多种途径摄取抗原，在机体免疫防御中发挥重要作用。单核巨噬细胞在抗原刺激和趋化因子作用下，可移行至相应部位，分泌多种细胞因子，介导炎症反应过程。正常情况下，大多数单核巨噬细胞表达 MHC I 类和 II 类分子、共刺激分子水平均较低，尽管其抗原摄取、加工处理能力较强，但抗原提呈能力较弱。在 IFN-γ 等细胞因子作用下，单核巨噬细胞可诱导性高表达 MHC I/II 类分子和 B7 等共刺激分子，发挥专职性 APC 功能，有效提呈抗原活化 T 细胞。

此外，单核巨噬细胞还可通过吞噬、消化病原微生物，发挥机体防御功能；通过分泌 CK、组织蛋白酶等发挥免疫调节和介导炎症反应功能。

三、B 细胞

B 细胞既是承担体液免疫应答的重要细胞，也是一类重要的专职性 APC。因其表面具有抗原识别受体和 MHC II 类分子，可高效特异性识别、摄取、加工、处理抗原，特别是低浓度可溶性抗原，从而活化 CD4⁺T 细胞，对 Th 细胞的活化与 TD-Ag 的体液免疫应答具有重要意义。一般情况下，B 细胞不表达高密度的 B7 等共刺激分子，但在抗原诱导下可呈现高水平表达。

第二节 抗原加工与提呈

抗原加工与提呈（antigen processing and presentation）是指抗原提呈细胞将内源性或者外源性抗原降解、加工处理成抗原肽，并将其以抗原肽 –MHC I 类或 II 类分子复合物形式转运至细胞膜表面，供 T 细胞识别的生物学过程。根据被提呈的抗原来源不同，可将其分为外源性抗原和内源性抗原的处理与提呈两大类。根据 APC 对抗原加工处理与提呈方式上的差异，又可分为以下 4 种途径：MHC I 类分子途径、MHC II 类分子途径、非经典的抗原提呈途径和脂类抗原 CD1 分子提呈途径。

一、MHC I 类分子途径

MHC I 类分子途径又称为内源性抗原加工与提呈途径或胞质溶胶抗原提呈途径，内源性抗原主要通过 MHC I 类分子途径进行加工与提呈（图 12-1）。由于有核细胞均表达 MHC I 类分子，因此，正常情况下均具有内源性抗原加工、处理与提呈能力。其主要过程包括如下。

（一）MHC I 类分子的合成与组装

MHC I 类分子 α 链和 β2 微球蛋白（β2m）均在粗面内质网表面的核糖体合成并进入内质网腔。α 链合成后即与伴侣蛋白（chaperonin）结合。伴侣蛋白包括钙连蛋白（calnexin）、钙网蛋白（calreticulin）和 TAP 相关蛋白（tapasin），具有参与 α 链的折叠和与 β2m 结合、组装形成完整的 MHC I 类分子，并保护 α 链不被降解等功能。其中 TAP 相关蛋白可介导新合成的 MHC I 类分子与 TAP 结合，有利于转运进入内质网腔的抗原肽就近与 MHC I 类分子结合。完整的 MHC I 类分子形成后，伴侣蛋白随之立即与 α 链分离，进入下一个功能调控循环过程。

（二）内源性抗原的加工处理与转运

蛋白酶体是一种胞内大分子蛋白酶复合体，主要负责将胞质中多余的错误合成或折叠异常的蛋白质降解为多肽。蛋白酶体中具有酶解活性的主要亚基为 LMP，包括 LMP2 和 LMP7，具有广泛的蛋白水解活性。胞质中的蛋白类抗原先与泛素结合，发生

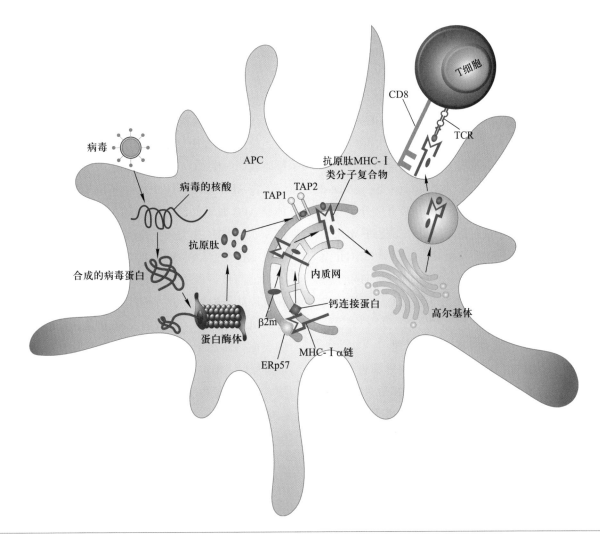

图 12-1 内源性抗原的 MHC I 类分子加工与提呈途径

泛素化，然后呈线性状态进入蛋白酶体内被降解成大小为 6~30 个氨基酸的多肽。

随后，胞质中的抗原多肽与镶嵌在内质网膜表面的 TAP1、TAP2 的胞质区结合，进而以 ATP 依赖的方式发生构象改变，在通过开放的由 TAP1 和 TAP2 形成的开放式孔道主动转运至内质网腔内。在这一过程中，TAP 可选择性转运大小为 8~16 个氨基酸且 C 端为碱性或疏水性氨基酸的多肽。

（三）抗原肽 –MHC I 类分子复合物的形成与抗原肽的提呈

一方面，抗原肽进入内质网腔后，在内质网氨基肽酶（ER aminopeptidase）作用下被进一步修剪成大小为 8~12 个氨基酸的短肽，使之更适合与 MHC I 类分子抗原结合凹槽相结合。另一方面，MHC I 类分子 α2 区域可在蛋白二硫键异构酶成员内

质网驻留蛋白 57（ERp57）催化作用下，发生二硫键断裂和功能区重构，使之更适合与抗原肽相结合。形成的抗原肽 –MHC I 类分子复合物，最后经高尔基体转运至细胞表面，供 CD8⁺T 细胞识别。

二、MHC II 类分子途径

MHC II 类分子途径又称为外源性抗原加工与提呈途径或内体溶酶体抗原提呈途径。外源性抗原主要经 MHC II 类分子途径加工、处理与提呈（图 12-2）。由于正常情况下 MHC II 类分子只在专职性 APC 中表达，因此，专职性 APC 是外源性抗原加工与提呈主要承担者。其主要过程包括如下。

（一）MHC II 类分子的合成与组装

在粗面内质网腔中新合成的 MHC II 类分子的

α 链和 β 链经糖基化修饰后，配对折叠形成异二聚体，并插入内质网膜，同时与 Ia 相关恒定链（Ia-associated invariant chain，Ii 链）的辅助分子通过非共价结合，形成（αβIi）₃九聚体。后者再经高尔基体由 ER 转运至内体，形成 MHC Ⅱ 类区室（MHC class Ⅱ compartment，M Ⅱ C）。在 M Ⅱ C 内，Ii 链大部分被降解，仅留下结合在 MHC Ⅱ 分子抗原结合凹槽内的一小段，即 Ⅱ 类分子相关恒定链肽段（class Ⅱ -associated invariant chain peptide，CLIP），防止 MHC Ⅱ 类分子与其他抗原肽结合。Ii 链的主要作用是：①促进 MHC Ⅱ 类分子的形成，包括折叠与组装。②引导 MHC Ⅱ 类分子二聚体在细胞内的转运，尤其是从 ER 向高尔基体的转运。③阻止 MHC Ⅱ 类分子在 ER 内与某些内源性多肽结合。

（二）外源性抗原的摄取与加工处理

APC 主要通过模式识别受体识别外源性抗原，以吞噬、胞饮或受体介导的内吞作用摄取外源性抗原。APC 摄取的蛋白类抗原被质膜包裹形成囊泡，并与内体融合；摄取的细菌等颗粒性抗原则形成吞噬体，进而与溶酶体融合，形成吞噬溶酶体。内体和吞噬溶酶体逐渐向胞质深部移行，与 M Ⅱ C 融合。M Ⅱ C 和吞噬溶酶体中的多种酶类在酸性环境下被活化，进而将抗原降解为含 10~30 个氨基酸的短肽。

（三）抗原肽 –MHC Ⅱ 类分子复合物的形成和抗原肽的提呈

在 MHC Ⅱ 类分子中，HLA-DM 分子介导抗原肽结合槽与 CLIP 解离，并结合具有更高亲和力的抗原肽，形成稳定的抗原肽 –MHC Ⅱ 类分子复合物。最后，抗原肽 –MHC Ⅱ 类分子复合物经高尔基体提呈至细胞表面，供 CD4⁺T 细胞识别。

在 APC 加工处理外源性抗原过程中，吞噬溶酶体是 APC 加工外源性抗原的主要场所，而 M Ⅱ C 是抗原肽与 MHC Ⅱ 类分子相结合的部位。由于 APC 表面可能存在空载的 MHC Ⅱ 类分子，此时 MHC Ⅱ 类分子可能与抗原肽直接结合，因此，机体内也可能存在抗原肽不通过 Ii 链依赖性途径与 MHC Ⅱ 类分子结合的机制。此外，空载的 MHC Ⅱ 类分子也可能由细胞表面再转运至胞内，从而与抗原肽直接结合，形成抗原肽 –MHC Ⅱ 类分子复合物，再转运到细胞膜表面，完成抗原提呈过程。

三、非经典的抗原提呈途径

非经典的抗原提呈途径又称为 MHC 分子对抗原的交叉提呈途径，是指 APC 将摄取、加工的外源性抗原通过 MHC Ⅰ 类分为子途径提呈给 CD8⁺T 细

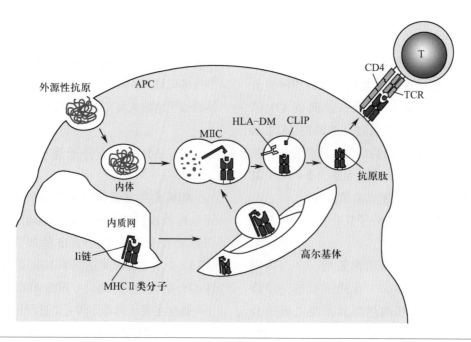

图 12-2　外源性抗原的 MHC Ⅱ 类分子加工与提呈途径

胞；或者内源性抗原经过 MHC Ⅱ 类分子途径提呈给 CD4⁺T 细胞的生物学过程。抗原交叉提呈可参与机体对病毒、细菌和大多数肿瘤的免疫应答，但不是主要的抗原提呈方式。

（一）外源性抗原交叉提呈的发生机制

外源性抗原交叉提呈的发生机制主要包括：①溶酶体中的外源性抗原通过胞吐被排出细胞外，直接与空载的 MHC Ⅰ 类分子结合；②某些外源性抗原从内体或吞噬溶酶体中溢出，进入蛋白酶体降解途径；③细胞表面 MHC Ⅰ 类分子被内吞进入内体，或新合成的 MHC Ⅰ 类分子因膜融合进入内体，从而与外源性抗原肽结合。外源性抗原交叉提呈可能在肿瘤免疫治疗中存在良好的潜在应用价值。

（二）内源性抗原交叉提呈的发生机制

内源性抗原交叉提呈的发生机制主要包括：①细胞自噬时，自噬体与 MⅡC 融合；②含有内源性抗原的细胞或凋亡小体被 APC 摄取，形成吞噬溶酶体，进入 MHC Ⅱ 类分子抗原提呈途径；③内源性抗原肽被释放到胞外后直接与空载的 MHC Ⅱ 类分子结合，或作为外源性抗原重新摄取。

四、脂类抗原 CD1 分子提呈途径

脂类抗原（如分枝杆菌胞壁成分）不能经 MHC 分子提呈给 MHC 限制性 T 细胞识别，但可与 APC 表面的 CD1 分子结合而被提呈。CD1 分子有 a ~ e 共 5 个成员，均属于 MHC Ⅰ 类样分子，有抗原肽结合凹槽，可与脂类抗原中的乙酰基团结合，也可与 β2m 结合。其中，CD1a ~ c 主要将抗原提呈给 T 细胞，介导特异性细胞免疫应答。CD1d 主要将抗原提呈给 NKT 细胞，介导固有免疫应答。

（施桥发）

数字课程学习

📽 教学 PPT　　　✏ 自测题　　　🖼 本章小结　　　💬 复习思考题

第十三章

T 细胞介导的细胞免疫应答

提要：

- T 细胞介导的细胞免疫应答的 3 个阶段。
- 免疫突触的形成。
- T 细胞活化的双信号机制。
- Th 细胞的分化及生物学活性。
- 记忆 T 细胞的形成。

T 细胞介导的免疫应答又称细胞免疫应答，是一个连续的过程，可分为 3 个阶段：①抗原识别阶段；②活化、增殖和分化阶段；③免疫效应阶段。初始 T 细胞是未与特异性抗原相遇的成熟 T 细胞，在体内与抗原提呈细胞（APC）表面的抗原肽 –MHC 分子复合物特异结合后，产生活化、增殖，并分化成为能清除抗原的效应 T 细胞（Teff 细胞）。在免疫应答过程中，部分 T 细胞分化为记忆 T 细胞（Tm 细胞）。

第一节　T 细胞对抗原的识别

初始 T 细胞（Tn 细胞）是未与特异性抗原接触的成熟 T 细胞。抗原识别（antigen recognition）是初始 T 细胞特异活化的前提，是指初始 T 细胞通过 TCR 与 APC 表面的抗原肽 –MHC 分子复合物特异结合。TCR 在特异性识别 APC 所提呈的抗原多肽的同时，必须识别与抗原多肽结合的 MHC 分子，即 MHC 限制性（MHC restriction）。

一、APC 向 T 细胞提呈抗原

外源性抗原和内源性抗原的提呈过程及机制不同。外源性抗原被 APC 摄取、加工和处理，以抗原肽 –MHC II 复合物的形式表达于 APC 表面，供抗原特异性 CD4$^+$Th 细胞识别。内源性抗原（如病毒感染细胞所合成的病毒蛋白和肿瘤细胞所合成的肿瘤抗原）被 APC 加工处理后，以抗原肽 –MHC I 复合物的形式表达于细胞表面，供特异性 CD8$^+$Tc 细胞识别。

二、APC 与 T 细胞的相互作用

（一）T 细胞与 APC 的非特异结合

初始 T 细胞进入淋巴结的副皮质区，可以利用细胞表面的黏附分子（IFA–1、CD2）与 APC 表面相应配基（ICAM–1、IFA–3）结合。虽然这种以受体和配体的形式的结合短暂而可逆，但有助于 APC 与 T 细胞的接触，提高 TCR 识别和结合特异性抗原的机会。

（二）T 细胞与 APC 的特异性结合

若 TCR 能识别特异性抗原肽 –MHC 分子复合物，T 细胞与 APC 发生特异性结合。TCR 接收的信号通过 CD3 分子向胞内传递，导致 LFA–1 分子构象改变，其与 ICAM 的亲和力得到增强，从而稳定并延长 APC 与 T 细胞间结合的时间（可持续数天），有效地诱导抗原特异性 T 细胞激活和增殖。

T 细胞表面 CD4 和 CD8 分子是 TCR 识别抗原的辅助受体（co-receptor），在 T 细胞与 APC 的特异性结合过程中，CD4 和 CD8 分别结合 MHC Ⅱ 和 MHC Ⅰ 类分子，增强 TCR 与抗原肽–MHC 分子复合物结合的亲和力。

T 细胞和 APC 相互作用过程中，在细胞与细胞接触部位形成了一个特殊的结构，称 T 细胞突触（T cell synapse），又称为免疫突触（immunological synapse）（图 13-1）。免疫突触是多种跨膜分子聚集在富含神经鞘磷脂和胆固醇的"脂筏"状结构上，并相互靠拢成簇，形成细胞间相互结合的部位。免疫突触的中心区为 TCR 和抗原肽–MHC 分子复合物分子，以及 T 细胞辅助分子（如 CD4 和 CD8）和相应配体，周围分布着大量的黏附分子，如整联蛋白（LFA-1）等（图 13-2）。免疫突触有助于增强 TCR 与抗原肽–MHC 分子复合物结合的亲和力，促进 T 细胞信号转导分子的传递，信号通路的激活，细胞内超微结构改变，以及细胞器的功能的变化。

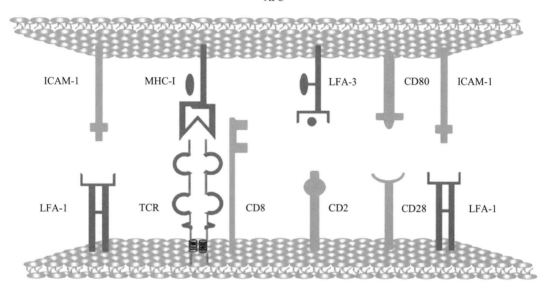

图 13-1　APC 通过免疫突触与 T 细胞作用

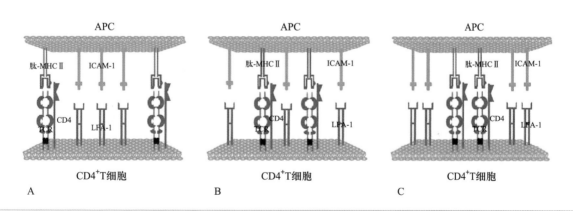

图 13-2　免疫突触形成的 3 个阶段

　　A. 免疫突触形成的第一阶段：交接面的形成，CD4/CD8 分子在该阶段可阻止 T 细胞的移动，为 TCR 与抗原结合提供条件　B. 第二阶段：即抗原肽–MHC 的运输发生在第一阶段的 5 min 后，TCR–抗原肽–MHC 复合物向交接面的中心移动形成一中央束，ICAM-1 则重新分布，在外周形成另一环状结构　C. 第三阶段：免疫突触的形成，在运输过程中会丢失部分抗原肽–MHC 和 ICAM-1，并受到细胞松弛素 D 的抑制，中央束锁定不再移动，这种成熟的免疫突触可持续 1 h 以上

第二节　T 细胞的活化、增殖和分化

一、T 细胞活化涉及的分子

T 细胞的完全活化有赖于双信号和细胞因子的作用。T 细胞活化的第一信号来自其受体 TCR 与抗原的特异性结合，即 T 细胞对抗原识别；T 细胞活化的第二信号来自共刺激分子，即 APC 上的共刺激分子与 T 细胞表面的相应受体的相互作用。

（一）T 细胞活化的第一信号

APC 将抗原肽 –MHC 复合物提呈给 T 细胞，TCR 特异性识别结合在 MHC 分子槽中的抗原肽，启动抗原识别信号（即第一信号），导致 CD3 和辅助受体（CD4 或 CD8）分子的胞质段尾部聚集，激活与胞质段尾部相连的酪氨酸激酶，促使 CD3 分子胞质区 ITAM 中的酪氨酸（Y）磷酸化（pY），pY 使下游含酪氨酸的蛋白磷酸化，启动激酶活化的级联反应，最终通过激活转录因子，进入核内，结合于靶基因，调控细胞增殖及分化相关基因，发挥相应功能。

（二）T 细胞活化的第二信号

APC 细胞与 T 细胞表面有多对免疫分子组成，如免疫球蛋白超家族的 B7/CD28、B7/CTLA-4、LFA-1/ICAM-1 或 ICAM-2、CD2/LFA-3 及 CD40/CD40L 等。

CD28/B7 是重要的共刺激分子，其主要作用是促进 IL-2 基因转录和稳定 IL-2 mRNA，从而明显促进 IL-2 合成。T 细胞在缺乏共刺激信号的情况下，抗原识别介导的第一信号不能有效激活特异性 T 细胞而导致 T 细胞无能。激活的专职性 APC 高表达共刺激分子，而正常组织及静止的 APC 则不表达或仅低表达共刺激分子。缺乏共刺激信号可使自身反应性 T 细胞处于无能状态，从而有利于维持自身耐受（图 13-3）。

除了发挥正性激活 T 细胞的共刺激分子外，还有一些共刺激分子介导负性调节作用，例如 T 细胞激活后表达上调的 CTLA-4，与 CD28 分子具有高度同源性，其配体也是 B7。CTLA-4 与 B7 的亲和力是 CD28 与 B7 亲和力的 20 倍，能竞争性地抑制 CD28 与 B7 结合，启动抑制性信号，从而有效地调节免疫应答。抑制 CTLA-4 的作用已经用于肿瘤治疗等方面。

（三）促进 T 细胞活化的细胞因子

除上述双信号外，T 细胞的充分活化还有赖于许多细胞因子的参与。活化的 APC 和 T 细胞可分泌 IL-1、IL-2、IL-6、IL-12 等细胞因子，它们在 T 细胞激活中发挥重要作用。

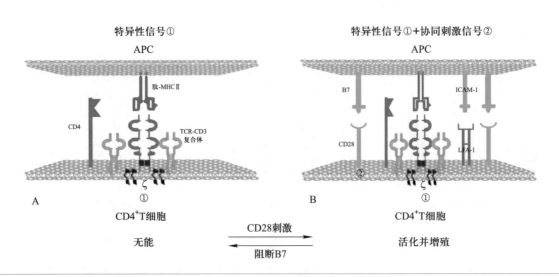

图 13-3　T 细胞活化相关信号分子
A. T 细胞活化需两个信号刺激，TCR 识别 APC 上抗原肽 –MHC 分子复合物，提供第一活化信号，如没有辅助刺激分子提供的第二活化信号，则导致 T 细胞无能　B. 如 APC 上 B7 分子与 T 细胞上 CD28 结合提供第二活化信号，则导致 T 细胞活化

二、T 细胞活化的信号转导途径

TCR 胞外部分可识别特异性的抗原，但胞内部分较短，要借助于 CD3 分子及 CD4/CD8 分子和 CD28 等分子的辅助，才能将胞外信号传递至细胞内部，使转录因子活化，并转位到核内，活化相关基因。这一过程称为 T 细胞活化的信号转导（signal transduction）。

在信号转导的早期，TCR 与抗原肽结合导致均匀分布于细胞膜表面的 TCR 构象和位置发生改变。由于受体交联可分别激活与其偶联的不同家族的蛋白酪氨酸激酶（protein tyrosine kinase，PTK）。参与 T 细胞活化早期的 PTK 主要有 p56^{Lck}、p59^{Fyn} 及 ZAP-70 等。p56^{Lck} 主要与 CD4 或 CD8 胞内段的尾部相连，p59^{Fyn} 与 CD3 的 ζ 链相连，而 ZAP-70 存在于胞质中。当受体交联时，与 TCR 有关的膜蛋白如 CD3、CD4 或 CD8 分子的胞质尾部聚集在一起，经 p56^{Lck} 及 P59^{Fyn} 激酶作用，促使具有酪氨酸的蛋白分子发生磷酸化而活化，通过级联反应，将活化信号传递给其他分子（图 13-4）。

TCR 活化信号胞内转导的主要途径有两条：磷脂酶 C-γ（phospholipase C-γ，PLC-γ）途径和丝裂原激活的蛋白激酶（mitogen-activated protein kinase，MAPK）途径（图 13-5）。

（一）PLC-γ 途径

TCR 活化信号传向胞内，首先使 CD3 分子胞质区特定序列——免疫受体酪氨酸激活模体（ITAM）发生磷酸化，ITAM 磷酸化后，并与胞内的 ZAP-70 分子结合。CD4 分子偶联 p56^{Lck} 后促使 ZAP-70 的磷酸化而活化。活化的 ZAP-70 使接头蛋白（LAT，SLP-76）磷酸化，它们与含有 SH2 结构域的 PLC-γ 结合，并使之活化。当 PLC-γ 上的酪氨酸通过磷酸化而活化后，可裂解细胞膜上的磷脂酰肌醇 4,5- 双磷酸（phosphatidylinositol 4,5-biphosphate，PIP2），产生两个重要的信息分子：肌醇三磷酸（IP3）和二酰甘油（DAG），开通两个信号转导通路：① IP3 开放胞膜离子通道，使 Ca^{2+} 流入胞内，并开放胞内钙储备，释放 Ca^{2+}。胞质 Ca^{2+} 浓度的升高，使胞质内钙调磷酸酶（calcineurin）活化，进一步使活化 T 细胞的核因子（nuclear factor of activated T cell，NFAT）去磷酸根，而由胞质转位到核内。② DAG 在胞膜内面结合并活化蛋白激酶 C（protein kinase C，PKC），由 PKC 活化使 IκB 与核因子 -κB（nuclear factor-κB，NF-κB）解离，NF-κB 转位至核内，将活化信号传至细胞核。

（二）MAP 激酶途径

激活的 ZAP-70 使接头蛋白 LAT 和 SLP-76 发生磷酸化，再激活生长结合蛋白 -2（Grb-2）和鸟苷酸交换因子（Sos），在鸟苷酸交换因子（guanine nucleotide exchange factor，GEF）的作用下，无活性的 Ras 蛋白 - 鸟苷二磷酸结合物（Ras-GDP）转变为有活性的 Ras-GTP（Ras 蛋白 - 鸟苷三磷酸结合物）。激活的 Ras 再与丝氨酸 / 苏氨酸激酶 Raf 结合（又称为 MAPKKK，即 MAP 激酶的激酶），再由 Raf 顺序

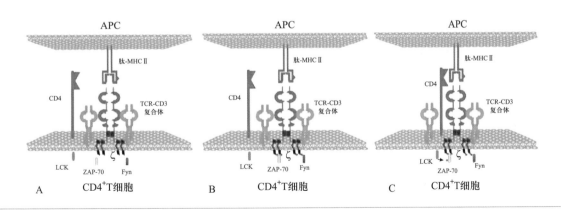

图 13-4　TCR 及辅助受体启动 T 细胞活化信号

A. TCR 与 APC 表面的抗原肽 -MHC 分子复合物结合并交联，使与受体相连的激酶如 Fyn 活化，导致 CD3 γ、δ、ε、ζ 链上的 ITAM 磷酸化　B. 酪氨酸激酶 ZAP-70 结合到已磷酸化的 ζ 链的 ITAM 上，但此时并不充分活化　C. 只有当 CD4 与 APC 上 MHC 分子结合，将 Lck 激酶携至 TCR/CD3 复合物，Lck 才能使 ZAP-70 磷酸化而充分活化

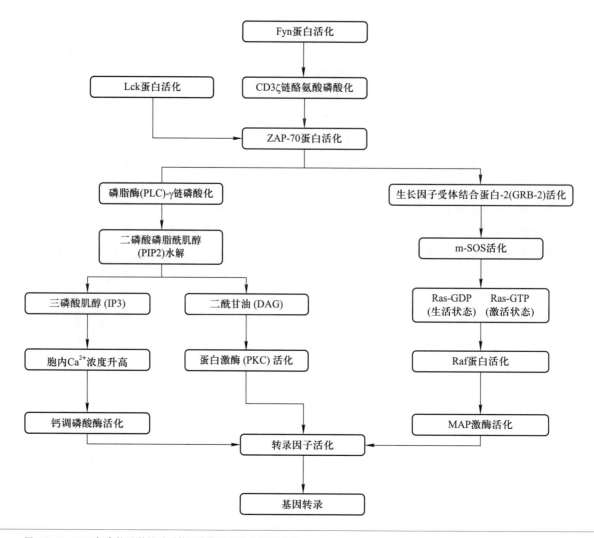

图 13-5 TCR 复合物及其辅助受体活化信号的胞内转导途径
TCR 活化信号传向胞内后,首先使 CD3 分子的 ITAM 磷酸化,胞内带有 SH2 功能区的 ZAP-70 分子则与 CD3 分子的 ITAM 结合,从而启动了两条主要的信号转导途径:PLC-γ 活化途径和 MAP 激酶活化途径。经过一系列信号转导分子的级联反应,最终导致转录因子的活化和靶基因转录。

激活 MAP 激酶。进入细胞核,使底物发生磷酸化。CD28/B7 分子的第二活化信号活化经 MAP 及 PI3 激酶途径,引起活化的系列级联反应,活化转录因子 AP-1(activator protein 1)进核,结合于靶基因调控区。

三、T 细胞克隆扩增和分化

活化的 T 细胞迅速进入细胞周期,通过有丝分裂而大量增殖,并进一步分化,成为效应细胞,然后离开淋巴器官,随血液循环到达特异性抗原聚集部位。多种细胞因子参与 T 细胞增殖和分化过程,其中最重要的是 IL-2。IL-2 受体由 α、β、γ 链组成,静止 T 细胞仅表达中亲和力 IL-2R(aβ),激活的 T 细胞可表达高亲和力 IL-2R(aβγ),并分泌 IL-2。IL-2 与 T 细胞表面 IL-2R 结合,介导 T 细胞增殖和部分分化。由于 IL-2R 在静止 T 细胞的表达量很少,亲和力又很低,而活化后的 T 细胞大量表达高亲和力的 IL-2R,所以 IL-2 可选择性促进活化的 T 细胞增殖。

(一)CD4+T 细胞的增殖分化

初始 CD4+T 细胞(Th0 细胞)被活化后增殖分化,Th0 细胞在局部微环境中细胞因子的调控下分化。IL-12 和 IFN-γ 诱导 T-bet 基因的表达,促进 Th1 细胞极化;IL-2 和 IL-4 诱导 GATA-3 基因表达，促进 Th2 细胞极化；TGF-β 和 IL-6 诱导 RORγt 基因表达，促进 Th17 细胞极化；TNF-α 和 IL-6 诱导 AhR 基因表达，促进 Th22 细胞极化；IL-6 和 IL-21 诱导 Bcl-6 基因表达，促进 Tfh 细胞极化。TGF-β 和 IL-2 诱导 Foxp3 基因表达，促进 Treg 细胞极化；Th0 细胞的分化方向决定机体免疫应答的类型。

（二）CD8⁺T 细胞的增殖分化

初始 CD8⁺T 细胞的激活主要有两种方式。第一种方式是 Th 细胞依赖性方式。病毒抗原、肿瘤抗原、同种异体 MHC 抗原从宿主细胞表面脱落，被 APC 摄取，并在细胞内分别与 MHC Ⅰ 类或 MHC Ⅱ 类分子结合，表达于 APC 细胞表面。抗原肽 -MHC Ⅱ 类分子结合 TCR 后，活化 Th 细胞；抗原肽 -MHC Ⅰ 类分子结合 TCR 后，活化 CTL 前体细胞。活化的 Th 细胞释放细胞因子作用于 CTL 前体细胞，在抗原肽 -MHC Ⅰ 类分子发出的特异性活化信号作用下，增殖分化为 CTL。第二种方式为 Th 细胞非依赖方式，主要是指高表达共刺激分子的病毒感染 DC，可直接刺激 CD8⁺T 细胞合成 IL-2，促使 CD8⁺T 细胞增殖，并分化为 CTL。

由于 T 细胞活化信号转导的级联反应的复杂性，构成 T 细胞应答的多样性。在 T 细胞活化初期约 30 min，转录因子和原癌基因表达，T 细胞中的多种细胞因子及其受体基因在 4h 后，转录水平明显升高，14h 左右表达与细胞分裂有关的转铁蛋白分子。在不同细胞因子的作用下，活化的 T 细胞分化成为具有不同功能的效应细胞，诱生不同细胞因子和表面分子的表达，产生不同的效应和功能。

第三节　效应 T 细胞的应答性

一、CD4⁺T 细胞的效应

（一）Th1 细胞的生物学活性

1. Th1 细胞对巨噬细胞的作用　Th1 细胞可产生多种细胞因子，通过多途径作用于巨噬细胞。①激活巨噬细胞：Th1 细胞通过分泌 IFN-γ 等巨噬细胞活化因子及细胞表面的 CD40L 与巨噬细胞表面 CD40 结合，激活巨噬细胞。另一方面，活化的巨噬细胞也可增强 Th1 细胞的效应，如高表达 B7 和 MHC Ⅱ 类分子，从而具有更强的提呈抗原和激活 CD4⁺T 细胞的能力；分泌 IL-12，可促进 Th1 细胞分化。②诱生并募集巨噬细胞：Th1 细胞产生 IL-3 和 GM-CSF，促进骨髓造血干细胞分化为新的巨噬细胞；Th1 细胞产生 TNF-α、LTα 和 MCP-1 等，可分别诱导血管内皮细胞高表达黏附分子，促进巨噬细胞和淋巴细胞黏附于血管内皮，继而穿越血管壁，通过趋化运动被募集到感染灶。

2. Th1 细胞对淋巴细胞的作用　Th1 细胞产生 IL-2 等细胞因子，可促进 Th1 细胞、CTL 等增殖，从而放大免疫效应。Th1 细胞也具有辅助 B 细胞的作用，促使其产生具有强调理作用的抗体（如 IgG2a），从而进一步增强巨噬细胞对病原体的吞噬。

3. Th1 细胞对中性粒细胞的作用　Th1 细胞产生的淋巴毒素和 TNF-α，可活化中性粒细胞，促进其杀伤病原体。

（二）Th2 细胞的生物学活性

1. 促进体液免疫应答　Th2 细胞通过产生 IL-4、IL-5、IL-13 等细胞因子，协助和促进 B 细胞的增殖和分化为浆细胞，产生不同类型的抗体，促进体液免疫应答。

2. 参与 Ⅰ 型超敏反应和抗寄生虫感染　Th2 细胞分泌的 IL-5 等细胞因子可激活肥大细胞、嗜碱性粒细胞和嗜酸性粒细胞，参与 Ⅰ 型超敏反应和抗寄生虫感染。

（三）Th17 细胞的生物学活性

Th17 细胞通过分泌产生 IL-17A，IL-17F 等细胞因子，促进巨噬细胞活化，单核细胞和中性粒细胞迁移，参与炎症反应，加强固有免疫。

（四）Th22 细胞的生物学活性

Th22 细胞分泌产生 IL-22 和 TNF-α，但不产生 IFN-γ、IL-4 及 IL-17。Th22 细胞能控制慢性炎症反应性疾病（如银屑病、哮喘等）发展。

（五）Tfh 细胞的生物学活性

Tfh 细胞是定位于淋巴滤泡并辅助 B 细胞产生高亲和力抗体的 T 细胞亚群。主要通过表达 ICOS 分子和分泌 IL-21，在选择高亲和力 B 细胞、记忆 B 细胞或浆细胞分化，以及维持长时间的体液免疫应答等方面都发挥着重要的作用。

（六）Treg 细胞的生物学活性

Treg 细胞主要通过分泌 IL-10、TGF-β 和 IL-35 等细胞因子负性调控免疫应答，在自身免疫病的发生和肿瘤的免疫逃逸中发挥重要的功能。

CD4⁺T 细胞的效应总结见表 13-1。

二、CTL 的效应

CTL 识别 MHC I 类分子提呈的抗原，主要杀伤胞内寄生病原体（如病毒、某些胞内寄生菌等）感染的宿主细胞、肿瘤细胞等。CTL 杀伤靶细胞可以分为 3 个阶段（图 13-6）。

（一）效 - 靶细胞结合

CD8⁺T 细胞在外周淋巴组织内增殖、分化为效应

性 CTL，在趋化性细胞因子作用下离开淋巴组织向感染灶集聚。效应性 CTL 高表达黏附分子（如 LFA-1、CD2 等），可有效结合表达相应受体（ICAM、LFA-3 等）的靶细胞。TCR 识别特异性抗原后产生的激活信号可增强效 - 靶细胞表面黏附分子与其配体的亲和力，在细胞接触部位形成紧密、狭小的空间，使 CTL 分泌的非特异性效应分子聚集，从而选择性杀伤所接触的靶细胞。

（二）CTL 的极化

CTL 的 TCR 识别靶细胞表面抗原肽 -MHC I 类分子复合物后，TCR 及辅助受体向效 - 靶细胞接触部位聚集，导致 CTL 内亚显微结构（如细胞骨架系统、高尔基复合体及胞质颗粒等）向效 - 靶细胞接触部位重新排列和分布，形成极化，保证 CTL 分泌

表 13-1 效应 CD4⁺T 细胞及其效应分子

	Th1 细胞	Th2 细胞	Th17 细胞	Th22 细胞	Tfh 细胞	Treg 细胞
TCR 识别配体			抗原肽 -MHC II 类分子复合物			
关键诱导因子	IFN-γ、IL-12	IL-4	IL-6、IL-23、TGF-β	IL-22	IL-6、IL-21	TGF-β
产生细胞因子和效应分子	IL-2、IL-3、IFN-γ、GM-CSF、TNF-α、LTα、MCP-1	IL-4、IL-5、IL-13	IL-17A、IL17F	IL-22、TNF-α	IL4、IL-6、IL-17、IL-21、IFN-γ	IL-10、IL-35、TGF-β
介导免疫应答类型	参与和辅助细胞免疫	辅助体液免疫	固有免疫	监控、协调免疫	辅助体液免疫	负性调控免疫
免疫保护	清除、杀伤病原体	抗寄生虫感染	吞噬、杀伤细菌、真菌	抗细菌、病毒	自身免疫	调控免疫、防止自身免疫

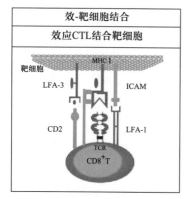
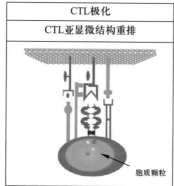
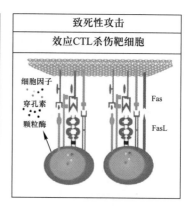

图 13-6 CTL 杀伤靶细胞的过程与机制

CTL 杀伤靶细胞的过程可以分为效 - 靶结合；CTL 极化；致死性攻击 3 个阶段。效应性 CTL 释放穿孔素、颗粒酶、细胞因子（TNF-α 等）并表达膜结合效应分子 FasL 杀伤靶细胞。

的非特异性效应分子作用于所接触的靶细胞。

（三）致死性攻击

CTL 主要通过下列 3 条途径杀伤靶细胞。

1. 穿孔素 / 颗粒酶途径　穿孔素（perforin）是储存于 CTL 胞质颗粒中的细胞毒素，其生物学效应类似于补体激活所形成的膜攻击复合物（MAC）。穿孔素单体可插入靶细胞膜，在钙离子存在的情况下，聚合成内径为 16 nm 的孔道，使水、电解质迅速进入细胞，导致靶细胞崩解。颗粒酶（granzyme）属丝氨酸蛋白酶。颗粒酶随 CTL 脱颗粒而出胞，沿着穿孔素在靶细胞膜所形成的孔道进入靶细胞，通过激活凋亡相关的酶系统而介导靶细胞凋亡。

2. 细胞因子途径　活化的 CTL 可以分泌 TNF-α、TNF-β 等细胞因子，与靶细胞表面 TNF 受体结合，诱导细胞死亡。

3. Fas/FasL 途径效应　CTL 可表达膜 FasL，并与靶细胞表面的 Fas 分子结合，通过激活胞内胱天蛋白酶信号转导途径，诱导靶细胞凋亡。

第四节　效应 T 细胞的转归

一、T 细胞凋亡

受抗原刺激形成的 T 效应细胞能引起相应靶细胞凋亡，在免疫应答后效应 T 细胞本身也会通过凋亡从体内清除，以维持机体内环境的稳定。活化的淋巴细胞发生凋亡有助于控制免疫应答强度。

活化后淋巴细胞凋亡主要涉及两条途径。

（一）活化诱导的细胞死亡

活化的 T 细胞可高表达死亡受体 Fas 配体（Fas ligand，FasL），膜型和可溶型 FasL 与表达 Fas 的 T 细胞结合后可启动胱天蛋白酶途径的级联反应，最终导致细胞凋亡，称活化诱导的细胞死亡（activation induced cell death，AICD）。AICD 有助于控制特异性 T 细胞克隆的扩增水平，从而发挥重要的负向免疫调节，是外周免疫细胞克隆清除的一种机制，与外周耐受的建立有关。

（二）被动细胞死亡

在免疫应答晚期，由于大量抗原被清除，淋巴细胞所接受的抗原刺激和生存信号及所产生的生长因子均减少，导致胞内线粒体释放细胞色素 C，通过胱天蛋白酶级联反应而致细胞凋亡。

二、记忆 T 细胞的形成

免疫记忆是获得性免疫的特征，也是疫苗研究的理论基础。抗原特异性 T 细胞进行克隆性扩增后，有部分细胞分化为有记忆能力的、寿命较长的 T 细胞，称为记忆 T 细胞（Tm 细胞）。

1. Tm 细胞与初始 T 细胞表达不同的 CD45 异构体，Tm 细胞为 $CD45RA^-CD45RO^+$，初始 T 细胞是 $CD45RA^+CD45RO^-$。

2. Tm 细胞比初始 T 细胞更易被激活，相对较低浓度的抗原即可激活 Tm 细胞；与初始 T 细胞相比，Tm 细胞的再活化对共刺激信号（如 CD28/B7）的依赖性较低；Tm 细胞分泌更多的细胞因子，且对细胞因子作用的敏感性更强。因此，再次免疫应答比初次免疫应答更快、更强、更有效。

记忆性 $CD8^+T$ 细胞是一类重要的记忆细胞，其产生和维持的机制尚未完全阐明。某些研究结果提示：①记忆性 $CD8^+T$ 细胞的产生无需 T 细胞所分泌的细胞因子参与。②记忆性 $CD8^+T$ 细胞的维持无需抗原持续刺激和 B 细胞参与，亦无需 $CD4^+T$ 细胞辅助，但有赖于与 MHC I 类分子相互接触，可能也需要 T 细胞共刺激信号（B7/CD28）持续存在。③IFN-α 及 IL-15 等细胞因子在维持 $CD8^+$ 记忆 T 细胞中发挥重要作用。

（黄　俊）

数字课程学习

🎥 教学 PPT　　　✏️ 自测题　　　📖 本章小结　　　🔊 复习思考题

第十四章

B 细胞介导的体液免疫应答

提要：

• B 细胞介导的应答可以分为 T 细胞依赖（TD）的应答和 T 细胞非依赖（TI）的应答。

• 发生 TD 应答时 B 细胞激活需要抗原 –BCR 结合传导的第一信号和 CD40L 与 CD40 结合提供的第二信号。

• 生发中心 B 细胞发生 BCR 基因高频突变、类别转换和亲和力成熟，最终分化为浆细胞和记忆 B 细胞。

• 依据抗原的不同，TI 应答分为 TI–1 型 TI–2 型两种。

• B 细胞体液免疫应答具有初次免疫应答和再次免疫应答的特点。

• 体液免疫应答具有抗感染、抗肿瘤等多种生物学效应。

B 细胞识别抗原（如各种胞外病原体）后，能诱导活化、增殖与分化，最终形成浆细胞产生抗体，特异性抗体作用于对应抗原后可发挥免疫效应功能。由于抗体存在于体液中，B 细胞介导的应答称为体液免疫应答（humoral immune response）。

依据抗原的种类和特点，B 细胞应答可以分为两种类型：①针对 T 细胞依赖性抗原（TD–Ag）产生的应答，有赖于 Th 细胞的协助；②针对非 T 细胞依赖性抗原（TI–Ag）的应答，抗原可直接活化 B 细胞产

生效应。

第一节　B 细胞对 TD–Ag 的免疫应答

一、B 细胞对 TD–Ag 的识别

（一）BCR 识别抗原的特点

不同于 TCR，BCR 识别 TD–Ag 有如下特点：①识别抗原谱广，不仅可识别蛋白质抗原，还能识别核酸、脂质、多糖和一些小分子化合物；②识别多种构象，既能识别完整抗原的天然构象，也能识别空间构象；③不需要 MHC 分子辅助，不存在 MHC 限制性。

（二）BCR 结合抗原后形成的效应

①向 B 细胞内传递抗原刺激的第一信号；②内化 BCR 结合的抗原，此时 B 细胞作为一种抗原提呈细胞（APC）对抗原进行加工处理，形成抗原肽 –MHC Ⅱ 复合物向 Th 细胞提呈该抗原肽以获得 Th 细胞的辅助。

二、B 细胞的活化

（一）B 细胞活化的第一信号

1. BCR 提供 B 细胞活化的第一信号　B 细胞活化的第一信号来自结合特异性抗原的 BCR。BCR

由膜型抗体 mIg 和与其相互作用的异二聚体 Igα（CD79a）、Igβ（CD79b）共同构成。mIg 的胞内段较短无法进行信号转导；Igα 和 Igβ 的胞内段含 ITAM 结构域，其中的保守酪氨酸残基可被细胞膜上锚定的酪氨酸激酶（如 Fyn、Blk 和 Lyn）磷酸化，并进一步招募下游激酶 Syk 产生活化信号的级联反应，最终激活一系列与 B 细胞增殖等生理活动相关的重要转录因子（图 14-1）。

2. B 细胞活化的第一信号放大　B 细胞表面 CD19、CD21 和 CD81 组成 B 细胞活化的共受体复合物，其中 CD19 分子胞内含有 ITAM 结构域，CD21 与补体裂解成分 C3d 结合而传递抗原结合信号，CD81 为四次跨膜蛋白，主要作用是在细胞膜上锚定和稳定共受体复合物。共受体通过 BCR- 抗原 -C3d-CD21 发生交联，CD19 分子胞内段的 ITAM 也可被酪氨酸激酶磷酸化，致使 BCR 复合物传递的信号得以放大，从而大幅提高 B 细胞对抗原刺激的敏感性，降低 BCR 活化所需要的抗原阈值（1 000 倍以上）（图 14-2）。

（二）B 细胞活化的第二信号

B 细胞活化的第二信号来源于细胞表面共刺激分子的配对作用，其中最为关键的分子对是 CD40 和 CD40L。B 细胞表面本身表达 CD40，CD40L 则表达在活化的 T 细胞表面，活化的 T 细胞表达的 CD40L 与 B 细胞上的 CD40 结合后为 B 细胞的活化提供第二信号（图 14-3）。如果只有第一信号没有第二信号，则 B 细胞进入无反应性的耐受状态。

（三）T、B 细胞的相互作用和激活

B 细胞与 Th 细胞的相互作用对于 B 细胞活化第二信号有至关重要的作用。T 细胞、B 细胞分别位于外周淋巴器官的 T 细胞区和 B 细胞区。B 细胞既是免疫应答细胞，又是一种专职性抗原提呈细胞。初

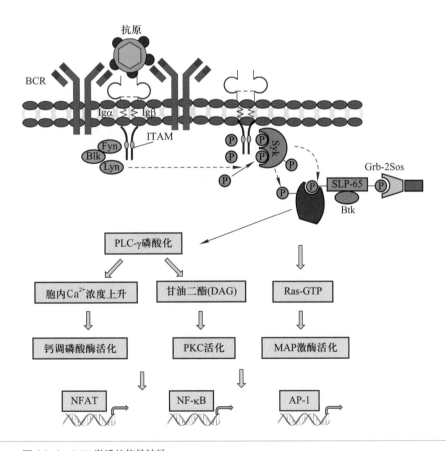

图 14-1　BCR 激活的信号转导

抗原表位被 B 细胞上的 BCR 识别结合后，细胞膜上锚定的与 BCR 相结合的 Fyn、Lyn、Blk 等酪氨酸激酶活化，使 Igα/Igβ 及 CD19 分子胞内段的 ITAM 上的酪氨酸发生磷酸化，并进一步招募 Syk 激酶及 BLNK 等下游接头分子，产生信号转导的级联反应，激活一系列影响 B 细胞增殖、分化、凋亡、代谢和细胞因子等基因表达的重要转录因子。

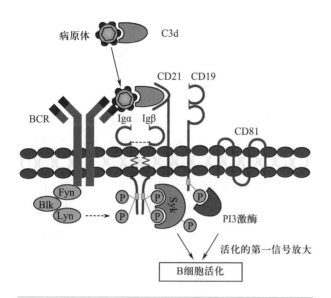

图 14-2 BCR 共受体对 B 细胞活化的第一信号放大

BCR-Igα/Igβ 复合物在接受抗原刺激 B 细胞活化的第一信号时，CD19/CD21/CD81 共受体复合物中的 CD21 可通过补体 C3d 与抗原 –BCR 相交联，再通过 CD19 胞内段的 ITAM 被酪氨酸激酶 Lyn、Fyn、Blk 等磷酸化，最终使 B 细胞活化的第一信号迅速放大。

始 B 细胞在 BCR 被 TD-Ag 激活后，上调 CCR7 的表达并朝 T 细胞区迁移；同时 BCR 上结合的抗原被内化，经溶酶体加工处理成小分子的抗原肽，然后与 MHC II 类分子形成复合物提呈至 B 细胞表面供 T 细胞识别。在 T 细胞区，初始 T 细胞经树突状细胞提呈的相同的 TD-Ag 激活分化成 Th 细胞，并在趋化因子的驱动下向 B 细胞区移动。Th 细胞、B 细胞在 T 细胞、B 细胞区交界处相互结合，Th 细胞表面的 TCR-CD3 复合物识别并结合 B 细胞提呈的抗原肽 –MHC II 复合物提供 Th 细胞活化的第一信号，Th 细胞表面的 CD28 与 B 细胞表面的 B7.1（CD80）及 B7.2（CD86）分子结合，同时其他的黏附分子也配对结合（如 LFA-1 与 ICAM-1 等），提供 Th 细胞活化的第二信号。活化的 Th 细胞迅速上调表达 CD40L，与 B 细胞上的 CD40 结合，为 B 细胞的活化提供第二信号。同时，活化的 Th 细胞还释放 IL-2、IL-4 等细胞因子作用于 B 细胞表面的相应受体，促进 B 细胞的活化、增殖与分化。

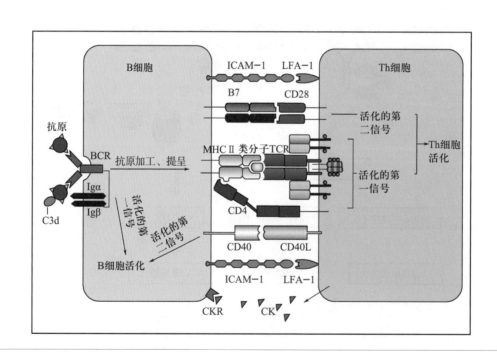

图 14-3 B 细胞与 Th 细胞之间的相互作用

B 细胞识别抗原获得第一信号后，随即将 TD-Ag 内化、处理成小分子抗原肽，抗原肽与 MHC II 类分子形成复合物提呈至细胞表面；Th 细胞通过 TCR 识别、结合此复合物获得活化的第一信号，Th 细胞表面的 CD28 与 B 细胞上的 B7 分子（CD80/CD86）等结合得到活化的第二信号。Th 细胞活化后表达 CD40L，与 B 细胞上的 CD40 结合，为 B 细胞的活化提供了第二信号。此外，Th 细胞还释放某些细胞因子（如 IL-4），作用于 B 细胞上的细胞因子受体（CKR），促使 B 细胞进一步活化。

三、B 细胞的增殖与终末分化

接受抗原和 T 细胞辅助双信号的激活 B 细胞具备快速增殖和继续分化的能力。部分 B 细胞增殖聚集成团形成初级聚合灶（primary focus），分化为成浆细胞（plasmablast），又称浆母细胞，产生抗体，提供早期体液免疫应答功能。部分 B 细胞迁移至淋巴滤泡，继续增殖并形成生发中心，B 细胞在生发中心经历体细胞高频突变、亲和力成熟和类别转换，分化为浆细胞（plasma cell）或记忆 B 细胞（memory B cell，Bm 细胞）。

（一）初级聚合灶的形成

B 细胞在 T 细胞、B 细胞交界区与 T 细胞初次接触并活化后 2~3 d，B 细胞下调表面趋化因子受体 CCR7 的表达，离开 T 细胞、B 细胞交界区，向滤泡间区、T 细胞区与红髓交界处迁移。在这些区域内，B 细胞经过进一步增殖和分化形成初级聚合灶。初级聚合灶一般在初次感染或免疫接种后 5d 内形成，在此 B 细胞持续增殖几天并分化为分泌抗体的成浆细胞（图 14-4）。这一时期构成机体体液免疫应答的最初反应阶段。初级聚合灶内的成浆细胞寿命通常只有几天，不会归巢到骨髓中形成长寿浆细胞，其分泌的抗体可以与滤泡树突状细胞（FDC）上固定的抗原和 Fc 受体结合形成免疫复合物。

（二）生发中心的形成

生发中心又称次级淋巴滤泡，由活化的 B 细胞

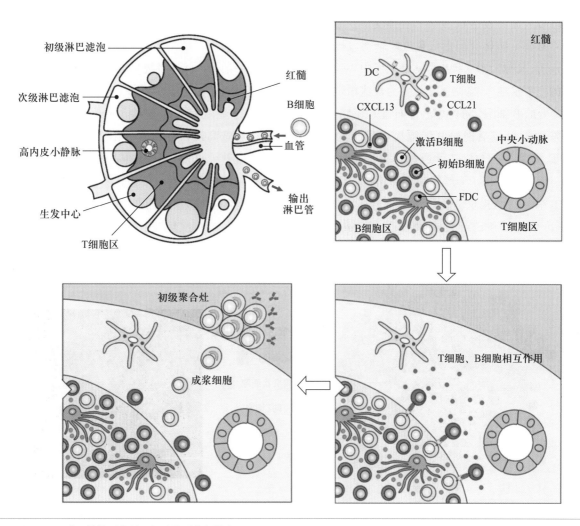

图 14-4 淋巴结抗原特异 B 细胞的活化与增殖

T 细胞、B 细胞经血流进入淋巴结 T 细胞、B 细胞分区，外来抗原直接或经 DC 处理提呈分别激活抗原特异性 B 细胞、T 细胞，激活的 T 细胞、B 细胞在趋化因子的作用下朝交界区迁移，通过相互作用完全激活彼此，B 细胞经过增殖之后部分发育为分泌特异性抗体的成浆细胞并形成初级聚合灶，经输出淋巴管输出发挥早期体液免疫防御功能。

进入初级淋巴滤泡后快速增殖，并在Th细胞和滤泡树突状细胞的参与下形成，是TD体液免疫应答中B细胞分化成熟的重要场所。Th细胞被B细胞充分激活后分化成为滤泡辅助T细胞（T follicular helper cell，Tfh细胞），并下调CCR7上调CXCR5，迁移入淋巴滤泡。在淋巴滤泡内，B细胞每6~8 h可分裂一次，在抗原刺激后7d左右形成生发中心。生发中心主要由增殖的B细胞组成，抗原特异性T细胞占10%左右。生发中心的结构如下：①被膜区，由生发中心内增殖的B细胞将初级淋巴滤泡内未激活的初始B细胞挤至边缘而形成。②亮区，含有B细胞（称为中心细胞）、Tfh细胞和FDC，FDC不同于经典DC，它由滤泡基质层细胞而非造血干细胞发育而来，表面不表达MHC分子，不具备抗原提呈能力。相反，FDC表面高表达Fc受体和补体受体，通过固定抗原 – 补体 – 抗体共同形成免疫复合物包被小体（iccosome），又称为串珠状小体，是生发中心长期储留抗原的"蓄水池"。③暗区，主要为快速增殖并发生高频突变的B细胞，亦称中心母细胞（图14-5）。

生发中心形成后能给B细胞提供发育的微环境，主要表现在：①FDC可通过其表面免疫复合物（Ag-Ab或Ag-Ab-C）形式长期滞留抗原于其表面，向B细胞持续提供活化的第一信号；②Tfh细胞能表达CD40L和诱导性共刺激分子（inducible

co-stimulator，ICOS），分别与B细胞上的CD40和ICOS配体（ICOSL）结合，可向B细胞提供活化的第二信号。此外，Tfh细胞还能分泌IL-21，作用于B细胞上的IL-21R，可促进B细胞增殖、分化、类别转换及抗体亲和力成熟。

（三）生发中心B细胞的亲和力成熟

1. 体细胞高频突变（somatic hypermutation） 是指生发中心暗区B细胞的抗体重链和轻链基因的可变区（V区）发生高频率的点突变。一般体细胞自发突变的频率是每代 $1/10^{10} \sim 1/10^7$，而轻链和重链V区基因的突变频率高达每代 $1/10^3$，是其他体细胞突变频率的约 10^7 倍。体细胞高频突变可改变抗体可变区基因序列，是促进抗体亲和力成熟的重要前提。

2. 抗体亲和力成熟 经过暗区高频突变的B细胞进入亮区后，不同亲和力的BCR克隆竞争FDC上储留的抗原，高亲和力BCR优先结合抗原获得活化的第一信号，并通过提呈给Tfh细胞获得第二信号而得以存活；相对低亲和力（约占亮区B细胞的90%）的BCR克隆因为得不到抗原激活信号而发生凋亡，这个筛选高亲和力BCR的阳性选择过程称为抗体亲和力成熟（affinity maturation）。在初次免疫应答时因大量抗原的存在，可使表达不同亲和力BCR的各种B细胞克隆都被激活而产生不同亲和力的抗体；当抗原被清除或再次免疫应答时仅存在少量抗原，高亲

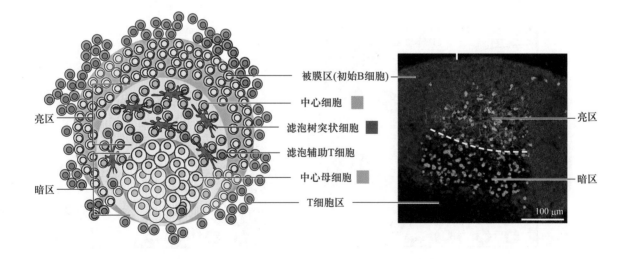

图 14-5 生发中心的结构及主要细胞构成
A. 成熟生发中心外围由T细胞区和初始B细胞构成的被膜区包围，内部分为暗区和亮区两部分，亮区内主要含有生发中心B细胞、滤泡树突状细胞和滤泡辅助T细胞；暗区由快速分裂的中心母细胞构成 B. 淋巴结内生发中心的免疫荧光染色照片，被膜区显示 IgD⁺ 初始B细胞，生发中心内包含 CD35⁺ 滤泡树突状细胞（红色荧光）和GFP荧光标记的生发中心B细胞（绿色荧光）

和力 BCR 因为抗原选择优势而得以存活并被扩增，最终筛选出高亲和力的抗体（图 14-6）。

3. B 细胞在亮区与暗区之间的动态循环　经过亮区阳性选择存活下来的 B 细胞克隆，一部分重新进入暗区，再次经历高频突变和亮区阳性选择的循环过程，持续不断地提高 BCR 亲和力。一部分 B 细胞克隆离开生发中心，分化成为成浆细胞或记忆 B 细胞。

（四）抗体类别转换

抗体重链恒定区决定抗体的下游效应功能。生发中心亮区 B 细胞在保持可变区基因序列即抗原特异性不变的前提下，通过 DNA 重组改变重链恒定区以表达不同类别的抗体，实现不同效应功能的过程，称为抗体类别转换。其主要机制是：不同重链恒定区基因的 5′ 内含子含有特异的转换区（switch region，S 区）序列，被抗原和细胞因子激活的 B 细胞中特异表达靶向这类 S 区序列的胞嘧啶脱氨酶，诱导 S 区 DNA 发生脱氨突变并进一步产生双链断裂，然后上下游 S 区的 DNA 双链断裂进行连接修复，从而表达

IgG/E/A 等类别抗体的恒定区外显子（图 14-7）。

抗原的种类和细胞因子是影响抗体类别转换的最重要因素。TD-Ag 主要诱导 IgM 型抗体向 IgG 转换；变应原则主要诱导抗体向 IgE 转换；TI-Ag 仅引起有限的抗体类别转换。Th 细胞及其他辅助细胞分泌的细胞因子也影响抗体转换的类别，如 IFN-γ 促使抗体向 IgG2a 和 IgG3 转换；IL-4 可促进抗体向 IgE 和 IgG1 转换；而 TGF-β 则能诱导抗体向 IgG2b 和 IgA 转换。

（五）浆细胞和记忆 B 细胞的形成

在生发中心内绝大多数 B 细胞发生凋亡，只有少部分 B 细胞在抗原刺激和 Th 细胞辅助下继续分化发育，经历亲和力成熟和类别转换等过程，最终形成浆细胞和记忆 B 细胞。

1. 浆细胞的形成　浆细胞又称抗体分泌细胞（antibody-producing cell），是 B 细胞分化的终末状态，由生发中心 B 细胞经成浆细胞分化而来。浆细胞表面不表达 BCR 和 MHC Ⅱ 类分子，不能识别抗原产生反应；胞质内含丰富的粗面内质网，有利于大

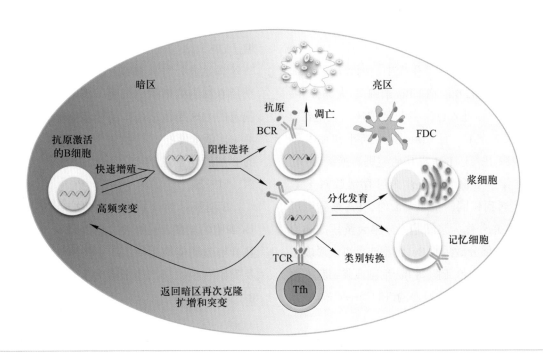

图 14-6　生发中心内 B 细胞的动态变化与抗体亲和力成熟

抗原激活的 B 细胞在成熟生发中心的暗区与亮区之间循环。暗区 B 细胞经历快速分裂，在抗体基因可变区产生高频突变，然后在趋化因子作用下进入亮区。亮区 FDC 细胞上储留有特异性抗原，经突变后更高亲和力的 BCR 获得竞争优势，得以结合 FDC 上的抗原而存活，低亲和力的 B 细胞则发生凋亡。亮区 Tfh 细胞提供 B 细胞活化的第二信号，以促进 B 细胞的存活，并促进亮区 B 细胞发生类别转换，进一步分化为浆细胞和记忆 B 细胞。部分经阳性选择存活的 B 细胞返回暗区进行新一轮的克隆扩增和突变。

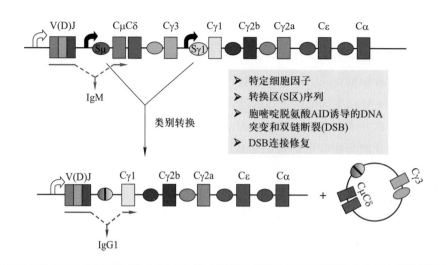

图 14-7　抗体类别转换

图示为小鼠抗体重链恒定区的基因结构。上游为重组好的表达抗体可变区的 V（D）J 片段，下游竖框为表达不同类别抗体恒定区的外显子基因，每个恒定区外显子前有特定的转换区（S 区）。类别转换需要特定的细胞因子激活成熟 B 细胞，以在特定转换区内启动胞嘧啶脱氨酶 AID 诱导的 DNA 双链断裂，经末端结合连接修复后，B 细胞表面的抗体分子由 IgM 转换为 IgG/IgE/IgA 等不同类别。

量合成和分泌抗体。生发中心产生的浆细胞部分离开外周淋巴器官迁移至骨髓，从骨髓基质细胞获取生存信号，这些浆细胞不再分裂，能较长时间分泌高亲和力抗体。

2. 记忆 B 细胞的形成　生发中心内存活的 B 细胞部分可分化为记忆 B 细胞（Bm 细胞），大部分 Bm 细胞离开生发中心进入血液参与再循环。人记忆 B 细胞表达 CD27 分子，且 CD44 水平高于初始 B 细胞。Bm 细胞膜上表达 IgM 或其他类别转换的 BCR，但不分泌抗体，寿命较长（体内可存活数月至数年）。当再次遇到相同的抗原刺激时，Bm 细胞可迅速活化、增殖并分化为浆细胞，分泌大量高亲和力的特异性抗体，部分激活的 Bm 细胞亦可再次形成生发中心。生发中心内 B 细胞朝 Bm 细胞或浆细胞方向分化命运的决定，Bm 细胞长寿的机制尚不明确。

第二节　B 细胞对 TI-Ag 的免疫应答

非 T 细胞依赖性抗原（TI-Ag），如细菌多糖、多聚蛋白及脂多糖等，可以直接激活初始 B 细胞而不需要 Th 细胞的辅助。根据激活 B 细胞方式的不同，TI-Ag 又可分为 TI-1 和 TI-2 抗原两类（图 14-8）。

一、B 细胞对 TI-1 抗原的免疫应答

TI-1 抗原又称为 B 细胞的丝裂原，如细菌脂多糖（LPS）。此类抗原不仅能与 BCR 结合，还能通过其丝裂原成分与 B 细胞上的丝裂原受体结合，进而激活 B 细胞的增殖和分化。高浓度的 LPS 能与 B 细胞上的 LPS 受体结合，诱导多克隆 B 细胞的增殖与活化。低浓度的 TI-1 抗原仅能激活表达特异性 BCR 的 B 细胞。常见的 TI-1 抗原有细菌多糖、多聚蛋白、LPS 等。

B 细胞对 TI-1 抗原的免疫应答特点为：①无需 Th 细胞的辅助，应答发生时间较早；②成熟和未成熟 B 细胞均能被激活；③不能诱导抗体亲和力成熟及类别转换，只产生低亲和力的 IgM；④不能诱导 Bm 细胞的形成。

二、B 细胞对 TI-2 抗原的免疫应答

TI-2 抗原如细菌荚膜多糖含有高度重复的抗原表位，能与 B 细胞上的 BCR 结合并广泛交联，导致成熟的 B 细胞活化。常见的 TI-2 抗原有肺炎链球菌荚膜多糖、沙门菌多聚鞭毛蛋白等。B 细胞对 TI-2

TI-1抗原

TI-2抗原

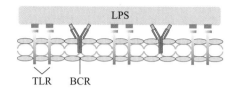

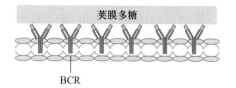

图 14-8 TI-1 和 TI-2 抗原
TI-1 抗原能够分别激活 BCR 及丝裂原受体如 Toll 样受体，只有较低浓度抗原才能激活特异性 BCR 克隆；TI-2 抗原多为细菌胞壁的重复表位，通过交联多个 BCR 激活 B 细胞。

抗原的免疫应答特点是：①TI-2 抗原仅能激活成熟 B 细胞产生免疫应答，婴幼儿因 B 细胞不够成熟往往易感染带有 TI-2 抗原的病原体；②TI-2 抗原表位的密度过低不足以激活 B 细胞，过高则可导致 BCR 过度交联而使 B 细胞耐受；③B 细胞针对 TI-2 抗原产生的抗体有调理吞噬和促进巨噬细胞提呈抗原的功效；④产生的抗体主要为 IgM，也能诱导类别转换产生 IgG，但不能诱导亲和力成熟和 Bm 细胞的形成。

第三节 体液免疫应答的一般规律

抗原初次刺激机体所诱导的特异性免疫应答称为初次免疫应答（primary immune response），部分激活的 T 细胞、B 细胞形成记忆细胞；当相同抗原再次刺激机体时，这些记忆细胞能迅速反应，产生特异、高效的免疫应答，称为再次免疫应答（secondary immune response）。

一、初次免疫应答

初次免疫应答分为 4 个主要阶段。①潜伏期：指抗原刺激机体到体液中可测出特异性抗体前的阶段。一般持续数小时至 2~3 周，其实际长短与抗原的性质、抗原的剂量、抗原进入的途径和佐剂的使用及机体的状况等明显相关。②对数期：抗体水平呈指数级增长。③平台期：抗体的浓度维持在一个较高的水平，并稳定一段时间。因抗原的不同，抗体水平达到平台期的时间、高度及其维持的时间均不相同。④消退期：抗体与抗原结合或被降解，体内抗体浓度逐渐减少。初次免疫应答的特点是：

①抗原用量相对大；②诱导期长；③抗体总量较低；④抗体类型为 IgM 和 IgG；⑤抗体亲和力不高。

二、再次免疫应答

当相同的抗原再次进入机体，抗原特异性的记忆细胞可迅速产生特异性免疫应答。再次免疫应答的特点：①所需的抗原剂量相对较小；②潜伏期短；③抗体浓度上升较快，可迅速到达平台期，且平台期较高；④抗体总量较高，可达初次免疫应答的 10 倍以上；⑤抗体以高亲和力的 IgG 为主（图 14-9）。再次免疫应答的强弱取决于两次抗原刺激的时间间隔，间隔太短或太长时，再次免疫应答反应均相对较弱，前者因为体内产生的抗体可与再次进入的相同抗原结合形成复合物而清除抗原；后者则是因为记忆细胞有一定的寿命，间隔太久致使记忆细胞逐渐减少。

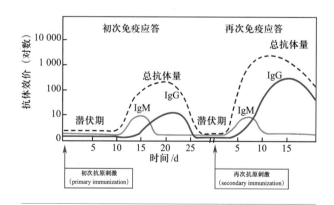

图 14-9 初次及再次免疫应答抗体产生的一般规律
初次免疫应答潜伏期长，抗体产生量较低，且维持时间短；再次免疫应答潜伏期短，抗体总量高，以亲和力更高的 IgG 为主，且维持时间长。

体液免疫应答的规律对临床诊断和疫苗接种等有一定的应用价值和指导意义。根据测得患者体内 Ig 的种类和含量，可以推测感染的不同阶段，辅助临床诊断；在进行疫苗接种时需要接种 2 次以上，只有再次免疫应答才能获得大量的高亲和力 IgG 型抗体。

第四节 体液免疫应答的生物学效应

抗体是体液免疫应答主要的效应分子，体液免疫应答的效应主要体现为抗体的生物学作用。大多数情况下抗体效应为生理性的，但在某些情况下也可以是病理性的。

一、IgA 介导的生物学效应

分泌型 IgA（SIgA）具有抗感染作用。SIgA 与微生物、异物等抗原结合，阻断病原体等吸附于黏膜上皮，在黏膜局部的免疫防御中发挥重要作用。

二、IgG 和 IgM 介导的生物学效应

1. 中和作用 高亲和力的 IgG 与病原体或毒素结合，阻止病原体或毒素进入细胞，是机体抗感染的一种方式。此外抗体还可以封闭病原体表面抗原，使其失去生物学活性或更易被吞噬细胞吞噬。

2. 调理吞噬作用 IgG 和 IgM 与病原体结合后，其 Fc 片段可与吞噬细胞表面的 Fc 受体结合，致使抗原异物容易被吞噬细胞捕获、吞噬和杀灭。

3. 补体依赖的细胞毒性（CDC） IgG 和 IgM 与病原体或靶细胞上的抗原结合可激活补体的经典途径，最终形成补体膜攻击复合物，导致细菌或细胞溶解、破裂。

4. 抗体依赖性细胞介导的细胞毒作用（ADCC） IgG 结合被病毒感染的细胞或肿瘤细胞的表面抗原后，其 Fc 片段与效应细胞（如巨噬细胞、NK 细胞和中性粒细胞）上的 Fc 受体结合致其活化，释放生物活性介质来杀伤靶细胞。

5. 介导超敏反应和某些自身免疫病 IgG4 亚类和 IgG、IgM 可介导 I 型、II 型和 III 型超敏反应。IgG 和 IgM 也是某些自身免疫病，如类风湿关节炎和系统性红斑狼疮的主要致病抗体。

三、IgE 介导的生物学效应

IgE 为亲和性抗体，其 Fc 片段可与肥大细胞、嗜碱性粒细胞等表面的 Fc 受体（FcεR I）结合，导致细胞释放生物活性介质，引发 I 型超敏反应。

（董俊超）

数字课程学习

🎥 教学 PPT   ✏️ 自测题   📖 本章小结   💬 复习思考题

第十五章
免疫耐受

提要：

• 免疫耐受是一种特殊形式的免疫应答，具有特异性、诱导性、记忆性。

• 免疫耐受按其形成时期不同，分为中枢免疫耐受和外周免疫耐受，其形成机制不同。

• 影响免疫耐受形成的因素包括抗原、宿主和免疫方法等。

• 免疫耐受异常可参与多种临床疾病的发生、发展。诱导和维持免疫耐受可防治超敏反应、自身免疫病和器官移植物排斥反应；解除免疫耐受状态，激发免疫应答可促进机体对病原体和肿瘤的清除。

免疫系统的主要功能是识别"自己"与"非己"，通过免疫应答清除"非己"，对"自己"成分无应答，以维持免疫内环境稳定。在一定条件下，机体免疫系统接触特定抗原后表现出的特异性免疫低应答或无应答状态，称为免疫耐受（immunological tolerance）。诱导免疫耐受形成的抗原称为耐受原（tolerogen）。免疫耐受的诱导、维持或打破是免疫学研究的关键科学问题。

第一节　免疫耐受的分类、特点及影响因素

免疫耐受的形成是耐受原刺激机体免疫系统的结果，取决于抗原与机体两方面因素。在胚胎期及新生期，免疫系统尚未发育成熟，不论是自身抗原或外来抗原，都可诱导建立免疫耐受，这种免疫耐受会长期存在，不会轻易被打破。而在后天生活中，免疫系统发育成熟，免疫耐受的形成受多种因素影响，并可能因这些因素的消失而恢复对抗原的正应答。

一、免疫耐受的分类

（一）根据形成时期不同分类

免疫耐受根据形成时期不同分为天然耐受和获得耐受。前者可天然形成，如机体对自身组织抗原的耐受；后者经后天诱导获得，如人工注射某种抗原后诱导的获得耐受。

1. 天然耐受　胚胎期正在发育的不成熟免疫系统接触了某种抗原，表现为出生后对于该抗原的无应答，称为天然耐受（natural tolerance）。该机制实现了机体免疫系统对自身正常物质不产生疫应答，即自身耐受（self tolerance）。1945年欧文（Ray D. Owen）首先发现血型不同的异卵双生小牛，由于胚胎血管互相交汇，血液可以自由交流。出生后，两

头小牛体内均存在两种不同血型的红细胞,成为血型嵌合体,彼此可接受对方皮肤移植物而不发生排斥反应,但对无关小牛的皮肤移植物发生排斥反应。由此提示,胚胎期接触同种异型抗原可诱导免疫耐受(图15-1)。

2. 获得耐受 在出生后及机体免疫系统成熟后,通过改变抗原性状及剂量、免疫途径或宿主因

素诱导产生的针对某抗原的免疫耐受,称为获得耐受(acquired tolerance)。在经典的新生期人工诱导免疫耐受实验中,根据欧文观察到的现象,1953年梅达瓦等开展了人工免疫耐受的实验研究。梅达瓦将CBA系黑鼠的骨髓输给新生期的A系白鼠,待此A系白鼠出生8周后,将CBA系黑鼠的皮肤植给该A系白鼠,发现皮肤移植物可长期存活而不被排斥,但无关品系小鼠的皮肤移植则被排斥(图15-2)。这一实验证实了欧文观察到的现象,并揭示新生期接触抗原物质,成年后对该抗原就有特异的免疫耐受现象。这一发现使人们对于免疫耐受机制的认识有了重大的突破。

(二)根据免疫耐受发生的免疫器官及时期不同分类

根据免疫耐受发生的免疫器官及时期不同分为中枢耐受(central tolerance)和外周耐受(peripheral tolerance)。前者是在胚胎期及出生后在中枢免疫器官中形成的;后者是在出生后成熟免疫系统外周免疫器官和组织中诱导产生的。

1. 中枢耐受 是指在胚胎期及出生后,未成熟T细胞、B细胞在中枢免疫器官内遇到自身抗原后形

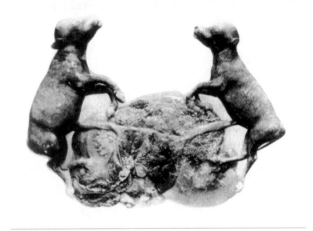

图 15-1 异卵双生小牛血型嵌合现象
异卵双生小牛由于胚胎期血液相互交流,形成血型嵌合体,出生后对相互的抗原呈天然耐受状态。

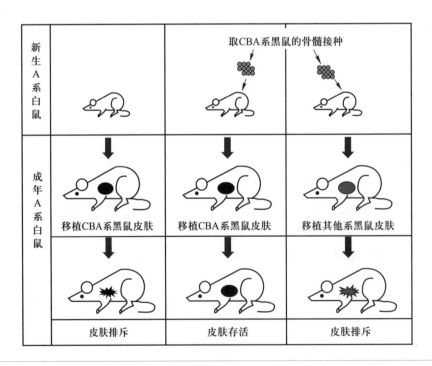

图 15-2 新生期人工诱导的小鼠免疫耐受实验
给新生期 A 系白鼠移植 CBA 系黑鼠的骨髓,A 系白鼠成年后移植 CBA 系黑鼠的皮肤可存活,移植其他系小鼠的皮肤则排斥。

成的免疫耐受。1957年伯纳特等提出克隆选择学说，指出胚胎期个体免疫系统尚未发育成熟，抗原异物刺激导致相应抗原特异性免疫细胞克隆被清除或抑制，从而出生后对该种特异性抗原不能产生免疫应答。1960年伯纳特和梅达瓦共同获得诺贝尔生理学或医学奖。

2. 外周耐受 是指成熟的 T 细胞、B 细胞，在外周免疫器官中遇到外源性抗原或自身抗原后形成的免疫不应答状态。

二、免疫耐受的特点

免疫耐受是一种特殊形式的免疫应答，具有特异性、诱导性和记忆性的特点。

（一）特异性
免疫耐受只针对某种特异性抗原无应答，对其他抗原仍保持正常的免疫应答。

（二）诱导性
免疫耐受需由特异性抗原诱导产生。

（三）记忆性
对某种抗原产生免疫耐受的个体，再次接受同一抗原刺激后，不能产生用常规方法可检测到的特异性免疫应答。

此外，免疫耐受与免疫抑制或免疫缺陷状态下对抗原的非特异性无应答或低应答不同。

免疫耐受与免疫正应答均是免疫系统的重要功能。对自身抗原的免疫耐受，可避免发生自身免疫病；对"非己"抗原的正应答，可执行抗感染、抗肿瘤的防御功能；而对自身抗原的正应答或对病原体、突变细胞的免疫耐受，将导致疾病的发生。因此，免疫耐受与免疫正应答的平衡可维持内环境的稳定。

拓展阅读15-1 免疫耐受与免疫抑制或免疫缺陷的比较

三、免疫耐受的影响因素

在不同影响因素作用下，同一种物质既可作为免疫原，刺激 T 细胞和 B 细胞活化，产生特异性正应答；也可作为耐受原，使 T 细胞和 B 细胞发生免疫耐受。这些影响因素涉及抗原与机体两方面。

（一）抗原因素

1. 抗原的理化性状 与机体遗传背景接近、小分子、可溶性、非聚合状态的抗原（如非聚合的血清蛋白、多糖和脂多糖等）多为耐受原，易诱导免疫耐受。因为小分子、可溶性、单体抗原在体内不易被 APC 有效地加工和提呈给 T 细胞，因而不能有效刺激 T 细胞活化，导致免疫无反应性。例如，用牛血清白蛋白（BSA）免疫小鼠，可产生相应抗体。若将 BSA 先经高速离心，去除其中的聚体，再免疫小鼠，则无抗体产生，导致耐受。因为单体蛋白不易被吞噬处理，不能被 APC 提呈，T 细胞则不能被活化，没有了 T 细胞的辅助，B 细胞也不能活化。

2. 抗原的剂量 诱导免疫耐受所需的抗原剂量随抗原种类和性质、动物种属及品系、机体免疫状态不同而异。研究表明，适量抗原免疫机体易诱导正应答，而过低或过高剂量抗原刺激均可能诱导免疫耐受。TD-Ag 无论剂量过高或过低均可诱导 T 细胞产生耐受；低剂量 TD-Ag 和 TI-Ag 均不能诱导 B 细胞产生耐受，只有高剂量的 TD-Ag 和 TI-Ag 才能诱导 B 细胞产生免疫耐受（图 15-3）。其中低剂量抗原所引起的免疫耐受称低区耐受（low-zone tolerance），高剂量抗原所引起的免疫耐受称高区耐受（high-zone tolerance）。

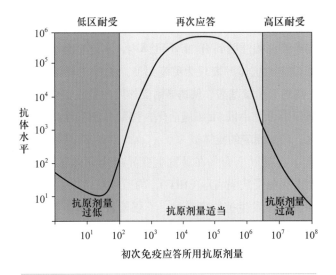

图 15-3 抗原的剂量与免疫耐受
免疫动物时抗原剂量过高诱导高区耐受，过低诱导低区耐受，剂量适当可诱导免疫应答（图中单位系人为划定，依抗原、动物等不同而异）。

拓展阅读 15-2 高区耐受与低区耐受的区别

拓展阅读 15-3 T 细胞耐受与 B 细胞耐受的特点

3. 抗原进入的途径 抗原经口服和静脉注射最易诱导机体产生免疫耐受，腹腔注射次之，肌内注射和皮下注射最难。但不同部位静脉注射引起的结果也不相同：①人丙种球蛋白经肠系膜静脉注入可引起免疫耐受，经颈静脉注入则能引起免疫应答；②白蛋白注入门静脉能引起免疫耐受，注入周围静脉则可引起免疫应答。目前认为，通过肠系膜和门静脉注射易于引起耐受，可能与库普弗细胞对大分子颗粒抗原和聚合抗原的吞噬降解或解聚作用有关。口服诱导耐受的机制复杂，可能为：口服抗原经胃肠道消化，使大分子抗原降解为小分子，免疫原性减弱；T 细胞克隆无反应性；产生抑制性细胞因子（如 TGF-β 和 IL-10）及调节性 T 细胞等。

4. 抗原的持续存在 耐受原持续存在是维持机体免疫耐受状态的重要条件之一。这是由于免疫系统中不断有新的免疫活性细胞产生，持续存在的耐受原可使新生的免疫活性细胞不断产生免疫耐受。因此若耐受原在体内消失，则原来已经建立的免疫耐受也将逐渐减弱甚至消失。

5. 表位的特点 某些抗原表位易于诱导形成免疫耐受，如鸡卵溶菌酶的 N 端氨基酸构成的表位能诱导具有抑制作用的 T 细胞活化，C 端氨基酸构成的表位可诱导具有辅助功能的 T 细胞活化。如将天然鸡卵溶菌酶注射到 H-2b 小鼠体内，不能刺激小鼠产生相应的抗体，表现为免疫耐受。去除鸡卵溶菌酶 N 端的 3 个氨基酸，使诱导耐受作用的抗原表位被破坏，则可使小鼠 Th 细胞活化，协助 B 细胞活化与分化，产生相应的抗体。

6. 抗原变异 在易发生变异的病原体感染中，如人类免疫缺陷病毒（HIV），丙型肝炎病毒（HCV）等病原体发生抗原变异后，不仅使机体原有免疫力失效，亦会因变异而产生模拟抗原，这类抗原能与特异应答的 T 细胞及 B 细胞受体结合，却不能产生使细胞活化的第一信号，使细胞处于免疫耐受状态。

（二）机体因素

1. 免疫系统的发育程度 在胚胎期最易诱导免疫耐受的形成，新生期次之，成年期最难。实验证实，未成熟的免疫细胞更容易被诱导免疫耐受，而诱导成熟免疫细胞耐受所需的抗原量比未成熟免疫细胞所需要的抗原量高数十倍。

2. 动物种属和品系 免疫耐受的诱导和维持的难易程度随动物种属、品系不同而异。大鼠和小鼠对诱导免疫耐受敏感，在胚胎期或新生期均容易诱导成功；兔、有蹄类和灵长类在胚胎期较易诱导产生免疫耐受，出生后则较困难。

3. 免疫抑制措施的联合应用 成年动物免疫细胞已发育成熟，单独使用抗原一般很难建立免疫耐受。与免疫抑制措施配合，可人为地破坏已成熟的免疫系统，造成类似新生期的免疫不成熟状态，则可诱导机体产生免疫耐受。常用的免疫抑制方法有：全身淋巴组织照射，注射抗淋巴细胞血清或抗 T 细胞抗体，应用糖皮质激素、环磷酰胺和环孢素等。

第二节 免疫耐受形成的机制

机体在不同时期、不同免疫器官中形成的中枢免疫耐受和外周免疫耐受主要是通过介导 T 细胞、B 细胞免疫耐受而实现的，诱因和形成的机制各有特点与不同。

一、中枢免疫耐受形成的机制

在胚胎期及新生期，未成熟的 T 细胞、B 细胞在中枢免疫器官（胸腺和骨髓）中发育，经历阳性选择和阴性选择等一系列过程，对表达自身抗原特异性受体的 T 细胞、B 细胞克隆进行清除，实现自身免疫耐受。

1. T 细胞中枢免疫耐受 骨髓来源的未成熟祖 T 细胞进入胸腺，经历双阴性（DN）、双阳性（DP）、单阳性（SP）的 3 种细胞状态。进入髓质区的 CD4+ 或 CD8+T 细胞（SP），如果表面的 TCR 与胸腺髓质上皮细胞或胸腺 DC 表面的自身抗原肽 -MHC 分子复合物高亲和力结合，可启动细胞凋亡，导致自身反应性 T 细胞克隆被清除，即克隆清除（clonal deletion），此即阴性选择。此外，部分自身反应性 T 细胞与相应的自身抗原结合后发育为 Treg 细胞，即自然调节性T细胞（nTreg细胞）。需要特别说明的是，在胸腺中表达的自身抗原中，不仅包括中枢自身抗原，还包括外周组织特异性自身抗原，后者主要是自身免疫调节因子驱动外周组织限制性抗原在胸腺髓质上皮细胞中异位表达。因此，T细胞中枢免疫耐受实现了中枢和外周自身抗原广谱耐受。

2. B细胞中枢免疫耐受　骨髓未成熟的B细胞表达的BCR如能高亲和力结合自身抗原，将导致B细胞凋亡和克隆清除。部分自身反应性B细胞，受到自身抗原刺激后会重新启动免疫球蛋白基因重排，产生新的BCR，不再对自身抗原产生应答，称为受体编辑，受体编辑使B细胞有机会进行自我修正，避免凋亡的命运，提升了B细胞产生效率，增加了BCR的多样性。此外，某些未成熟B细胞与自身抗原结合后引起mIgM表达下调，即使进入外周免疫器官，对抗原刺激也不产生应答，产生无反应性。

二、外周免疫耐受形成的机制

事实上，中枢免疫耐受机制并不能清除全部的自身抗原特异性T细胞、B细胞克隆，成年人外周免疫器官中存在潜在的自身抗原特异性T细胞、B细胞克隆，需要外周免疫耐受机制发挥作用，将其清除或失活。

（一）克隆忽视

存在于外周免疫器官中的自身抗原特异性T细胞、B细胞克隆，未能察觉自身抗原而与自身抗原共存，不引起自身免疫应答，称为克隆忽视（clonal ignorance）。其产生原因包括：T细胞克隆的TCR对组织特异自身抗原的亲和力低，自身抗原浓度很低或免疫原性太弱，自身抗原不能被APC加工提呈。

（二）克隆清除

存在于外周免疫器官中的自身抗原特异性T细胞克隆，其TCR对组织特异性自身抗原具有高亲和力，且这种组织特异性自身抗原浓度高，可经APC提呈，致自身抗原特异性的T细胞克隆清除。通过对转基因小鼠模型的研究证实，外周成熟T细胞持续性、高亲和力地接触较高浓度自身抗原后，由于活化诱导的细胞死亡（AICD）导致克隆清除，从而建立并维持外周免疫耐受。

（三）免疫麻痹

存在于外周免疫器官和组织中的自身抗原特异性T细胞、B细胞虽未被清除，但不能活化，不对自身抗原产生免疫正应答，称为免疫麻痹（immune paralysis），又称克隆无反应性（clonal anergy）。凡是能导致T细胞、B细胞不能有效活化的因素均可使T细胞、B细胞无反应性。如不成熟树突状细胞（iDC）提呈的自身抗原，虽经TCR-CD3活化，产生第一信号，但iDC不充分表达B7及MHCⅡ类分子，且不能产生IL-12，不能产生第二信号；组织细胞虽表达自身抗原，但不表达B7及CD40等共刺激分子，因此也无第二信号，呈免疫麻痹状态。

（四）免疫调节细胞的作用

1. 调节性T细胞（Treg细胞）　Treg细胞对免疫应答具有负调节作用，在胸腺中经发育产生的Treg细胞称天然Treg细胞，经细胞-细胞间的直接接触或分泌IL-10及TGF-β等细胞因子，抑制自身反应性CD4$^+$T及CD8$^+$T细胞的免疫应答。后天亦可诱导产生Treg细胞及具有免疫抑制功能的其他类型的T细胞，它们经分泌IL-10及TGF-β等细胞因子，抑制iDC分化为成熟DC，促进iDC诱导免疫耐受（详见第十章）。

2. 其他抑制性细胞　机体中不成熟的髓源性抑制细胞（myeloid-derived suppressor cell，MDSC）可通过表达高水平精氨酸酶1、诱导性一氧化氮合酶、诱生Treg细胞等机制抑制免疫功能和诱导免疫耐受。调节性DC、调节性B细胞也是可抑制免疫反应，诱导并维持免疫耐受。

（五）免疫分子的负调节

除了免疫抑制性细胞分泌的TGF-β、IL-10等细胞因子的作用外，某些细胞表达抑制性受体（如CTLA-4、PD-1H和FcγRⅡ-B等）亦影响T细胞、B细胞存活，涉及免疫耐受。

（六）免疫豁免部位

免疫豁免部位（immunological privileged site）是指机体的某些部位（如脑、胎盘和眼的前房等），在生理状态下免疫细胞不能到达，或有抑制性因素的存在，不能诱导免疫应答，若进行移植时不发生排斥反应，又称免疫特惠区。但因感染或外伤致使上述部位"隐蔽"的自身抗原释放入血，则可刺激相应自身反应性淋巴细胞产生免疫应答，重者可发生自身免疫病，如眼外伤导致的交感性眼炎。胎盘是一种特殊的免疫豁免部位，使具有父亲来源 MHC 的胎儿作为"半同种移植物"不被母体排斥，其主要原因包括：血胎屏障将胎儿与母体隔开；绒毛膜滋养层细胞高表达 HLA-G，结合抑制性受体，抑制 NK 细胞和 CTL 的作用；母胎界面细胞高表达吲哚胺双氧合酶，为色氨酸代谢限速酶，导致色氨酸耗竭并产生毒性代谢产物，抑制 T 细胞活化；分泌抑制性细胞因子，抑制 Th1 细胞功能等。

第三节 免疫耐受的意义及应用

一、研究免疫耐受的意义

免疫耐受不论在理论上还是在医学实践中均有重要意义。机体免疫系统只有有效识别"自己"和"非己"，建立对"自己"的免疫耐受和"非己"的特异性免疫应答，才能维持机体免疫内环境稳定及正常生理功能。

免疫耐受异常可参与多种临床疾病的发生、发展，例如：天然自身耐受遭破坏可致自身免疫病；对细菌、病毒的免疫耐受可导致持续性感染；对肿瘤细胞的免疫耐受导致肿瘤。因此，探讨免疫耐受机制并通过人为干预而建立或中止耐受，具有重要意义。目前人们正在研究通过诱导和维持免疫耐受的方法来防治超敏反应、自身免疫病和器官移植物排斥反应；而对某些感染性疾病和肿瘤等，则可通过解除免疫耐受状态，激发免疫应答来促进机体对病原体和肿瘤的清除。

免疫耐受是耐受原与机体相互作用的结果，因此建立和维持免疫耐受、打破免疫耐受要从耐受原和机体两方面综合考虑。

二、建立和维持免疫耐受

（一）选择适当的动物和接种时间

一些抗原对某种特定遗传背景的动物具有很强的免疫原性，但对另一些遗传背景的动物是耐受原。

一般来说，遗传背景接近的抗原免疫原性弱，新生个体比成年个体易形成免疫耐受，免疫力低下的机体比免疫功能正常者易形成免疫耐受。

（二）抗原的性状、剂量和接种频率的选择

小分子、可溶性、非聚体的抗原易诱导免疫耐受。小剂量抗原循序渐进地接种可形成免疫耐受。持续接种抗原，有助于维持免疫耐受。如使用小分子肽段模拟抗原表位与 MHC 分子形成复合物，能被 TCR 识别，但不能启动 T 细胞活化信号。

（三）选择抗原进入机体的途径

口服免疫原可在诱导局部肠道黏膜特异性免疫的同时，抑制全身免疫应答，如给小鼠注射髓鞘碱性蛋白质（myelin basic protein，MBP）可诱导实验性变态反应性脑脊髓炎（experimentally allergic encephalomyelitis，EAE），若先口服再注射 MBP 则很难诱导 EAE，因为口服抗原 MBP 使肠道 $CD4^+T$ 细胞产生 IL-4 及 TGF-β，诱导产生 IgA，同时抑制 Th1 细胞应答。近年来，亦有应用口服热激蛋白 HSP65 诱导 Treg 细胞治疗类风湿关节炎。

器官移植前，静脉注射供体血细胞并配合使用免疫抑制剂，能在一定程度上建立特异性免疫耐受，延长移植物的存活时间。

（四）移植同种异型骨髓和胚胎胸腺

移植同种异型骨髓和胚胎胸腺适用于同种异型器官移植和自身免疫病的治疗。由于中枢免疫器官中的 T 细胞、B 细胞在发育过程中接触抗原会诱导免疫耐受，动物实验亦证实在同种异型器官移植前移植同种异型骨髓或胸腺，可预防移植物排斥反应，延长移植物存活时间。对于人自身免疫病，给患者移植骨髓和胚胎胸腺，可部分建立免疫调节功能，减轻或缓解自身免疫病。

（五）抑制抗原特异性 T 细胞活化和诱生调节性 T 细胞

T 细胞的活化需要双信号和细胞因子参与，可通过阻断共刺激信号和给予抑制性细胞因子来诱导免疫耐受。采取各种方法诱生调节性 T 细胞，使其抑制免疫应答，也有助于建立和维持免疫耐受。

（六）自身抗原肽拮抗剂的使用

对于自身免疫病，可制备自身抗原肽来筛选其拮抗肽，以拮抗肽竞争抑制自身抗原与 T 细胞、B 细

胞结合，不能有效激活特异性 T 细胞，从而导致免疫耐受的发生。

（七）其他方法

小量多次注射特异性变应原用于 I 型超敏反应的脱敏治疗。防止感染可减少自身免疫病的发生或使之缓解。诱导抗独特型 T 细胞，以抑制效应 T 细胞对自身组织的攻击，适用于 Th1 细胞介导的自身免疫病。

三、打破免疫耐受

（一）增强抗原的免疫原性

增加抗原与免疫细胞的相互作用，如改造肿瘤抗原增强其免疫原性，制备肿瘤细胞或肿瘤抗原肽疫苗；破坏免疫豁免部位，使免疫原与免疫细胞接触并相互作用；趋化 APC 到肿瘤或抗原所在部位，促进抗原提呈。

（二）增强抗原提呈功能

通过改变抗原的物理性状增加 APC 对抗原的摄取，融合内质网引导序列增加抗原的处理；诱导 DC 成熟和活化增强抗原提呈和活化 T 细胞的能力。

（三）刺激共刺激信号和细胞因子的产生

T 细胞、B 细胞活化都需要共刺激信号和细胞因子。提供相应的共刺激信号和细胞因子，可避免免疫麻痹，有效激活免疫细胞和诱导效应细胞。例如，IFN-γ、IL-12 和 GM-CSF 等细胞因子能分别促进 APC 提呈抗原、诱导 Th1 细胞产生、促进 CTL 功能，可用于肿瘤治疗；抗 TGF-β 抗体可用于治疗肿瘤；肿瘤的共刺激信号分子可用于基因治疗等。

（四）去除抑制性细胞和分子

下调 Treg 细胞和 TGF-β、IL-10 等产生，拮抗 CTLA-4、PD-1H 和 FcγR II -B 等抑制性受体，有利于消除免疫耐受。

（王　浩）

数字课程学习

　教学 PPT　　　　　　　　自测题　　　　　　本章小结　　　　　复习思考题

第十六章
免疫调节

提要：

● 免疫系统依赖于免疫细胞和免疫分子之间的相互作用，以调控免疫应答处于合适的强度和范围。

● 固有免疫的炎症反应是双时相反馈调节机制。

● 抗原、抗体及独特型抗体网络对免疫反应均有调节作用。

● T 细胞和 B 细胞等免疫细胞之间相互作用，调节和控制免疫应答的强度和不同类型的平衡。

● 免疫细胞通过膜分子和细胞因子等调节免疫应答的强度和类型。

● 不同个体对抗原的免疫应答差异主要与 MHC 多态性和 TCR/BCR 多样性有关。

● 神经系统、内分泌系统与免疫系统之间具有双向调节作用。

免疫调节贯穿于免疫应答的全过程。在固有免疫应答和适应性免疫应答中，免疫细胞的激活、增殖、分化和效应阶段，存在多种方式的免疫调节机制，以调控免疫应答在合适的强度和范围。

在抗原诱导适应性免疫应答的启动阶段，T 细胞和 B 细胞需要多个刺激信号的联合作用才能进入完全活化阶段。免疫细胞增殖和分化阶段的调节，需要多种膜受体分子及多种细胞因子之间的相互协同

和制约作用，在前期通常涉及正反馈调节作用，以逐渐增强免疫应答的水平；在后期则有负反馈调节作用的参与，以调节免疫应答的强度和范围，维持不同类型免疫（如 Th1 型和 Th2 型）应答的平衡。

不同个体对相同病原体或抗原的免疫应答的差异受编码抗原提呈分子（MHC）和抗原识别受体（TCR/BCR）基因控制，也受其他参与免疫应答的膜分子和细胞因子等分泌性免疫分子相关基因的调节。

免疫调节不仅涉及免疫系统内部免疫细胞和免疫分子之间的相互调节，也受体内其他系统特别是神经系统和内分泌系统的影响和调节，免疫应答产物对神经内分泌系统的功能也有重要影响。免疫系统与神经内分泌系统相互协同又相互制约，形成神经 – 内分泌 – 免疫调节网络，共同维持机体内环境稳定。

第一节　固有免疫应答的调节

一、固有免疫应答中吞噬细胞和炎症反应的调节

当细菌等病原微生物突破固有免疫防御屏障如皮肤黏膜等进入局部组织时，首先遭遇吞噬细胞的捕获、吞噬和加工处理。吞噬细胞通过其表达的模式识别受体 PRR（如 TLR）与入侵的病原体表面病

原体相关分子模式（PAMP）结合，激活并释放趋化性细胞因子，募集更多的吞噬细胞迁移到局部组织，产生更多的炎症反应细胞因子，引起逐渐增强的局部组织炎症反应。多数情况下，这种炎症反应会逐渐消退，以避免对自身组织产生炎症损伤。

炎症反应的调节表现为双时相正负反馈作用。在炎症反应早期，表现为正反馈调节机制，即PRR受体通过激活并诱导吞噬细胞分泌炎症反应因子，使得炎症反应逐渐增强；在炎症反应晚期则表现为负反馈调节机制，这与吞噬细胞激活后同时产生多种具有抑制活性的信号分子和细胞因子，阻遏和抑制炎症反应因子的活性有关。

二、补体系统的调节

补体系统在细菌等病原体入侵机体的早期即可通过替代途径或甘露糖结合凝集素（MBL）途径被激活。补体系统的调节，包括正反馈和负反馈调节等多种机制。如C3b-C3bBb-C3b放大环路，是一种正反馈调节，可加速和加强补体系统的活化。但在补体系统的调节中，更重要的是多种补体调节蛋白发挥抑制性调节和负反馈调节作用，以防止补体系统的过度活化和持续性活化。如抑制转化酶形成的C1INH和C4bp等；促进补体降解的I因子、H因子，以及DAF（CD55）和MCP（CD46）等；抑制膜攻击复合体形成的S蛋白、C8bp和MIRL（CD59）等。这些补体调节蛋白发生异常（突变或缺陷），会导致补体系统过度活化相关的临床疾病。

此外，补体系统活化产生的活性片段可与多种免疫细胞表面的补体受体结合，发挥重要的免疫调节作用。如C3b、C4b和iC3b等与吞噬细胞的补体受体（CR1和CR3等）结合，发挥调理吞噬作用。C3d、C3dg（或iC3b）与Ag-Ab形成免疫复合物后，C3d等可与B细胞的BCR复合体中的CD21（CR2）及C3b-Ag-Ab复合物中的C3b结合，捕获并长久滞留抗原，发挥持续活化B细胞的作用。此外，补体系统活化过程中产生的C3a、C4a和C5a等炎症反应片段，可通过趋化炎症反应细胞，介导炎症反应，以增强对病原体抗原的清除，降低抗体水平而下调免疫应答。

第二节　抗原、抗体在免疫应答中的调节作用

一、抗原的免疫调节作用

抗原是启动适应性免疫应答的必要条件，也是激活特异性T细胞或B细胞克隆的第一信号。抗原的数量、理化性状和进入机体的途径等对特异性免疫应答均有明显的调节作用。

病原体类抗原入侵机体时，随着免疫应答产物、免疫效应细胞和免疫效应分子如抗体的不断增加，抗原不断被清除，抗原数量逐渐减少，针对该抗原的免疫应答强度也逐渐降低。但多数情况下，免疫应答强度仍能维持在一定水平，这既与免疫记忆性细胞有关，也与少量抗原被淋巴器官生发中心的滤泡树突状细胞捕获后可长久保留有关（图16-1）。

如果抗原不能被有效清除，免疫应答则可维持在较高水平。导致自身免疫病的自身抗原一般不易被清除，可使病理性的自身免疫应答持续存在，这也是自身免疫病多数表现为慢性或迁延性炎症反应的原因之一。

不同抗原或抗原不同表位之间也存在相互竞争而干扰免疫应答。一组混合抗原中能激发出最强免疫应答的抗原分子称为优势抗原。优势抗原可能会抑制其他抗原分子刺激免疫应答的活性。两种抗原先后进入机体时，先进入的抗原可抑制后进入的抗原激发免疫应答。抗原是通过其不同表位激活不同

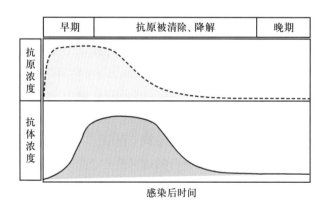

图16-1　抗原浓度对抗体产生水平的调节作用

的 T 细胞或 B 细胞克隆。在同一种蛋白抗原分子中，有些表位能优先激活特异性克隆，则称为显性表位（dominant epitope）；而有些不能优先激活特异性克隆，则称为隐性表位（cryptic epitope）。近年来的研究发现，有些抗原分子中含有分别激活 Th 细胞的辅助性表位（helper epitope）和激活 Treg 细胞的抑制性表位（suppressor epitope）。某抗原分子中的不同表位对各自相应特异性克隆细胞刺激强度的综合效应，决定了该抗原激活免疫应答的强度。

二、抗体的免疫调节作用

（一）抗体水平对免疫应答的自我反馈性调节

抗原刺激后，经过一段潜伏期后，抗体的产生在早期迅速增加，这与其早期的正反馈调节有关。但是，在抗体产生水平达到高峰后则逐渐降低，这与抗体对免疫应答的负反馈调节有关。体液免疫的初次免疫应答和再次免疫应答中抗体产生的动力学分析可说明其特点（详见第十四章）。另外，也有实验证明抗体水平的高低与抗体产生的自我正负反馈调节有关。

（二）抗体对体液免疫应答的调节作用

不同类型抗体对体液免疫应答有不同的调节作用。通常 IgM 对体液免疫应答有增强作用，而 IgG 则有抑制作用。特异性抗体（IgG）可通过以下方式抑制体液免疫应答：①抗体与抗原结合后，通过调理作用等方式加速对抗原的清除，减少和降低抗原对 B 细胞的刺激，继而抑制抗体的进一步产生。②抗体与抗原的结合，竞争性地抑制了抗原与 B 细胞 BCR 的结合，减少了对 B 细胞的激活作用。这种抗体的抑制或封闭作用有重要的临床意义。如给刚分娩 Rh^+ 婴儿的 Rh^- 母亲注射抗 Rh 抗体，该抗体可通过与进入母体的 Rh^+ 红细胞结合，减少 Rh^+ 红细胞刺激母亲的特异性 B 细胞，进而阻止 Rh 抗体的产生，以预防下次妊娠时可能发生的新生儿溶血症。

（三）免疫复合物的免疫调节作用

抗原 - 抗体免疫复合物也可发挥正向或负向免疫调节作用：①免疫复合物中的抗体借助其 Fab 片段结合抗原，借助其 Fc 片段与 APC 表面 Fc 受体结合，促进 APC 摄取和提呈抗原，从而增强免疫应答。②抗原 - 抗体免疫复合物与 B 细胞结合时，抗原与 BCR 结合，而抗体与同一个 B 细胞上的 IgG Fc 受体（FcγRⅡb）发生结合时，可形成交叉连接作用，导致 FcγRⅡb 转导抑制信号，进而抑制 B 细胞的活化和抗体产生。

三、独特型 - 抗独特型网络的免疫调节作用

（一）独特型 - 抗独特型网络理论

抗体与抗原表位结合的部位为互补决定区（CDR），其本身也具有抗原表位的特性，是具有 B 细胞克隆特异性的独特类型，称为独特型（Id）。杰尼提出的独特型 - 抗独特型网络理论认为，任何抗体分子上的 Id，都能被体内另外一种抗体分子所识别，称为抗独特型（AId）抗体。体内的抗体是以 Id- 抗 Id（Id-AId）抗体相互识别为基础的网络系统，通过 Id 和 AId 相互识别，形成相互刺激和相互抑制的免疫调节网络，维持免疫应答的平衡。如将某一特异性抗原刺激 B 细胞产生的特异性抗体称为 Ab1，则 Ab1 的 Id 可被另外的 B 细胞克隆识别并产生抗 Id 的 Ab2。Ab2 的 Id 又可分为两种，α 型和 β 型。其中 Ab2α 与 Ab1 结合后具有抑制 Ab1 功能的作用，而 Ab2β 因有类似外来抗原的构型，称为抗原内影像（internal image of antigen）。Ab2β 刺激产生的 Ab3 具有识别外来抗原，以及中和或清除抗原的作用。Ab2 刺激产生 Ab3，继而产生 Ab4，以此类推构成了 Id- 抗 Id 的网络系统。在此网络系统中，Ab1 受抗原刺激产生，但可以刺激产生 Ab2，而 Ab2 可抑制 Ab1 的产生，同时又可刺激产生 Ab3；Ab3 可抑制 Ab2，减少抑制而有利于 Ab1 的产生；Ab3 刺激 Ab4 产生后，又可抑制 Ab3 促进 Ab2 产生，抑制 Ab1 产生。因此在该网络系统中，不同的 Id 抗体和 AId 抗体可发挥相互抑制和相互刺激的作用，使免疫应答达到动态平衡，以维持正常的免疫内环境稳定状态。

（二）独特型 - 抗独特型抗体的意义

独特型 - 抗独特型网络理论主要有以下两个方面的意义：①根据 Ab2β 具有抗原内影像的特性，以及其诱导产生的 Ab3 能识别和结合外来抗原的原理，

可以用 Ab1 在体外诱导产生大量 Ab2β，作为抗独特型疫苗（anti-idiotype vaccine），具有安全性好、易于大量制备等优点，用于制备常规方法不易大量制备的疫苗（如 HIV 和肿瘤抗原等）。②根据 Ab2α 有抑制 Ab1 的特性，可以用 Ab1（如自身抗体）在体外诱导产生大量 Ab2α，用于治疗某些以自身抗体为主要损伤机制的自身免疫病。

第三节 免疫细胞亚群的免疫调节作用

一、T 细胞亚群的免疫调节作用

由抗原激发的体液免疫和细胞免疫应答，均需要 T 细胞和 B 细胞共同协作，并在免疫细胞克隆增殖过程中，分化形成不同的功能性亚群，以承担不同类型的免疫应答。早年对 T 细胞不同亚群作用的实验研究中发现，高剂量抗原诱导的免疫耐受状态，与其诱导分化产生的具有抑制作用的 CD8$^+$T 细胞亚群有关，这一 T 细胞亚群被称为抑制性 T 细胞（Ts）。后来发现，在 CD4$^+$T 细胞中也存在具有抑制作用的 T 细胞亚群，称为调节性 T 细胞（Treg 型）。另外在 CD4$^+$Th 细胞中，又可以根据其产生的细胞因子种类，区分为 Th1 型、Th2 型和 Th17 型等多种亚群，不同 Th 细胞亚群之间具有相互抑制作用。

（一）Treg 细胞

CD4$^+$T 细胞中存在具有抑制其他免疫细胞活性的 T 细胞亚群，称为调节性 T 细胞（Treg 细胞）。其中，在胸腺发育分化时自发形成的，称为自然调节性 T 细胞（nTreg 细胞），其表型为 CD4$^+$CD25$^+$Foxp3$^+$；由外周 CD4$^+$T 细胞经抗原刺激后诱导形成的，称为诱导性调节性 T 细胞（iTreg 细胞），包括 Tr1 细胞和 Th3 细胞。Treg 细胞通过细胞接触和分泌细胞因子（IL-10 和 TGF-β）抑制其他 T 细胞亚群的活化和增殖，还可以通过抑制 IL-2 和其他细胞因子的分泌，抑制 APC 表达共刺激分子和抗原提呈功能。因此，Treg 细胞通过下调免疫应答水平，在维持自身免疫耐受及抑制自身免疫病的发生中发挥重要作用。临床研究发现，某些自身免疫病的发生与 Treg 细胞水平减少有关，而某些肿瘤的发生则可能与 Treg 细胞数量增加或功能增强有关。

（二）Th1 细胞、Th2 细胞和 Th17 细胞

初始 T 细胞经抗原激活后，在不同细胞因子微环境下可分化为不同的功能性亚群。CD4$^+$Th 细胞可分化为 Th1 细胞、Th2 细胞及 Th17 细胞等亚群。Th1 细胞主要分泌 IFN-γ，其功能是辅助 T 细胞免疫应答及促进相关炎症反应；Th2 细胞主要分泌 IL-4，其功能是辅助 B 细胞介导的体液免疫应答。Th1 细胞可由 IL-12 诱导分化形成，IFN-γ 对其有正反馈调节作用，但对 Th2 细胞有抑制活性。而 Th2 细胞可受 IL-4 诱导分化产生，IL-4 对 Th2 细胞自身有增强的正反馈调节作用，但对 Th1 细胞则明显抑制其活性。因此，Th1 细胞和 Th2 细胞实际上形成了相互拮抗或相互抑制的调节机制。通常胞内感染病原体容易诱导 Th1 型免疫应答，即细胞免疫应答及其相关的炎症反应，包括某些器官特异性的自身免疫病。而胞外感染一般会诱导 Th2 细胞应答，协助和增强体液免疫应答，并导致 IgE 介导的变态反应。有研究报道，蠕虫感染后偏向 Th2 细胞应答，可明显减轻 Th1 细胞介导的自身免疫病的症状，这为临床治疗 Th1 型和 Th2 型免疫平衡失调所致的疾病提供了新思路。

Th17 细胞可由 IL-6 和 TGF-β 诱导分化，主要分泌 IL-17，具有趋化或招募中性粒细胞、促进多种免疫细胞释放促炎症反应因子作用，与免疫应答的炎症反应，包括自身免疫病的炎症反应密切相关。Treg 细胞对 Th17 细胞有明显的抑制性调节作用。因此，Treg 细胞和 Th17 细胞之间的平衡失调可能与多种疾病的慢性炎症反应有关。

二、其他免疫细胞亚群的免疫调节作用

（一）B 细胞的免疫调节作用

B 细胞因其具有专职性 APC 的功能，对激活抗原特异性 T 细胞有重要的正向调节作用。另外，B 细胞产生的多种细胞因子，对 B 细胞的分化和成熟也有重要的调节作用。B 细胞还存在不同的功能性亚群（如 B1 细胞和 B2 细胞）。近年来发现，一类以产生 IL-10 为主要特征的 B 细胞亚群，称为 B10 细胞

或调节性 B 细胞（Breg 细胞），可通过细胞接触和分泌 IL-10 抑制其他 B 细胞和 T 细胞的功能。B10 细胞或 Breg 细胞在自身免疫病和肿瘤发生中也可发挥负向免疫调节作用。

（二）NK 细胞的免疫调节作用

NK 细胞激活后产生的细胞因子如 IL-2 和 IFN-γ 等，可进一步增强 NK 细胞的功能，表现为正反馈调节作用。NK 细胞对 T 细胞也有正向调节作用，但对 B 细胞和造血细胞有负性调节作用，如抑制 B 细胞的分化和产生抗体等。

三、细胞凋亡的免疫调节作用

细胞凋亡是指细胞在基因调控下的一种程序性死亡，对于维持机体的正常功能，包括免疫应答的正常运行、维持内环境稳定有重要意义。

（一）细胞凋亡的正向免疫调节作用

诱导靶细胞凋亡是 T 细胞和 NK 细胞对靶细胞的杀伤机制之一，DC 也可诱导某些肿瘤细胞的凋亡。靶细胞凋亡后，可释放胞内抗原，有利于 APC 对肿瘤抗原的加工和提呈，增强对肿瘤抗原的免疫应答。

（二）细胞凋亡的负向免疫调节作用

免疫细胞导致靶细胞凋亡的机制与 Fas 和 FasL 分子及其相互作用有关。多种免疫细胞都可表达 Fas 分子，但 FasL 分子主要表达在活化 T 细胞和 NK 细胞膜表面。T 细胞经抗原刺激活化后，Fas 分子表达上调，同时诱导表达 FasL 分子。活化 T 细胞通过其表面的 FasL 与自身或旁邻细胞表面 Fas 分子结合，介导靶细胞凋亡。已经活化的 T 细胞再次受到相同抗原刺激后，其 FasL 分子表达水平上调，增强与靶细胞上 Fas 分子的结合，导致抗原特异性激活 T 细胞的凋亡。这种因 T 细胞活化所导致的细胞凋亡称为活化诱导的细胞死亡（AICD），AICD 可使已经发生特异性克隆扩增的 T 细胞数量下降，是特异性免疫应答具有的自限性特点，可避免过度的免疫应答，以维持免疫内环境稳定状态。

如果免疫细胞 Fas 和 / 或 FasL 基因发生突变，这两种分子表达发生异常，AICD 减弱，会导致免疫细胞过度增殖，因而不能维持适度的免疫应答和免疫内环境稳定，继而出现病理性损害和自身免疫病。

研究发现，任何一种 Fas 或 FasL 分子发生异常，均可导致免疫细胞异常增殖性疾病，如 lpr 和 gld 突变型小鼠，以及人类自身免疫性淋巴细胞增殖综合征（autoimmune lymphoproliferative syndrome，ALPS）等。

第四节 免疫调节的分子机制

外来病原体或抗原激活的免疫应答过程，包括多种免疫细胞之间的相互作用。免疫细胞通过膜结合分子的相互结合，以及分泌的细胞因子发挥相互协作、拮抗或抑制等免疫调节作用。

一、活化型和抑制型受体的免疫调节作用

（一）免疫细胞膜受体分子 ITAM 和 ITIM 的调节作用

免疫细胞（T 细胞和 B 细胞）活化过程受多种信号（活化性或抑制性）调节，这些刺激信号通常与膜受体分子密切相关。不同膜受体分子在胞质内部分各有不同的特定基序，主要包括两种，即免疫受体酪氨酸激活模体（ITAM）和免疫受体酪氨酸抑制模体（ITIM）。分别与胞质内活化型和抑制型信号分子结合，传递活化或抑制信号，以调节免疫细胞的活化水平。

在 T 细胞 TCR-CD3 复合体中，CD3 γ 链和 δε 链的胞内部分各含有 1 个 ITAM，而 ζζ 分子每条链则含有 3 个 ITAM，可传递来自 TCR 与抗原表位结合刺激产生的 T 细胞活化的第一信号。T 细胞表达的共刺激受体 CD28 分子是同源二聚体，其两条链的胞内部分各含有 1 个 ITAM，其与 APC 上的共刺激分子 B7 结合，产生 T 细胞活化的第二信号。依靠抗原结合信号和共刺激分子信号的双信号刺激，T 细胞才能充分活化，表明 T 细胞的活化需要多信号的协同联合刺激作用。

T 细胞活化可诱导表达一些新的分子，如有抑制活性的 CTLA-4，也属于共刺激受体，其配体与 CD28 的配体相同，也是 APC 上的 B7 分子。但 CTLA-4 与 B7 分子的亲和力远远超过 CD28。因此，T 细胞活化后表达的 CTLA-4 可优先与 B7 分子结合，

从而抑制 CD28 与 B7 分子的结合。由于 CTLA-4 分子胞内部分含有抑制性的 ITIM，故可以传递 T 细胞活化的抑制性信号，阻断 T 细胞继续活化，将免疫应答控制在适度的强度和时相内。这是免疫细胞通过不同膜受体分子表达的动态调节，实施自我反馈调节的机制。其规律是先有 T 细胞的活化，然后诱导表达有抑制活性的 CTLA-4，继而抑制 T 细胞的活化，以控制免疫应答在适度的时空范围。

在 B 细胞膜受体分子中，FcγRⅡb 的胞内段也含有 ITIM 结构，所以该分子在被 IgG 的 Fc 片段结合发生交联后，可传递抑制信号抑制 B 细胞应答。

（二）蛋白酪氨酸激酶与蛋白酪氨酸磷酸酶的调节作用

T 细胞膜受体分子中含有 ITAM 的 CD3，或含有 ITIM 的 CTLA-4，分别具有的活化性或抑制活性，与其在胞内和不同活性的信号蛋白分子结合有关。例如，CD3 和 ζ 分子通过其胞内 ITAM 结构招募蛋白酪氨酸激酶（PTK）（Src-Lck，Syk-ZAP70），并激活 PLC-γ 途径和 Ras-MAP 激酶途径，活化转录因子导致基因转录。而抑制性膜受体分子如 CTLA-4 则通过其胞内 ITIM 结构招募通常有抑制活性的蛋白酪氨酸磷酸酶（PTP），PTP 的作用是对活化的信号蛋白分子脱磷酸化，使其失活，从而阻断免疫细胞活化信号的转导，降低免疫应答水平。

（三）NK 细胞活化性受体和抑制性受体的免疫调节作用

NK 细胞对靶细胞杀伤效应的启动，也需要其膜受体分子与靶细胞膜分子之间的相互识别和结合，但与 T 细胞或 B 细胞活化的启动需要多种刺激信号联合作用有明显不同，NK 细胞识别靶细胞的膜受体种类更为复杂。NK 细胞膜识别受体可分为抑制性受体和活化性受体，抑制性受体有 KIR2DL、KIR3DL 和 CD94/NKG2A 等，通常识别正常细胞表达的 HLA 经典或非经典Ⅰ类分子，其胞内部分含有 ITIM，故与正常细胞 MHCⅠ类分子结合后可传递抑制性信号，抑制 NK 细胞的杀伤效应。活化性受体包括 KIR2DS/DAP12、CD94/NKG2C/DAP12 和 NKp46/ζζ 等，识别的配体除了部分Ⅰ类分子，还有在肿瘤细胞和病毒感染细胞中高表达但在正常细胞中低表达的膜分子。这类活化性受体分子的胞内部分均有 ITAM，与靶细胞上配体分子结合后即可启动 NK 细胞的杀伤效应。对于正常细胞，NK 细胞与其正常表达的 MHCⅠ类分子结合的是以抑制性受体为主，传递抑制信号，不能启动杀伤 NK 细胞的杀伤活性。而对于肿瘤细胞等靶细胞，抑制性受体因不能结合表达异常的 MHCⅠ类分子，而活化性受体与靶细胞配体分子结合传递的活化信号强度超过抑制性信号，从而启动 NK 细胞的杀伤效应。因此，NK 细胞通常只能杀伤缺失正常自身组织成分的靶细胞。

二、细胞因子的免疫调节作用

细胞因子在免疫应答的启动、免疫细胞增殖和分化及发挥效应等过程中均发挥重要的调节作用。

特异性 T 细胞和 B 细胞在抗原和共刺激分子提供的双信号刺激下被充分活化后，还需 IL-2 等细胞因子作用才能进入细胞增殖阶段。IL-2 也被称为 T 细胞生长因子。IL-4 和 IL-5 是 B 细胞的生长因子，IL-6 在 B 细胞分化为浆细胞过程中有关键性作用。因此，细胞因子被认为是 T 细胞和 B 细胞激活过程中的第三信号。

在初始 Th0 细胞接受不同抗原刺激，分化形成 Th1 细胞或 Th2 细胞过程中，局部组织微环境中的细胞因子发挥了重要作用。如 IL-12 和 IL-4 分别对 Th1 细胞和 Th2 细胞分化起关键性作用，而 IL-6 和 TGF-β 对 Th17 细胞分化有必不可少的作用。

在 B 细胞介导的体液免疫应答过程中，细胞因子不仅参与 B 细胞的活化、增殖和分化过程，还产生不同类型的抗体，即在免疫球蛋白类别转化过程中发挥重要作用。如 IL-4 和 IL-5 分别诱导产生 IgE 和 IgA。

虽然多种细胞因子在免疫应答过程中发挥正向免疫调节作用，但也有许多细胞因子，特别是 IL-10 和 TGF-β 等具有免疫抑制作用，如 IL-10 可以抑制 Th 细胞和其他细胞分泌细胞因子。一种细胞因子对不同的免疫细胞，可发挥不同的正向或负向的调节作用。如 IFN-γ 对 Th1 细胞有正向调节作用，对 Th2 细胞则有负向调节作用，对单核巨噬细胞有激活作用，在参与炎症反应中也有重要作用。

第五节 免疫应答的遗传控制

对于相同的病原体或同一种抗原，不同个体之间的免疫应答强度存在明显差别。这就提示，与免疫应答密切相关的基因构成及其表达受不同个体遗传背景的控制或调节。与免疫应答密切相关的基因可分为几个方面：与结合提呈抗原相关的如 MHC 基因（人 HLA 复合体）；与识别抗原表位相关的如 TCR 和 BCR 基因；与细胞激活、增殖分化和效应有关的基因，如共刺激分子、细胞因子及其受体分子的编码基因等。这些基因的构成和表达在不同个体之间的差异，决定了不同个体免疫应答水平的差异。

一、MHC 分子的调节作用

抗原选择性刺激特异性 T 细胞克隆是启动免疫应答的首要条件。T 细胞通过其 TCR 可变区的互补决定区序列与 APC 以"MHC 分子 – 抗原肽"复合物形式提呈的表位序列结合识别抗原，MHC 分子与抗原肽表位序列的结合依赖于两者的亲和力。HLA 分子在人群中有众多复等位基因，赋予不同个体拥有不同类型的 HLA 分子，其结合抗原表位的亲和力也不同，这就造成不同个体对相同抗原刺激产生免疫应答强度的不同。现已明确，HLA 分子与表位肽的结合依赖于几个锚定氨基酸，并非有严格专一性，而且某些类型 HLA 分子与抗原肽表位的结合具有一定的包容性，但 HLA 分子在人群中的多态性仍是不同个体对某些病原体或抗原免疫应答差异的重要原因。临床上，某些疾病的患者往往携带一些特定 HLA 类型，提示不同类型 HLA 分子与疾病发生的关系可能涉及异常免疫应答。如强直性脊柱炎患者通常携带 HLA-B27，类风湿关节炎患者可能与 HLA-DR4 特定序列密切相关。同时，了解不同类型 HLA 分子与多肽表位的结合方式，也有利于设计适合绝大多数人群的新型多肽疫苗。

尽管 HLA 分子的多态性造成人群中不同个体之间对相同病原体或抗原的免疫应答的差异，形成高应答者或低应答者，甚至有因某些 HLA 分子类型不能抵抗某种烈性病原体感染而致死的个体。但具有数量极多复等位基因的 HLA 分子，通过远交婚配可产生更多类型 HLA 分子，扩大了对多种病原体或抗原的免疫应答的类型和强度。因此，在群体水平上，HLA 分子的多态性是针对不断改变的外环境病原体或抗原刺激的适应性调控机制，通过扩大免疫应答的范围以保护群体在自然界中的稳定生存。

二、抗原识别受体的调节作用

在胚胎发育时期，通过 TCR 和 BCR V 区基因（还包括 D 区和 J 区）重排，形成种类极多（$1 \times 10^9 \sim 1 \times 10^{12}$ 或更多）的抗原识别受体的集合，分别称为 TCR 库或 BCR 库。这是适应性免疫应答多样性的基础，也赋予每个个体种类极多的 T 细胞和 B 细胞克隆及抗原识别受体，以识别自然界中种类极多的异物抗原。研究发现，虽然 DAB/2 小鼠和 BALB/c 小鼠的 MHC I 类和 II 类基因相同，但前者对含多聚谷氨酸酪氨酸（GT）的人工多肽有很好的免疫应答，而后者却无应答反应，表明不同个体 TCR 或 BCR 识别的抗原表位并不相同。此外，BALB/c 小鼠的 B 淋巴母细胞表达含有模拟多聚 GT 的分子，推测在胚胎发育过程中针对多聚 GT 的克隆已被删除而形成自身免疫耐受，导致其对多聚 GT 的无应答。因此，有学者提出，在自身成分与异物抗原有交叉反应的情况下，因自身反应克隆的清除，导致 TCR 库出现"空洞"，可形成对外来某些异物抗原的低反应状态。抗原受体库的构成和容量决定了同一个体对不同抗原表位免疫应答的多样性，也是不同个体对相同抗原免疫应答强度差异的重要原因。

三、其他免疫相关基因的调节作用

除了上述与提呈抗原和识别抗原直接相关 MHC 的 TCR/BCR 基因以外，还有许多参与免疫应答过程的免疫相关基因参与免疫调节，如参与抗原摄取和处理的膜分子、细胞因子及其受体的基因及淋巴细胞增殖和凋亡相关基因等，这些免疫相关基因参与免疫细胞的活化增殖和分化及免疫效应过程。如果这些免疫相关基因发生突变或缺失，则可造成明显的免疫功能低下或缺陷，甚至导致非常严重的重度联合免疫缺陷病（severe combined immunodeficiency disease，SCID）。例如，IL-2Ra、Illegal-7Ra、细胞因子受体公用链（γc）、CD3、ZAP70、Jak3和RAG1/2等基因发生突变和缺失，可影响T细胞和其他免疫细胞的发育和活化，导致SCID；IFN-γR1/2基因缺失，可导致Th1细胞应答受损，引发免疫功能降低相关的疾病。这些发生在少数免疫缺陷患者中，因基因突变和缺失导致的免疫低下或缺陷，通常是非抗原特异性的。

第六节　神经系统和内分泌系统与免疫系统的相互调节

免疫系统的免疫应答过程也受神经系统和内分泌系统的调节。免疫系统与神经系统和内分泌系统的相互作用和影响，构成复杂的神经-内分泌-免疫调节网络系统，共同维持机体内环境的稳定。

一、神经系统和内分泌系统对免疫应答的调节

在组织形态学上，胸腺、骨髓、脾和淋巴结等免疫组织和器官有交感神经、副交感神经和肽能神经纤维分布，表明神经系统对免疫组织和器官有直接的影响。一般认为，交感神经兴奋可降低免疫功能，而副交感神经兴奋则有增强免疫功能的作用。免疫细胞表面或胞内有多种激素、神经肽和神经递质的受体，如促生长激素受体、糖皮质激素受体、脑啡肽受体、β肾上腺素能受体和胰岛素受体等。这些神经内分泌激素或递质可通过与免疫细胞的相应受体结合，调节免疫细胞功能和免疫应答过程。

研究发现，生长激素、甲状腺激素和胰岛素等通常能促进免疫应答。而糖皮质激素对免疫系统有较强且广泛的抑制作用。如减少循环淋巴细胞和单核细胞及粒细胞的数量，抑制APC的抗原提呈等。

雄激素通常下调免疫应答，而雌激素则偏向增强免疫应答。有研究提示，雌激素能促进Th细胞的增殖和细胞因子产生，增强B细胞的抗体产生，这可能是女性免疫功能较强但自身免疫病发病率高的原因之一。垂体产生的ACTH可通过刺激肾上腺皮质产生和释放糖皮质激素，抑制免疫功能；而内啡肽与淋巴细胞的相应受体结合，可增强T细胞增殖和NK细胞活化，同时可抑制抗体的产生。

此外，神经细胞也能产生多种细胞因子，如IL-1、IL-3、IL-6、TNF、IFN和GM-CSF等，调节免疫应答。某些神经细胞（如星状细胞、小胶质细胞等）还能通过提呈抗原参与免疫应答。

二、免疫系统对神经系统和内分泌系统的影响

以往的研究发现，无菌环境饲养的动物因很少受抗原刺激导致免疫功能发育较差，其甲状腺、肾上腺等内分泌腺体及神经组织的发育也明显延缓。先天性无胸腺小鼠除了有严重的细胞免疫功能缺陷外，同时伴有严重的内分泌功能紊乱。研究发现，免疫应答过程中产生的多种细胞因子，如IL-1、IL-6和IFN-γ等，对神经系统和内分泌系统的功能均有明显的调节作用。神经内分泌细胞也表达多种细胞因子受体。如下丘脑神经元表达IL-1受体，IL-1通过受体作用于下丘脑神经元，促进促肾上腺皮质素释放素（CRF）分泌，还可诱导PGE2的合成而导致发热等。还有研究发现，病毒感染的淋巴细胞在产生干扰素的同时，也产生免疫反应性促肾上腺皮质激素（irACTH）和免疫反应性内啡肽（irEnd），其在结构和功能上都与垂体产生的促肾上腺皮质激素和内啡肽相似。由此可见，免疫细胞在免疫应答过程中产生的细胞因子及免疫反应性激素和神经递质，对神经系统和内分泌系统的功能活动，也有反向调节作用。

（钱中清）

数字课程学习

📹 教学PPT　　　✏️ 自测题　　　🖼️ 本章小结　　　💬 复习思考题

提要：

● 黏膜免疫系统是机体防御外来有害物质入侵的第一道防线，具有独特的组织结构和功能特点。

● 黏膜免疫具有独特的抗原摄取机制，主要抗体为 SIgA，其效应细胞通过再循环并归巢至不同部位，表现为"共同黏膜免疫系统"的独特特征。

● 黏膜免疫炎症和免疫调节反应并存，对于维持肠道天然耐受具有重要意义。

● 肠道免疫耐受的打破与炎性肠病的发生密切相关。

黏膜免疫（mucosal immunity）是指机体与外界相通的胃肠道、呼吸道、泌尿生殖道等黏膜组织，以及一些外分泌腺体如乳腺及唾液腺等部位的局部免疫。一个成年人的黏膜上皮细胞层覆盖面积超过 470 m²，是与外界抗原直接接触的门户，是病原体等抗原性异物入侵机体的主要途径。黏膜免疫是机体免疫系统的重要组成部分，其和皮肤共同构成了机体防御外来有害物质入侵的第一道防线，具有独特的组织结构和功能特点，是局部免疫应答的主要场所。

第一节 黏膜免疫系统的组成

黏膜免疫系统具有独特的组织结构和功能，广泛分布于呼吸道、消化道、泌尿生殖道的黏膜组织，呈现为器官化及散在淋巴组织和细胞并存的特点，是机体最大的免疫组织，也是局部特异性免疫应答的主要场所。

黏膜免疫系统（MIS）由胃肠道、呼吸道、泌尿生殖道和与之相关联的外分泌腺（如眼结膜和泪腺、唾液腺及泌乳期的乳腺）等腔道内表面的黏膜上皮组织、黏膜相关淋巴组织（MALT）、黏膜表面分子与分泌物组成的黏膜组织屏障，以及黏膜正常栖息微生物群或共生菌群组成。

一、黏膜上皮组织

所有黏膜表面都由上皮细胞覆盖，这些上皮细胞提供了选择性屏障功能。以肠道上皮细胞为例，肠道上皮细胞包括肠细胞（enterocytes）、肠内分泌细胞（enteroendocrine cell）、杯状细胞（goblet cell）、微皱褶细胞（M 细胞）和帕内特细胞（Paneth cell）等。

肠细胞除了具有运输肠腔内分子和颗粒的胞吞转运（transcytosis）作用，还具有重要的固有免疫作用，包括利用其表面的多种模式识别受体（PRR）识别肠道共生菌或致病菌、进行抗原提呈、分泌细胞因子、调控帕内特细胞释放防御素，对肠道菌群组成进行调控等多种作用。

微皱褶细胞是散在于滤泡相关上皮（follicle associated epithelium，FAE）中的少数特化的、对抗原具有胞吞转运作用的上皮细胞。

二、黏膜相关淋巴组织

黏膜相关淋巴组织（MALT）是黏膜免疫系统的主要组成部分，包括位于肠道的肠相关淋巴组织（GALT）、鼻咽部的鼻相关淋巴组织（NALT）、呼吸道的支气管相关淋巴组织（BALT，主要在实验动物）、泌尿生殖道的黏膜相关淋巴组织及其他相关淋巴组织（图 17-1）。

GALT 是由位于小肠壁的派尔集合淋巴结、散在于整个肠道的独立淋巴滤泡、肠系膜淋巴结（mesenteric lymph node，MLN）、阑尾及弥散的免疫细胞组成（图 17-2）。NALT 形成韦氏环（Waldeyer's ring）。

派尔集合淋巴结是启动肠道免疫应答的极为重要的部位，是由淋巴细胞聚集形成的、向肠腔突起的圆顶状结构。在人的小肠中有 100~200 个派尔集合淋巴结。派尔集合淋巴结的上皮层下的区域富含 DC、T 细胞及 B 细胞滤泡。此外，在大肠、小肠内还遍布数以千计的独立淋巴滤泡（isolated lymphoid follicle），这些独立淋巴滤泡主要包含 B 细胞。派尔集合淋巴结和独立淋巴滤泡经淋巴管与引流的肠系膜淋巴结相连。肠系膜淋巴结是体内最大的淋巴结群，在启动针对肠道抗原的免疫应答中起着至关重要的作用。派尔集合淋巴结、独立淋巴滤泡及肠系膜淋巴结是肠黏膜免疫细胞识别抗原和活化的主要部位，被称为黏膜免疫应答的诱导部位。

三、黏膜组织屏障

黏膜组织屏障由物理屏障和黏膜表面抗微生物分子等组成。

物理屏障主要由紧密连接的黏膜上皮细胞、上皮纤毛、杯状细胞黏液产物和其他特殊的物理与化学屏障组成。

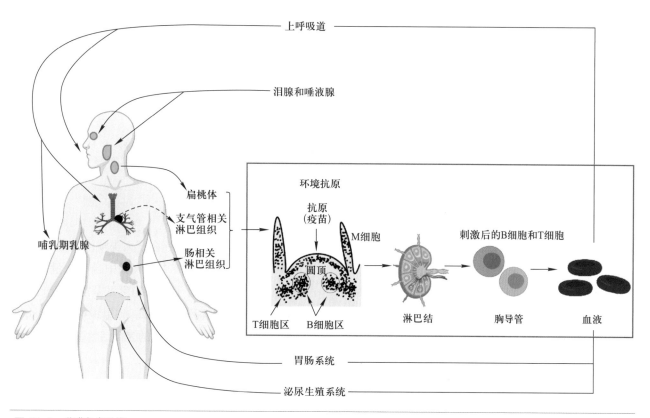

图 17-1　黏膜免疫系统

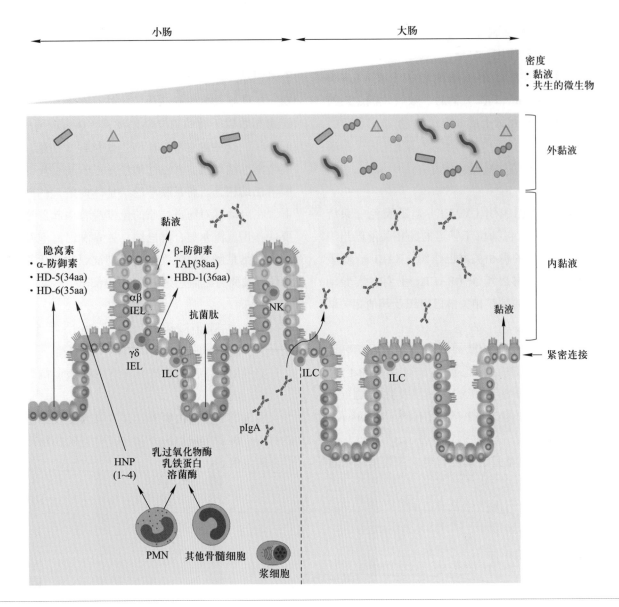

图 17-2　肠相关淋巴组织
厚厚的黏液涂层可阻止外源大分子、共生微生物和潜在病原体的渗透。上皮细胞屏障之间是紧密连接，并包含 αβ 和 γδ 上皮内 T 细胞（IEL）。隐窝区域含有帕内特细胞，该细胞产生隐窝蛋白（防御素）。防御素是上皮细胞的产物，并形成防御素网络。其他固有因子，如溶菌酶、乳过氧化物酶、乳铁蛋白和磷脂酶，也可用于抗菌防御。

黏膜组织表面的多种抗微生物分子包括防御素、乳铁蛋白、溶菌酶、过氧化物酶、分泌性磷脂酶 A2（S-PLA2）和组织蛋白酶相关肽等。小肠中帕内特细胞产生 α 防御素，口腔黏膜、气管、支气管、乳腺和唾液腺中上皮细胞产生 β 防御素。防御素是一种阳离子小分子肽，可通过穿透细菌胞膜使其裂解；还能通过与易感细胞的病毒受体结合阻断病毒的吸附与感染。乳铁蛋白主要存在于外分泌物中，包括眼泪、唾液、初乳、血清和尿液等。分泌性白细胞蛋白酶抑制剂（SLPI）存在于人类唾液、鼻分泌物、眼泪、宫颈黏液和精液中。人乳中含有大量的溶菌酶、过氧化物酶。位于小肠隐窝区基底部的帕内特细胞可分泌隐窝素和 S-PLA2。肺组织细胞也可分泌防御素和具有促进吞噬作用的表面活性蛋白。

四、共生菌群

正常情况下，健康的肠道聚居着上千种不同的非致病菌，统称为共生菌群，但机体并不产生针对这些菌群的有害免疫应答。肠道共生菌可辅助营养物质的摄取、代谢和毒素降解；可维持上皮组织屏障以阻止病原菌的入侵和聚居；还可通过与致病菌竞争空间及养料、产生抗微生物物质、抑制有利于病原菌入侵的上皮组织炎症反应等来保证肠道微环境的稳定。肠道共生菌群还有调控免疫细胞分化的作用。

第二节　黏膜免疫系统的功能

一、固有免疫功能

组成物理屏障的上皮细胞、可以摆动的上皮纤毛、产生黏液的杯状细胞、具有固有抗菌活性的分泌分子及固有免疫细胞等，组成了抵御外源性抗原和入侵病原体的第一道防线。

肠道和呼吸道黏膜中紧密连接的黏膜上皮细胞被杯状细胞分泌的富含糖蛋白的黏液覆盖，黏液的覆盖和纤毛的运动可以干扰微生物在黏膜表面的附着。口腔、咽、扁桃体、尿道和阴道等其他部位黏膜表面有多层鳞状上皮细胞覆盖，并由黏液填补上皮细胞层之间的空隙。多聚免疫球蛋白 A（pIgA）和共生菌群也构成黏膜组织的物理屏障。胃内酸性环境也是抵御病原微生物感染的有效化学屏障。

黏膜固有层含有多种固有免疫细胞，包括 Mφ、DC 及少量嗜酸性粒细胞和肥大细胞。正常情况下抑制性 Mφ 和诱导耐受的 DC 维持机体对无害抗原的耐受状态。当病原微生物突破黏膜屏障入侵机体时，MIS 的固有免疫细胞和效应分子迅速应答，引起局部炎症反应，最终清除病原微生物。

入侵黏膜的病原微生物其表面的 PAMP 被黏膜上皮细胞、吞噬细胞、DC 等表达的 PRR 所识别，触发抗感染的固有免疫应答。病原微生物活化的上皮细胞可分泌抗菌肽和溶菌酶等活性物质，溶解病原微生物。肠道上皮细胞内的 NALP3 活化产生 IL-1、IL-18，可促进上皮细胞抵抗细菌的入侵，IL-18 还能刺激上皮细胞的更新和修复。活化的上皮细胞、DC 和 Mφ 产生 CXCL8，招募中性粒细胞和单核细胞到达感染部位；细胞内的 PRR（TLR、NOD1/2、RIG-Ⅰ等）可识别病原微生物的某些成分及其产物，产生一系列促炎性细胞因子和 IFN-I，引起局部炎症反应。IFN-I 可活化 NK 细胞，产生 IFN-γ，发挥免疫调节作用。活化的 Mφ 产生的 TNFα、IL-Iβ 和 IL-6 可引起机体发热，诱导肝产生急性期蛋白，抑制病原微生物增殖和增强对其的免疫应答。

同时，黏膜固有免疫应答协助启动适应性免疫应答。黏膜上皮组织中 M 细胞的肠腔面有很多皱褶，无微绒毛，不能分泌消化酶和黏液。其基底膜向细胞内凹陷形成口袋状结构，其中含有多种淋巴细胞和抗原提呈细胞。这些结构特点使 M 细胞易于通过吸附、胞饮和内吞等方式摄取肠腔内的抗原物质，以囊泡形式转运至派尔集合淋巴结，此过程称为转吞作用。但是 M 细胞无抗原加工及提呈能力。转运的抗原需要被抗原提呈细胞（APC）摄取并进行抗原提呈。

抗原提呈细胞中最主要的是树突状细胞（DC）。DC 可接受由 M 细胞或 FcRn 转运的肠腔抗原，还可通过吞噬含有抗原物质的凋亡上皮细胞获取抗原，DC 可伸出细胞突起穿越上皮细胞间隙捕获肠腔内抗原（图 17-3）。

固有淋巴细胞（ILC）是近期被发现的主要存在于黏膜组织中的一群淋巴细胞。ILC 缺乏 T 细胞或 B 细胞受体。它们可以迅速产生细胞因子，参与稳态的先天调节。与 CD4 辅助 T 细胞（Th 细胞）类似，

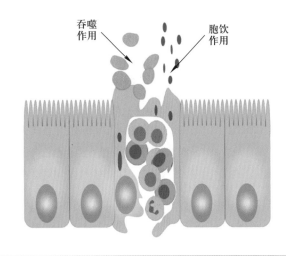

图 17-3　M 细胞的微解剖特征

M 细胞形成一个包含记忆淋巴细胞的"口袋"。它会主动对可溶抗原进行胞吞作用，吞噬颗粒，如病毒、细菌和微球蛋白。

ILC 可以根据它们产生的细胞因子分为三大类。ILC1 产生干扰素 -γ（IFN-γ），被认为与 Th1 细胞相似。具有 ILC1 表型的细胞表达 CD103/CD160 和 CD127，并包括 NK 细胞。ILC2 与 Th2 细胞相似，分泌 IL-5、IL-9、IL-13 和双调蛋白，主要分布于扁桃体和消化道黏膜，参与炎性肠病的诱导。ILC2 多见于肺、上呼吸道黏膜、肠道和皮肤，可以产生 IL-5、IL-13 和双调蛋白，与过敏和哮喘有关。ILC3 包括淋巴组织诱导细胞（lymphoid tissue inducer，LTi）和表达 NK 细胞受体 NKp44 的细胞，主要分布于肠黏膜固有层，可产生 IL-17 和 IL-22，在维持肠上皮组织稳态、抗感染中起重要作用，而 LTi 细胞在诱导外周淋巴组织及器官的形成中具有关键作用。

二、适应性免疫功能

黏膜表面直接与外来物质接触，因此 MIS 具有不同于其他免疫组织的特征。MIS 主要组成为器官化的及散在的淋巴组织和细胞，具有独特的抗原摄取机制，通过黏膜上皮及淋巴组织间密切的相互作用发挥效应。MIS 对抗原具有选择性的免疫应答，即对无害抗原的免疫耐受和对有害抗原免疫应答。在正常情况下，由于食物和共生菌的持续刺激，使 MIS 处于持续性生理性炎症状态，效应淋巴细胞和记忆淋巴细胞处于优势，SIgA 为 MIS 的主要抗体。效应淋巴细胞只在黏膜组织中再循环，局部黏膜组织活化的效应淋巴细胞可归巢至体内其他的黏膜部位，发挥作用。效应淋巴细胞及调节淋巴细胞互相制约，维持机体的稳态。

覆盖 MALT 的柱状上皮细胞被淋巴细胞和 APC 浸润，形成了与滤泡相关的上皮细胞，包括转运抗原的 M 细胞。上皮细胞内的淋巴细胞称为上皮内淋巴细胞（IEL），主要为效应淋巴细胞或记忆淋巴细胞，90% 以上为 T 细胞，其中 80% 为 CD8+T 细胞。IEL 表达趋化因子受体 CCR9 及 CD103，使其与肠上皮细胞表达的 CCL25 及 E- 钙黏素（cadherin）相结合，并定位于肠道上皮间。肠道 IEL 主要分为 aIEL 和 bIEL 两类。aIEL 表达 αβTCR 和 CD8αβ 异源二聚体，通过 TCR 特异性识别 MHC- 抗原肽发挥抗黏膜感染的作用。黏膜 bIEL 表达 αβTCR 或 γδTCR 及

CD8αα 同源二聚体，表达高水平的 C- 型凝集素受体 NKG2D。bIEL 不需预先活化，可通过 NKG2D 受体直接识别由于上皮细胞损伤、应激、突变及某些食物肽段或病毒感染而上调表达的非经典的 MHC I 类样分子 MICA 和 MICB，通过释放穿孔素和颗粒酶杀死上皮细胞。

黏膜固有层含有多种淋巴细胞，称为固有层淋巴细胞（lamina propria lymphocyte，LPL）。LPL 绝大多数是效应 T 细胞或记忆 T 细胞，主要包括 CD4+T 细胞（Th1 细胞、Th2 细胞、Th17 细胞）、黏膜 Treg 细胞和 CD8+T 细胞等。CD4+ 与 CD8+T 细胞的比例约为 3:1。肠道 CD4+T 细胞产生 IFN-γ 对控制肠道巨细胞病毒及隐孢子虫感染十分重要。正常情况下 Th17 细胞只分布于结肠及回肠。肠道存在共生菌抗原诱导的 Th17 细胞，在维护上皮屏障的完整性中起重要作用。黏膜固有层 CD4+T 细胞还通过分泌 IL-4、IL-5、IL-6、IL-21、TGF-β、IL-22 等参与宿主与共生菌互利共存状态的维持。黏膜固有层 γδT 细胞分泌 IL-17A，并提供针对肠道病原体的早期免疫防御。

黏膜 B 细胞主要分布在 PP 的生发中心（GC）、独立淋巴滤泡及肠道的固有层，主要为 IgA+B 细胞。PP 的 GC 形成和 IgA+B 细胞的产生需有共生菌或外来微生物抗原的刺激及 T 细胞的辅助。IgA+B 细胞表达黏膜归巢整合素 α4β7、CCR9 及 CCR10，并迁移至黏膜固有层。B 细胞最终分化为浆细胞，分泌 IgA 二聚体。黏膜 DC 产生的 TGF-β 是重要的 IgA 类别转换诱导因子。

位于肠黏膜的 B1 细胞可对共生菌和病原菌来源的非 T 细胞依赖抗原（TI-Ag）发生应答，产生 SIgA 抗体。位于胸腔及腹腔的 B1 细胞也可迁移到黏膜固有层，经黏膜上皮细胞分泌的 IL-5 及 IL-15 作用，分化为分泌 IgA 的浆细胞。

位于肠道隐窝基部表达多聚免疫球蛋白受体（poly-Ig receptor）的上皮细胞介导 IgA 的转运。pIgR 与具有 J 链的双体 IgA 呈高亲和力结合，将 IgA 转吞至肠腔侧，经酶切后释放至肠腔，成为 SIgA。pIgR 同样能使 SIgA 进入胆汁、乳汁、痰、唾液和汗液。SIgA 在黏膜组织通过多种方式发挥防御病原微生物入侵肠道黏膜的作用，主要功能包括：①抑制微生物黏附于上皮组织；②结合和中和病原微生物和毒

素；③能够结合并中和已内化进入内体的抗原；④已进入黏膜固有层的细菌脂多糖和病毒，还可与 SIgA 形成 IgA- 抗原复合物并被转运到肠腔，排出体外；⑤固有层 IgA 可抑制补体活化，降低 NK 细胞活性，促进中性粒细胞的吞噬作用和嗜酸性粒细胞的脱颗粒；⑥婴儿可从母乳中获得 SIgA，发挥免疫防御作用。

三、黏膜淋巴细胞的再循环

MIS 的效应淋巴细胞只在黏膜组织中再循环，这种特定的再循环及其选择性归巢到局部黏膜组织是由淋巴细胞和黏膜局部产生的特有趋化因子和黏附分子所介导的。位于黏膜 PP 的初始 T 细胞和 B 细胞表达 CCR7 及 L- 选择素。一旦受到抗原刺激，其 CCR7 及 L- 选择素的表达就会下调，而 CD45RO、α4β7 及 CCR9 的表达显著升高。这些受抗原刺激的淋巴细胞会离开 PP，经肠系膜淋巴结到达胸导管，回流到血液。在血管内皮细胞表达的 CCL25 趋化下，迁移到黏膜固有层的静脉血管，α4β7 整合素可与黏膜血管内皮细胞表达的黏膜地址素细胞黏附分子 -1（mucosal addressin cell adhesion molecule-1，MAdCAM-1）结合，使其穿过血管内皮，到达黏膜固有层或上皮层成为效应或记忆 T 细胞和 B 细胞。

黏膜组织局部受抗原刺激产生的抗原特异性效应和记忆淋巴细胞可再循环归巢至机体黏膜组织的不同部位发挥效应，这种现象称为共同黏膜免疫系统（common mucosal immune system）。这是 MIS 的特征（图 17-4）。由于所有黏膜组织血管内皮细胞均表达 MadCAM-1，效应和记忆淋巴细胞均表达 α4β7 整合素，不同黏膜部位表达不同的黏膜组织特异性的趋化因子，因此在一个黏膜部位致敏的淋巴细胞可以在其他黏膜组织诱导保护性免疫。共同黏膜免疫系统的意义在于，在 GALT、NALT 致敏的淋巴细胞可经血液循环归巢到呼吸道、泌尿生殖道、乳腺等部位发挥作用。因此，经口腔、鼻腔或肠道等不同的免疫途径接种抗原可诱导全身性黏膜免疫应答。

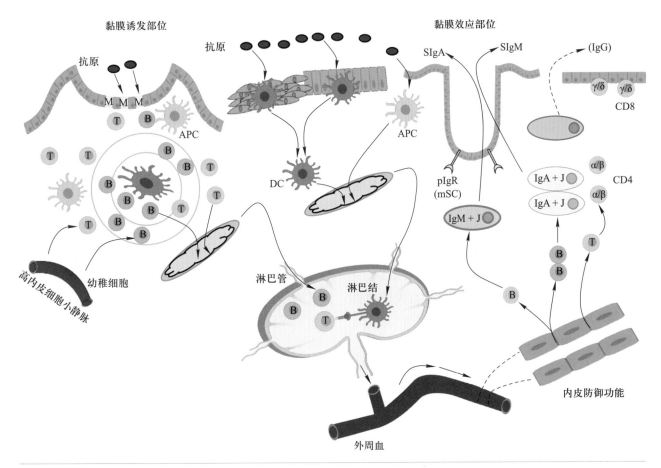

图 17-4 黏膜淋巴细胞的再循环

例如，HIV 疫苗经鼻黏膜免疫，可使泌尿生殖道获得抗 HIV 的免疫应答；经黏膜的自然感染或疫苗接种，可在乳汁中检测到特异性的 IgA。

第三节 黏膜免疫稳态与耐受

黏膜免疫系统必须维持针对外来抗原的免疫应答与免疫稳态之间的平衡。MIS 对大量来自食物及共生菌的无害抗原处于耐受状态，这是因为 MIS 中存在大量的负性调节细胞，这些细胞使正常黏膜组织的抑制环境处于优势，使效应 T 细胞和记忆 T 细胞对无害抗原保持低应答或无应答状态。如果病原菌或大量共生菌侵入黏膜固有层，可打破抑制环境，使 DC 完全活化并产生针对入侵微生物的保护性免疫应答。

PP 穹隆部 DC 在静息状态下摄取食物或共生菌等抗原后产生 IL-10，抑制 T 细胞活化。被无害抗原活化后，表达 CD103$^+$ 的 DC 离开黏膜并通过输入淋巴管迁移到 MLN 的 T 细胞区，弱表达共刺激信号，分泌 IL-10，在局部微环境中 TGF-β 作用下，诱导 CD4$^+$T 细胞分化为 Treg 细胞，通过多种方式进行免疫调节。包括：刺激 B 细胞向 IgA 的类别转化；通过诱导效应细胞的耐受及非炎性 IgA 的产生，防止了针对食物蛋白和共生菌的炎症反应的发生；产生的 IL-10 对 Th1 细胞、Th2 细胞和 Th17 细胞活化及功能起到制约与平衡作用等。Treg 细胞具有很强的调节肠道炎症反应的能力，在维持肠道对无害食物蛋白的耐受及与共生菌的共存中起重要作用。

当病原微生物（如沙门菌）感染时，FAE 产生 CCL20 招募 DC 进入 PP 的上皮层，摄取抗原后迁移至 PP 的 T 细胞区。病原微生物及其产物导致 DC 完全活化，上调共刺激分子的表达，产生促炎性细胞因子 IL-12，继而活化抗原特异的初始 T 细胞，使其分化为效应 T 细胞，启动针对病原微生物的免疫应答。

MIS 对经黏膜进入的抗原的无应答状态统称为黏膜耐受（mucosal tolerance）。其中经过口腔进入的蛋白质抗原导致的全身对该抗原的无应答状态称为口服耐受（oral tolerance）。是外周免疫耐受的一种形式，以 T 细胞耐受为主。口服耐受机制主要包括：①口服高剂量抗原诱导抗原特异性的 T 细胞凋亡或无反应性；②口服低剂量抗原诱导 Treg 细胞等产生；③ Mφ 在吞噬凋亡细胞过程中产生 TGF-β，诱导 Treg 细胞分化；④ MLN 是诱导全身免疫应答抑制的重要部位，该部位 DC 共刺激分子表达下降，诱导免疫耐受。

第四节 黏膜免疫相关疾病

黏膜免疫应答在机体抗外界病原体感染的防御中至关重要，包括细菌、病毒、寄生虫等感染。抗生素不当使用引起菌群失调可导致肠道感染性疾病。黏膜免疫系统对麦胶蛋白的不适免疫应答可导致乳糜泻，对食物抗原的耐受被打破则引起食物过敏。

黏膜免疫系统对肠道共生菌的异常免疫应答可以导致炎性肠病（inflammatory bowel disease，IBD），这是一种肠道慢性炎症性疾病，发病慢，病程长，可反复发作，且与肠癌发病相关。IBD 主要包括两种：溃疡性结肠炎（ulcerative colitis，UC）和克罗恩病（Crohn's disease，CD）。CD 可发生在肠道的任何部位，而 UC 只局限于结肠及直肠。IBD 是一种复杂的疾病，病因包括遗传、环境及肠道菌群的改变等。目前已鉴定的 IBD 易感性基因与淋巴细胞的活化、细胞因子的产生及宿主抗细菌感染免疫相关。肠道的菌群失调是 IBD 的主要免疫病理成因。在遗传易感的个体中，环境变化（饮食、感染及抗生素）造成的肠道菌群变化，可导致肠道黏膜屏障的完整性受损和通透性增强，使病原菌易于穿过黏膜上皮屏障，造成固有免疫细胞和效应 T 细胞（Th1 细胞、Th17 细胞）的异常活化，产生大量炎症因子，打破相关免疫耐受，最终导致炎性肠病。

（陈国兵）

数字课程学习

📹 教学 PPT   ✏️ 自测题   📖 本章小结   💬 复习思考题

提要：

- 超敏反应分为 Ⅰ 型、Ⅱ 型、Ⅲ 型和Ⅳ型。
- Ⅰ 型超敏反应是由 IgE 抗体介导的速发型超敏反应。
- Ⅱ 型超敏反应是由 IgG 或 IgM 类抗体介导的以细胞毒效应为主要特征的超敏反应。
- Ⅲ 型超敏反应是由 IgG 或 IgM 类抗体介导的以免疫复合物沉积为主要特征的超敏反应。
- Ⅳ型超敏反应是由 T 细胞介导的迟发型超敏反应。

超敏反应（hypersensitivity）又称为变态反应（allergy），是指某些抗原诱导机体产生以生理功能紊乱或组织细胞损伤为主的病理性免疫应答。1963 年库姆斯（Robert Darcy Coombs）和吉尔（Philip Gell）根据超敏反应的发生机制和临床特征不同将其分为 Ⅰ 型、Ⅱ 型、Ⅲ 型、Ⅳ型。

第一节　Ⅰ型超敏反应

Ⅰ 型超敏反应（hypersensitivity type Ⅰ）是指某些抗原进入机体后诱导特异性 B 细胞产生 IgE 类抗体，当相同抗原再次进入机体时可直接与肥大细胞或嗜碱性粒细胞表面的 IgE 抗体结合介导细胞活化和生物活性介质释放，引起局部或全身反应。通常把能够引起 Ⅰ 型超敏反应的抗原物质称为变应原（allergen）。Ⅰ 型超敏反应的主要特点为：①由 IgE 抗体介导，肥大细胞、嗜碱性粒细胞和嗜酸性粒细胞等释放生物活性介质引起局部或全身反应。②主要引起机体生理功能紊乱，小部分可引起组织细胞损伤。③发生快，消退也快，故又称为速发型超敏反应。④有明显的个体差异和遗传倾向。⑤容易反复发作。

一、参与 Ⅰ 型超敏反应的主要成分

（一）变应原

变应原种类繁多，可为蛋白质或与蛋白质结合的小分子半抗原物质。临床常见的变应原主要有以下几类：①吸入性变应原，如植物花粉、真菌孢子或菌丝、动物皮毛、尘螨排泄物等。②食物性变应原，如鱼、虾、蟹、奶、蛋等富含蛋白质或多肽的食物。③药物性变应原，如青霉素、磺胺、普鲁卡因和有机碘化合物等分子及其降解产物，大多为半抗原，进入机体后可通过与某些蛋白质结合而成为变应原。④其他变应原，如异种动物血清、昆虫毒液、尘螨中的半胱氨酸蛋白和细菌酶类物质（如枯草溶菌素）等。

（二）IgE 抗体

变应原诱导机体产生特异性 IgE 抗体是发生 Ⅰ 型超敏反应的决定因素。健康人血清中 IgE 水平极

低，当变应原进入机体后可激活特异性 Th2 细胞产生 IL-4、IL-5 等细胞因子，进而诱导特异性 B 细胞发生 Ig 类别转换并增殖、分化为产生 IgE 的浆细胞。IgE 主要由鼻咽、扁桃体、气管及胃肠道等处黏膜固有层淋巴组织中的浆细胞合成，这些也是变应原易于侵入机体和 I 型超敏反应好发的部位。

IgE 抗体为亲细胞性抗体，可通过其 Fc 片段与靶细胞表面的 IgE Fc 受体特异性结合。IgE Fc 受体有两种：FcεR I 和 FcεR II。FcεR I 为高亲和力受体，主要在肥大细胞和嗜碱性粒细胞表面高水平表达。IgE 抗体可在不结合抗原的情况下与肥大细胞或嗜碱性粒细胞表面的高亲和力 FcεR I 受体结合，从而使机体处于致敏状态。FcεR II 为低亲和力受体，在体内分布比较广泛。易感个体的巨噬细胞和淋巴细胞高水平表达 FcεR II，同时血清中存在大量的可溶性 FcεR II。

（三）效应细胞

1. 肥大细胞和嗜碱性粒细胞　均来源于骨髓髓样干细胞，是 I 型超敏反应的主要效应细胞。肥大细胞主要分布于呼吸道、消化道和泌尿生殖道黏膜上皮及皮肤下的结缔组织，特别是在血管和淋巴管周围。嗜碱性粒细胞主要分布于血液中，数量较少，仅占外周血白细胞总数的 0.2%。肥大细胞和嗜碱性粒细胞在形态学上类似，胞质中均含有嗜碱性颗粒，颗粒中储存有组胺、肝素和蛋白酶等多种生物活性介质。细胞活化时可通过脱颗粒释放预先储存的介质，同时还可产生新的生物活性介质，如白三烯、前列腺素 D_2、血小板活化因子和细胞因子（IL-4、IL-5、IL-13、TNF-α、GM-CSF 等）。

2. 嗜酸性粒细胞　来源于骨髓髓样干细胞，主要分布于呼吸道、消化道和泌尿生殖道黏膜上皮下的结缔组织，在血液中也有少量分布。胞质中含有嗜酸性颗粒，颗粒中储存有嗜酸性粒细胞阳离子蛋白、嗜酸性粒细胞衍生的神经毒素、主要碱性蛋白、胶原酶和过氧化物酶等多种生物活性介质。细胞活化时可释放预先储存的介质，同时也可产生新的生物活性介质，如白三烯、血小板活化因子和细胞因子（IL-5、IL-8、IL-13、TNF-α、GM-CSF 等）。

二、I 型超敏反应的发生机制

（一）致敏阶段

致敏阶段是指变应原诱导机体产生特异性 IgE 类抗体，以及 IgE 抗体结合到肥大细胞或嗜碱性粒细胞表面的过程。变应原进入机体后，诱导变应原特异性 B 细胞产生 IgE 抗体，IgE 抗体通过其 Fc 片段与肥大细胞或嗜碱性粒细胞表面的 FcεR I 结合，使机体处于致敏状态。结合有 IgE 抗体的肥大细胞和嗜碱性粒细胞称为致敏靶细胞。机体致敏状态通常可维持数月或更长时间，如长期不接触变应原，致敏状态可逐渐消失。

（二）激发阶段

激发阶段是指处于致敏状态的机体再次接触相同变应原时，变应原与致敏肥大细胞或嗜碱性粒细胞表面的 IgE 特异性结合，刺激致敏靶细胞活化和脱颗粒（degranulation）的过程。变应原与致敏靶细胞表面单个 IgE 结合并不能刺激细胞活化，只有当变应原同时与致敏靶细胞表面的两个或两个以上相邻 IgE 结合，引起多个 FcεR I 交联，才能使 FcεR I 的 β 链和 γ 链胞质区 ITAM 活化，进而启动细胞活化。活化的肥大细胞和嗜碱性粒细胞通过脱颗粒和细胞膜内脂质代谢，释放多种生物活性介质。此外，其他能够引起 FcεR I 交联的分子（如抗 IgE 抗体或抗 FcεR I 抗体）也可刺激肥大细胞和嗜碱性粒细胞活化和脱颗粒。除肥大细胞和嗜碱性粒细胞外，嗜酸性粒细胞也参与 I 型超敏反应。嗜酸性粒细胞在一定条件下活化后可诱导性表达 FcεR I，通过 IgE 介导脱颗粒，释放相应的生物活性介质。

活化的肥大细胞、嗜碱性粒细胞和嗜酸性粒细胞释放的生物活性介质主要包括组胺，脂类介质（白三烯、前列腺素 D_2、血小板活化因子等）、酶类（蛋白酶、胶原酶等）和细胞因子等，在 I 型超敏反应过程中发挥不同的生物学活性。

1. 组胺（histamine）　是一种小分子血管活性胺。通过与组胺受体（$H_1 \sim H_4$）结合而发挥作用，主要使小血管扩张、毛细血管通透性增加、支气管和子宫等平滑肌收缩、促进黏膜腺体分泌。组胺释放后很快被血浆中或嗜酸性粒细胞释放的组胺酶灭活，作用十分短暂。但是当机体释放大量的组胺使全身组织血管扩张和通透性增加，可导致血压下降甚至过敏性休克。

2. 白三烯（leukotriene，LT）　是肥大细胞或嗜碱性粒细胞活化后经脂氧合酶途径新合成的花生四烯酸代谢产物，包括 LTC4、LTD4 和 LTE4 等。LT 可引起支气管平滑肌强烈而持久地收缩，是超敏反应支气管持续痉挛的主要介质。LT 还能使毛细血管扩张和通透性增加及促进腺体分泌。

3. 前列腺素（prostaglandin，PG）　是肥大细胞或嗜碱性粒细胞活化后经环氧合酶途径新合成的花生四烯酸代谢产物，种类达十多种。PGD_2 等前列腺素可与平滑肌细胞表面相应受体结合，产生支气管收缩和血管扩张等生物学效应。

4. 血小板活化因子（platelet activating factor，PAF）　是多种细胞产生的膜磷脂分解产物。PAF 能直接刺激支气管收缩、诱导血小板聚集、活化并释放血管活性胺类物质，导致毛细血管扩张和通透性增加及白细胞活化。PAF 除了由肥大细胞和嗜碱性粒细胞活化后产生外，还可以由组胺和白三烯刺激血管内皮细胞产生。

5. 酶类　激肽释放酶（kallikrein）又称激肽原酶（kininogenase），可将血浆中激肽原转变成激肽类物质。激肽类物质能引起平滑肌（尤其是支气管平滑肌）缓慢收缩，强烈扩张血管和增加局部毛细血管通透性，趋化嗜酸性粒细胞和中性粒细胞，还可引起疼痛等生物学效应。糜蛋白酶可引起短暂的血管收缩，减少上皮基底液的分泌。羧肽酶、组织蛋白酶 G 和嗜酸性粒细胞胶原酶参与结缔组织基质的重塑。嗜酸性粒细胞过氧化物酶可促进组胺的释放。

6. 细胞因子　效应细胞活化后可产生一系列细胞因子，如 IL-3、IL-4、IL-5、IL-6、IL-13、IL-33、TNF-α 和 GM-CSF 等，促进 B 细胞产生 IgE 抗体，增加血管内皮细胞黏附分子的表达，刺激嗜酸性粒细胞的分化和活化，参与炎症反应等。此外，嗜酸性粒细胞趋化因子（eotaxin）可以趋化嗜酸性粒细胞，因此 I 型超敏反应的个体外周血和发生反应的局部组织和分泌液中嗜酸性粒细胞增加。

（三）效应阶段

效应阶段是指效应细胞活化后释放的生物活性介质作用于效应组织和器官，引起局部或全身过敏反应的过程。根据超敏反应发生和维持的时间，可分为速发相反应和迟发相反应，或者称为早期反应和晚期反应。

1. 速发相反应　在接触变应原后数秒钟内迅速发生，可持续数小时，主要由组胺、前列腺素等生物活性介质引起，主要表现为血管扩张、血管通透性增加、平滑肌收缩、腺体分泌增加等。此外，活化的肥大细胞等释放嗜酸性粒细胞趋化因子、IL-3、IL-5、GM-CSF 等多种细胞因子，可趋化嗜酸性粒细胞到达反应部位，并促进其增殖活化。

2. 迟发相反应　在接触变应原 4～6 h 后发生，可持续数天甚至更长时间，主要表现为局部以嗜酸性粒细胞、中性粒细胞、巨噬细胞、Th2 细胞和嗜碱性粒细胞浸润为特征的炎症反应。嗜酸性粒细胞占浸润细胞总数的 30% 左右，活化后脱颗粒并合成释放白三烯、阳离子蛋白、主要碱性蛋白和嗜酸性粒细胞衍生的神经毒素等生物活性介质介导迟发相反应。肥大细胞释放的中性粒细胞趋化因子可趋化中性粒细胞到达反应部位，释放溶酶体酶等参与迟发相反应。此外，Th2 细胞分泌的细胞因子在 I 型超敏反应中发挥着重要作用，其分泌的 IL-4 和 IL-13 可促进 B 细胞产生 IgE 类抗体。I 型超敏反应发生过程和机制如图 18-1 所示。

三、影响 I 型超敏反应发生的因素

I 型超敏反应性疾病的发生与个体的遗传因素及其所处的环境因素有着密切的关系。某些个体在接触普通抗原刺激后容易发生 I 型超敏反应性疾病，被称为特应性（atopy）个体。特应性个体血清中存在大量的循环 IgE 和可溶性 FcεRⅡ，巨噬细胞、淋巴细胞和嗜酸性粒细胞表面高水平表达 FcεRⅡ，表现为家族遗传性。

（一）遗传因素

I 型超敏反应性疾病的发生是多基因共同参与的结果。与正常个体比较，患者血清中 IgE 水平明显升高，肥大细胞数量增多，细胞膜表达的 FcεRⅠ 也较多。研究发现，位于 5Q31～33 的基因群与多种细胞因子合成、IgE 类别转换、肥大细胞增殖和嗜酸性细胞存活密切相关。其中编码 IL-4 的启动子区基因

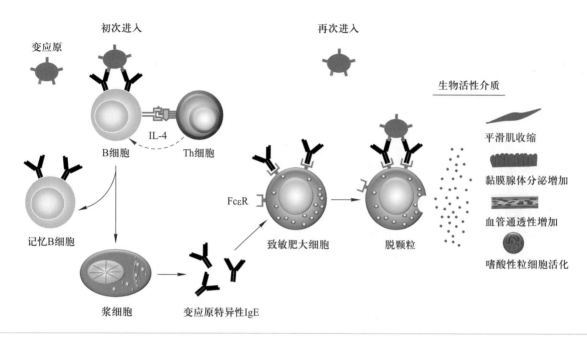

图 18-1　Ⅰ型超敏反应发生机制示意图

变异可引起 IL-4 合成分泌增加，继而促进 IgE 的大量产生。此外，位于 11Q12～13 的 FcεRⅠβ 亚单位编码基因，其基因多态性与湿疹和哮喘的发生密切相关。

（二）环境因素

环境因素是Ⅰ型超敏反应性疾病发生的外部决定因素。特应性个体虽然易于发生Ⅰ型超敏反应性疾病，但其实际发生率只占特应性个体的 10%～30%。流行病学资料显示，Ⅰ型超敏反应性疾病的发生频率发达国家高于发展中国家，发展中国家高于卫生条件较差的偏远落后国家与地区。据此卫生假说（hygiene hypothesis）提出：儿童早期接触卫生相对较差的环境，尤其是容易引起感染的环境，有助于预防Ⅰ型超敏反应性疾病的发生。其主要机制是由于儿童早期接触感染可诱导 Th1 细胞应答，诱导 Treg 细胞分化增殖和黏膜免疫耐受，从而抑制 Th2 细胞应答和 IgE 抗体的产生，减少Ⅰ型超敏反应性疾病的发生。

 拓展阅读 18-1　卫生假说

四、临床常见的Ⅰ型超敏反应性疾病

Ⅰ型超敏反应性疾病的临床表现主要与变应原的性质、入侵途径和剂量等密切相关。根据其临床表现可分为全身过敏反应和局部过敏反应两大类。

（一）全身过敏反应

1. 药物过敏性休克　某些药物进入体内与相应蛋白质结合成为变应原，诱导机体产生 IgE 而致敏，当再次应用相同药物时可产生Ⅰ型超敏反应。临床上以青霉素引起的过敏性休克最常见。青霉素本身无免疫原性，但其降解产物（青霉噻唑醛酸、青霉烯酸等）可与体内蛋白质共价结合成为具有免疫原性的完全抗原，刺激机体产生 IgE 抗体而使肥大细胞和嗜碱性粒细胞致敏。当机体再次接触青霉素时，可引起过敏反应，严重的可发生过敏性休克甚至死亡。少数人初次注射青霉素也可发生过敏性休克，可能原因是曾经吸入空气中的青霉菌孢子或使用过被青霉素污染的医疗器械等使机体已经处于致敏状态。

2. 血清过敏性休克　被动物免疫血清致敏的机体再次接触相同血清制品时，可发生过敏性休克。如临床上常用破伤风抗毒素和白喉抗毒素等动物免疫血清进行治疗或紧急预防，这些异种蛋白可使部分患者产生 IgE 而致敏，当再次注射时可出现血清过敏性休克，严重的可在短时间内死亡。

（二）局部过敏反应

1. 皮肤过敏反应　荨麻疹、湿疹、血管神经性水肿为常见的皮肤过敏反应，多由药物、食物等变应原诱发。某些感染（如肠道寄生虫感染等）或物理性因素（如冷热刺激等）也能诱导皮肤局部肥大细胞释放生物活性介质而导致皮肤过敏反应。此外，临床上还可见到一种慢性荨麻疹，主要是由患者体内产生针对 FcεRⅠα链的IgG类自身抗体引起的，为Ⅱ型超敏反应。

2. 呼吸道过敏反应　过敏性鼻炎和过敏性哮喘为临床最常见的呼吸道过敏反应，主要由花粉、尘螨、真菌、动物皮毛等变应原或呼吸道病原微生物感染引起。变应原诱导呼吸道局部肥大细胞释放生物活性介质，引起平滑肌收缩、腺体分泌增加、黏膜血管扩张、局部炎症反应等呼吸道过敏反应，临床症状主要表现为鼻塞、流涕、喷嚏、哮喘和呼吸困难等。

3. 胃肠道过敏反应　某些个体在进食鸡蛋、牛奶、鱼、虾、蟹等食物后可出现恶心、呕吐、腹痛和腹泻等胃肠道过敏症状，又称食物过敏（food allergy）。此类患者胃肠道分泌性IgA明显低下，往往伴有蛋白水解酶缺乏，局部黏膜防御功能减弱，因此食物中的蛋白不能被完全分解而通过黏膜被吸收，或经损伤的胃肠道黏膜进入机体致敏，产生胃肠道过敏反应。

五、Ⅰ型超敏反应性疾病的防治原则

防治Ⅰ型超敏反应性疾病的主要原则包括确定变应原并避免接触，脱敏治疗及药物防治等。

（一）确定变应原，避免接触

通过询问过敏史和皮肤试验检测确定变应原，并且避免与之接触是预防Ⅰ型超敏反应性疾病发生的最有效方法。皮肤试验是临床检测变应原最常用的方法，通常是将可能引起过敏反应的药物、生物制品或其他变应原稀释后在受试者前臂内侧做皮内注射，15~20 min后观察局部皮肤反应。如果局部皮肤出现风团直径 > 1 cm 为试验阳性，提示该注射物为过敏原。此外，临床上还通过体外检测患者血清中变应原特异性IgE来确定变应原，而且该方法可以避免变应原直接进入机体的危险。

拓展阅读 18-2　Ⅰ型超敏反应性疾病的实验室诊断

（二）脱敏治疗

1. 异种免疫血清脱敏疗法　对于必须注射动物免疫血清（破伤风抗毒素、白喉抗毒素等）进行治疗而又发生过敏反应的患者，可应用小剂量、短间隔（20~30 min）多次注射的方法进行脱敏治疗。其基本原理是：小剂量注射免疫血清仅引起部分致敏靶细胞释放少量生物活性介质，不足以导致明显的临床症状。同时，短时间内多次注射免疫血清可使致敏靶细胞内活性介质逐渐耗竭，从而使机体处于脱敏状态，若此时再注射大剂量免疫血清则不发生过敏反应。脱敏疗法仅能暂时维持疗效，一段时期后机体将恢复致敏状态。

2. 特异性变应原脱敏疗法　对于已经查明但难以避免接触的变应原（如花粉、尘螨等），可应用小剂量、较长时间间隔、反复多次皮下注射变应原的方法进行脱敏治疗。其基本原理是：通过改变变应原进入机体的途径，诱导Th2细胞应答向Th1细胞应答转换，减少IgE类抗体的产生，同时诱导机体产生IgG或IgA类抗体。通过IgG封闭抗体与变应原结合，影响或阻断变应原与致敏靶细胞表面的IgE结合，从而缓解或避免致敏反应的发生。此外，脱敏治疗还可诱导特异性Treg细胞产生免疫耐受。

（三）药物防治

1. 抑制生物活性介质合成与释放　①色甘酸二钠可稳定细胞膜，阻止靶细胞脱颗粒和生物活性介质释放。②肾上腺素、异丙肾上腺素和前列腺素E$_2$可激活腺苷酸环化酶，促进cAMP的合成；甲基黄嘌呤和氨茶碱可抑制磷酸二酯酶，阻止cAMP的分解。此两类药物均可提高细胞内cAMP水平，防止靶细胞脱颗粒和释放生物活性介质。③阿司匹林可抑制环氧合酶，阻止前列腺素合成。

2. 拮抗生物活性介质的效应　苯海拉明、异丙嗪、氯苯那敏等抗组胺药物可竞争结合效应细胞上的组胺受体，从而阻止组胺发挥效应；阿司匹林对缓激肽有拮抗效应；多根皮苷酊磷酸盐对白三烯有拮抗效应。

3. 改善效应组织和器官反应性　肾上腺素可以解除支气管平滑肌痉挛，减少腺体分泌，收缩外周毛细血管而升高血压，对救治过敏性休克具有重要作用；葡萄糖酸钙、氯化钙和维生素C等可解除平滑肌痉挛，降低毛细血管通透性及减轻炎症反应。

（四）免疫生物治疗

近年来，Ⅰ型超敏反应性疾病的免疫生物疗法也已广泛开展和应用。人源化 IgE 单克隆抗体主要用于临床上治疗持续性哮喘。该抗体可与循环 IgE 结合，竞争性抑制 IgE 与肥大细胞和嗜碱性粒细胞表面的 FcεRⅠ结合。抗 IL-5 抗体主要用于临床上治疗高嗜酸性粒细胞综合征，也用于治疗哮喘。此外，动物实验表明，利用 Th1 型细胞因子（如 IL-12 等）与变应原共同免疫动物，可诱导 Th2 细胞应答向 Th1 细胞应答转换，降低 IgE 类抗体的产生。将编码变应原的基因插入 DNA 载体，制成 DNA 疫苗后免疫动物，有助于诱导 Th1 细胞应答。

第二节　Ⅱ型超敏反应

Ⅱ型超敏反应（hypersensitivity type Ⅱ）是指抗体（IgG 或 IgM）与细胞表面抗原或细胞外基质抗原结合，在补体、吞噬细胞和 NK 细胞参与下，引起以细胞溶解或组织损伤为主的病理性免疫反应。Ⅱ型超敏反应的主要特点为：①抗原为细胞或细胞外基质。②抗体为 IgG 或 IgM 类抗体。③补体、巨噬细胞和 NK 细胞参与。④主要引起细胞溶解或组织损伤，因此又称为细胞毒型超敏反应。

一、Ⅱ型超敏反应的发生机制

（一）诱导Ⅱ型超敏反应的抗原

引起Ⅱ型超敏反应的抗原存在于细胞表面或细胞外基质，主要包括：①同种异型抗原，如 ABO 血型抗原、Rh 抗原和 HLA 抗原等。②异嗜性抗原，如溶血性链球菌与人心肌、心瓣膜、肾小球基底膜间存在的共同抗原等。③改变的自身抗原或暴露的隐蔽抗原，如感染或理化因素等引起的自身组织抗原改变或隐蔽抗原暴露。④吸附在组织细胞表面的外来抗原或半抗原，如某些药物或其代谢产物等半抗原，可吸附在血细胞表面成为完全抗原，诱导机体产生相应抗体，从而引起Ⅱ型超敏反应。

（二）参与Ⅱ型超敏反应的抗体

参与Ⅱ型超敏反应的抗体主要为 IgG 或 IgM 类抗体，可直接与靶细胞表面抗原或细胞外基质抗原特异性结合，抗体的主要来源包括免疫性抗体、被动转移性抗体（如误输入血型不符的血液）和自身抗体等。

（三）组织损伤机制

抗体与靶细胞表面抗原或细胞外基质抗原特异性结合后，主要通过以下途径介导细胞溶解或组织损伤。

1. 补体介导的细胞溶解　IgG 或 IgM 抗体与靶细胞表面相应抗原结合，通过经典途径激活补体系统，形成膜攻击复合体，溶解靶细胞。此外，补体系统活化过程中产生的 C3a 和 C5a，可以趋化巨噬细胞和中性粒细胞向炎症部位聚集，引起局部炎症反应和组织损伤。

2. 调理作用　IgG 抗体与靶细胞表面相应抗原结合后，可通过其 Fc 片段与吞噬细胞表面 FcγR 结合介导调理作用，促进吞噬细胞对靶细胞的吞噬。此外，补体活化产生的裂解片段 C3b 也可通过与吞噬细胞表面的补体受体结合介导调理作用，促进吞噬细胞对靶细胞的吞噬。

3. ADCC　IgG 抗体与靶细胞表面相应抗原结合后，可通过其 Fc 片段与 NK 细胞和吞噬细胞表面 FcγR 结合，通过 ADCC 作用介导对靶细胞的杀伤。

Ⅱ型超敏反应发生机制如图 18-2 所示。此外，某些抗细胞表面受体的自身抗体与相应受体结合，并不引起靶细胞溶解，而是通过刺激或阻断效应引起靶细胞功能紊乱，本章把这类疾病也归入Ⅱ型超敏反应性疾病。

二、临床常见的Ⅱ型超敏反应性疾病

（一）输血反应

输血反应多发生于 ABO 血型不符的个体间输血。受血者血清中存在的天然血型抗体（IgM）与供血者红细胞表面的血型抗原结合，通过激活补体溶解红细胞，引起溶血性输血反应。此外，反复多次输血可诱导机体产生针对白细胞和血小板的抗体，继而引起白细胞和血小板溶解，称为非溶血性输血反应。

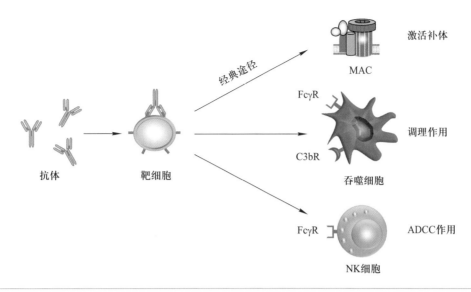

图 18-2　Ⅱ型超敏反应发生机制示意图

（二）新生儿溶血症

新生儿溶血症多发生于母亲为 Rh⁻ 血型，胎儿为 Rh⁺ 血型。Rh⁻ 血型母亲由于输血、流产或分娩等原因接受 Rh⁺ 红细胞刺激后，机体可产生抗 Rh 的 IgG 类抗体。再次妊娠时如果胎儿为 Rh⁺ 血型，母体内的抗 Rh 抗体可通过胎盘进入胎儿体内，并与红细胞表面 Rh 抗原结合，引起红细胞溶解，导致流产、死胎或新生儿溶血症。母胎 ABO 血型不符也可引起新生儿溶血症，但症状一般比较轻。

（三）药物过敏性血细胞减少症

某些药物（如青霉素、磺胺、奎尼丁和非那西汀等）进入机体后可通过与血细胞表面蛋白结合获得免疫原性，从而诱导机体产生针对药物的特异性抗体。该抗体可与血细胞表面的药物发生结合，通过激活补体、调理作用和 ADCC 介导药物性溶血性贫血、粒细胞减少症或血小板减少性紫癜。

（四）自身免疫性溶血性贫血

某些药物（如甲基多巴类药物等）或病毒（流感病毒、EB 病毒等）可引起红细胞表面抗原性质改变，从而诱导机体产生相应的抗体。该抗体可与改变的红细胞表面抗原特异性结合，通过激活补体、调理作用和 ADCC 介导自身免疫性溶血性贫血。

（五）肺出血 – 肾炎综合征

某些病毒、药物或有机溶剂等可损伤肺泡基底膜，诱导机体产生针对基底膜的非胶原 NC1 蛋白的自身抗体。该抗体可与肺泡基底膜和肾小球基底膜相应抗原结合，通过激活补体、调理作用和 ADCC 破坏组织细胞，导致肺出血 – 肾炎综合征。

（六）其他

溶血性链球菌与人类肾小球基底膜和心肌内膜存在共同抗原，链球菌感染机体产生的抗体不仅能与链球菌结合，而且能与肾小球基底膜和心肌内膜发生交叉反应，引起抗基底膜型肾小球肾炎和风湿性心肌炎。此外，某些针对自身细胞表面受体的抗体可导致细胞功能紊乱，而非细胞破坏，如甲状腺功能亢进症和重症肌无力。甲状腺功能亢进症患者体内产生针对促甲状腺激素（thyroid stimulating hormone，TSH）受体的 IgG 类自身抗体，该抗体能高亲和力结合并持续激活 TSH 受体，使甲状腺细胞产生大量甲状腺素导致甲状腺功能亢进症。重症肌无力患者体内产生针对乙酰胆碱（ACh）受体的自身抗体，该抗体与 ACh 受体结合后，可干扰 ACh 的作用，引起 ACh 受体数量减少和功能降低，从而导致肌无力。

 拓展阅读 18-3　甲状腺功能亢进症
拓展阅读 18-4　重症肌无力

第三节 Ⅲ型超敏反应

Ⅲ型超敏反应（hypersensitivity type Ⅲ）是由可溶性抗原与相应抗体结合形成的中等大小可溶性免疫复合物（IC），在一定条件下沉积于局部或全身血管基底膜，通过激活补体并在中性粒细胞、嗜酸性粒细胞和血小板等效应细胞的共同作用下，引起的以充血、水肿、坏死和中性粒细胞浸润为主要特征的炎症反应和组织损伤。Ⅲ型超敏反应的主要特点为：①抗原为可溶性抗原。②抗体为 IgG 或 IgM 类抗体。③由抗原抗体形成的中等大小免疫复合物沉积于血管基底膜引起，因此又称为免疫复合物型或血管炎型超敏反应。④主要通过活化补体、中性粒细胞聚集和血小板活化等，引起以中性粒细胞浸润为主要特征的炎症反应和组织损伤。

一、Ⅲ型超敏反应的发生机制

（一）诱导Ⅲ型超敏反应的抗原

参与Ⅲ型超敏反应的抗原一般为可溶性抗原，主要包括：①内源性抗原，如变性 DNA、核抗原和肿瘤抗原等。②外源性抗原，如病原微生物、异种血清及药物半抗原与组织蛋白质结合形成的完全抗原等。

（二）可溶性免疫复合物的形成与沉积

可溶性抗原可刺激机体产生特异性抗体，并与之结合形成可溶性免疫复合物。正常情况下，机体可通过单核巨噬细胞吞噬清除 IC。但在某些情况下，可溶性 IC 不能被机体有效清除，沉积于局部或全身血管基底膜后引起炎症反应和组织损伤。

影响 IC 沉积的主要因素包括如下。

1. 可溶性免疫复合物的理化性质　①抗原和抗体的带电性、结合价和亲和力等可影响 IC 沉积。如带正电荷抗原所形成的 IC 特别容易和带负电荷的肾小球基底膜结合，引起严重和持久的组织损伤。②抗原/抗体比例和 IC 相对分子质量可影响 IC 沉积。当抗原和抗体比例适合时，形成大分子 IC，易被吞噬细胞吞噬清除；当抗原（或抗体）极度过剩时，形成小分子 IC，可通过肾小球滤出；当抗原（或抗体）略多于抗体（或抗原）时，则形成相对分子质量约 $1\,000 \times 10^{3}$ 的中等大小 IC，其既不易被吞噬细胞吞噬，又不易通过肾小球滤出，而随血液循环播散，并容易沉积在不同组织部位。

2. 抗原持续存在和机体清除免疫复合物能力降低　①自身抗原和肿瘤抗原等长期存在于体内或反复感染、长期用药和长期接触外源性抗原，均使抗原在机体持续存在而不断刺激机体产生抗体，形成过量 IC 且在血液循环滞留时间较长而不易被彻底清除，从而促进 IC 的沉积。②机体清除免疫复合物能力下降导致 IC 发生沉积，如补体与补体受体缺陷或者吞噬细胞表达 FcγR 异常等可引起机体吞噬细胞清除 IC 的功能下降，从而导致血液循环中大量 IC 存在并发生沉积。

3. 血管与血流动力学因素　血管通透性与血流动力学因素对 IC 的沉积有重要影响。①血管通透性增加：IC 激活补体系统产生的活性片段如 C3a、C5a 等过敏毒素可使肥大细胞、嗜碱性粒细胞活化，释放组胺等血管活性介质，使血管通透性增加，有助于 IC 沉积。②血管内高压及涡流形成：肾小球基底膜和关节滑膜等处血流缓慢，毛细血管压较高，约为其他部位毛细血管压的 4 倍；血管分叉、脉络膜丛和眼睫状体等处容易产生涡流。血管内高压及涡流形成有助于 IC 沉积。

（三）免疫复合物沉积引起的组织损伤

IC 沉积于局部或全身血管基底膜，通过激活补体、吸引白细胞浸润、聚集和活化血小板等作用引起以基底膜组织局部充血、水肿、坏死和中性粒细胞浸润为主要特征的炎性病理反应。

1. 补体的作用　沉积于血管基底膜的 IC 通过经典途径激活补体，产生补体裂解片段 C3a 和 C5a 等过敏毒素。C3a 和 C5a 与肥大细胞或嗜碱性粒细胞表面的 C3a 和 C5a 受体结合，导致靶细胞活化并释放组胺等生物活性介质，继而引起局部血管通透性增高、渗出增加和水肿。

2. 中性粒细胞的作用　在 C3a 和 C5a 等过敏毒素作用下，中性粒细胞可趋化至 IC 沉积部位，在吞噬 IC 的同时中性粒细胞还可释放蛋白水解酶、胶原酶和弹性纤维酶等多种溶酶体酶，损伤血管及邻近组织。

3. 血小板的作用　肥大细胞或嗜碱性粒细胞活化释放的 PAF 可促进血小板聚集、活化和血栓形成，从而引起局部出血和坏死。此外，血小板活化后释放的血管活性胺类物质，可引起局部血管通透性增高，进一步加剧渗出和组织水肿。Ⅲ型超敏反应发生机制如图 18-3 所示。

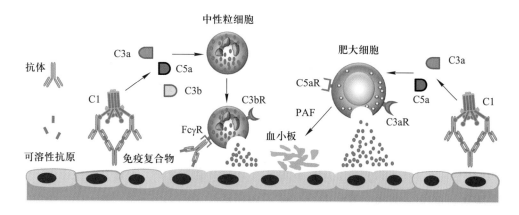

图 18-3　Ⅲ型超敏反应发生机制示意图

二、临床常见的Ⅲ型超敏反应性疾病

　　Ⅲ型超敏反应引起的疾病又称为免疫复合物病（immune complex disease，ICD），根据其发病部位不同可分为局部免疫复合物病和全身性免疫复合物病。

（一）局部免疫复合物病

　　1. 阿蒂斯反应（Arthus reaction）　1903 年，阿蒂斯（Nicolas Maurice Arthus）发现利用马血清皮下注射免疫家兔数周后，再次重复注射相同马血清后注射局部可出现红肿、出血和坏死等剧烈炎症反应，反应可以自行消退，这种反应被称为阿蒂斯反应。其机制是多次皮下注射马血清可刺激机体产生大量抗体，再次注射马血清后可在局部血管壁与相应抗体相遇并结合形成 IC，沉积在血管基底膜，导致组织局部补体激活、中性粒细胞浸润和血小板活化等，从而引起相应的组织病理损伤。

　　2. 类阿蒂斯反应　胰岛素依赖型糖尿病患者由于局部反复注射胰岛素，体内可产生过量抗胰岛素抗体，再次注射相同胰岛素可在局部出现类似阿蒂斯反应的组织损伤。另外，人体长期吸入抗原性粉尘、真菌孢子等引起的过敏性肺炎亦属此类反应。

（二）全身性免疫复合物病

　　1. 血清病　是指机体输注异种动物血清（如白喉抗毒素、破伤风抗毒素和抗蛇毒血清等）所致的一种免疫复合物病。通常在大剂量注射后 7 ~ 14 d 发生，临床症状主要表现为发热、皮疹、淋巴结肿大、关节肿痛和蛋白尿等，病程较短，可自行消退。其机制是注入异种蛋白抗原过量，机体产生的抗体与大量未清除的抗原结合，形成中等大小相对分子质量的 IC，沉积在全身各处组织，引起相应临床症状。此外，临床注射抗 TNF-α 单抗及青霉素、磺胺、右旋糖酐等药物也可引起血清病样反应。

　　2. 免疫复合物型肾小球肾炎　一般发生于 A 族溶血性链球菌感染后 2 ~ 3 周。其机制是机体产生的抗链球菌抗体与链球菌可溶性抗原结合形成循环免疫复合物，沉积于肾小球基底膜，引起免疫复合物型肾小球肾炎。另外，此类疾病也可发生于葡萄球菌、肺炎双球菌、乙型肝炎病毒或疟原虫等感染后。

　　3. 系统性红斑狼疮　发病原因复杂，常反复发作。可能机制之一是患者体内产生的抗核抗体等多种自身抗体与自身抗原结合形成 IC，沉积在关节和肾小球等全身多处血管基底膜，导致皮肤红斑、脉管炎、关节炎和肾小球肾炎等全身多组织器官病变。

第四节　Ⅳ型超敏反应

　　Ⅳ型超敏反应（hypersensitivity type Ⅳ）是指抗原刺激机体产生的效应 T 细胞介导的以单个核

细胞浸润为主要特征的炎症反应和组织损伤。Ⅳ型超敏反应的主要特点为：①发生迟缓，一般在接触抗原后 24～72 h 出现，因此又称迟发型超敏反应（delayed type hypersensitivity，DTH）。②由 T 细胞介导，不需要抗体和补体的参与，属细胞免疫应答的一种类型。③引起以单个核细胞浸润为主要特征的炎症反应和组织损伤。

一、Ⅳ型超敏反应的发生机制

（一）诱导Ⅳ型超敏反应的抗原

引起Ⅳ型超敏反应的抗原主要有胞内寄生菌（如结核分枝杆菌等）、病毒、真菌、寄生虫、细胞抗原（如肿瘤抗原和移植抗原）及药物等半抗原与组织蛋白质结合后形成的完全抗原等。抗原刺激机体 T 细胞活化、增殖和分化产生针对抗原的特异性效应 T 细胞。效应 T 细胞主要包括 Th1 细胞、Th17 细胞和 CTL 亚群。

（二）Th 细胞介导的炎症反应和组织损伤

抗原激活的效应 Th1 细胞可释放 IL-3、IFN-γ、TNF-α、TNF-β（LT-α）、GM-CSF 和 MCP-1 等多种细胞因子。其中，IL-3 和 GM-CSF 可促进单核巨噬细胞的生成；TNF-α 和 TNF-β 可促进血管内皮细胞

黏附分子的表达；MCP-1 可趋化巨噬细胞和淋巴细胞向抗原部位聚集，引起组织损伤；IFN-γ 和 TNF-α 可使巨噬细胞活化，进一步释放 IL-1 和 IL-6 等炎性细胞因子，加重炎症反应。Th1 细胞也可通过 FasL 介导杀伤表达 Fas 的靶细胞。此外，抗原也可激活机体 Th17 细胞，活化的效应 Th17 细胞可通过释放 IL-17 趋化单核细胞和中性粒细胞向抗原部位聚集，引起组织损伤。

（三）CTL 介导的细胞毒作用

活化的 CTL 可通过穿孔素/颗粒酶途径或死亡受体途径（FasL/Fas 途径等）诱导靶细胞凋亡，从而介导细胞毒作用。Ⅳ型超敏反应发生机制如图 18-4 所示。

二、临床常见的Ⅳ型超敏反应性疾病

（一）接触性皮炎

接触性皮炎是指某些个体接触染料、油漆、化妆品、药物或某些化学物质后，引起接触部位出现的红肿、皮疹和水疱等皮肤炎症反应，严重者可出现皮肤剥脱。其机制是接触物小分子半抗原与皮肤角蛋白、胶原蛋白等成分结合成为完全抗原，刺激机体 T 细胞活化、增殖并分化为效应 T 细胞和记忆

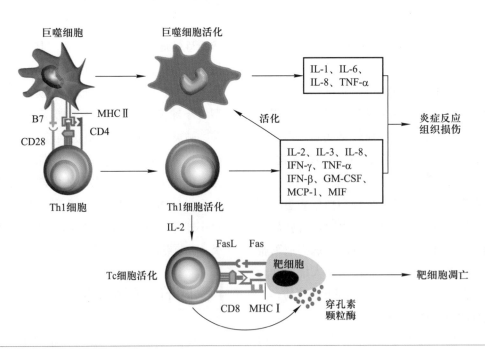

图 18-4　Ⅳ型超敏反应发生机制示意图

T 细胞。当机体再次接触相应抗原后，记忆 T 细胞可快速活化并释放大量细胞因子，介导炎症反应和组织损伤。

（二）传染性迟发型超敏反应

传染性迟发型超敏反应是指机体通过产生细胞免疫应答对胞内感染的病原体（如胞内寄生菌、病毒、真菌和某些寄生虫等）进行清除或阻止病原体扩散的同时，产生了迟发型超敏反应而导致的组织炎症反应损伤。结核病是一种典型的传染性迟发型超敏反应性疾病。胞内感染结核分枝杆菌的巨噬细胞，在 Th1 细胞产生的 IFN-γ 作用下活化并杀伤结核分枝杆菌。如果结核分枝杆菌抵抗巨噬细胞的杀伤效应，则发展为慢性感染，在迟发型超敏反应的作用下形成肉芽肿、干酪样坏死等。因此临床上常借助结核菌素试验以判定机体是否对结核分枝杆菌有免疫力。结核菌素试验是将结核分枝杆菌细胞壁的纯蛋白衍生物（PPD）注入受试者皮内，72 h 后观察注射局部皮肤硬结的大小，从而判定该个体是患有结核病还是接种卡介苗（BCG）的免疫效果。

（三）其他

迟发型超敏反应还可参与类风湿关节炎、银屑病、炎性肠病、多发性硬化和移植物排斥反应等疾病的发生和发展。

（王军阳）

数字课程学习

📹 教学 PPT　　　✏️ 自测题　　　📕 本章小结　　　💬 复习思考题

提要：

- 自身免疫不一定导致自身免疫病。
- 自身免疫病主要源于环境和遗传因素的叠加。
- 自身免疫病的病理损伤由自身抗体和/或自身反应 T 细胞介导。
- 自身免疫病的治疗策略主要包括免疫抑制和免疫耐受重建。

机体免疫系统具有区分"自己"和"非己"的能力，正常情况下免疫系统只对非己抗原产生免疫应答，而对自身抗原则表现为无应答或弱应答，即维持对自身组分的免疫耐受（immune tolerance）状态。但在某些情况下，自身耐受机制遭到破坏，则可导致自身免疫病。

第一节　概述

一、自身免疫与自身免疫病

（一）自身免疫

自身免疫（autoimmunity）是指机体免疫系统针对自身抗原发生免疫应答，产生自身抗体和/或自身反应性 T 细胞的现象。实际上，每个健康人都存在

低水平的自身抗体和自身反应性 T 细胞，它们不会损伤正常组织，但可清除受损、衰老或死亡的自身组分，此为生理性自身免疫，在维持机体免疫内环境稳定中发挥重要作用。比如，健康人血清可以测得抗肌动蛋白、肌凝蛋白、角蛋白、DNA、IgG、细胞因子、激素等多种低水平天然自身抗体，这些抗体有助于清除受损组织及其分解产物。又如，不同淋巴细胞克隆间的相互识别，在体内可构成独特型免疫网络，亦属于自身免疫现象，它在通常情况下起生理性免疫调节作用，使机体对外来抗原的应答有一定的自限性。

（二）自身免疫病

若自身免疫耐受机制遭破坏，自身免疫应答的质/量发生异常，则自身抗体和自身反应性淋巴细胞可持续攻击并破坏自身组织细胞，机体出现病理改变和相应临床表现，此即自身免疫病（autoimmune disease，AID）。定义一种疾病为 AID 至少满足以下条件：患者体内存在高水平的自身抗体和/或自身反应性 T 细胞，存在特定自身抗原，可复制出具有相似自身免疫病的动物模型，通过被动转移实验可证实自身抗体或自身反应性 T 细胞的致病能力。

二、自身免疫病的分类及特点

（一）自身免疫病的分类

临床上 AID 的发生率、严重程度、组织分布

和导致组织损伤的效应机制各不相同。AID 按照累及组织器官的分布分为器官特异性 AID 和系统性 AID。器官特异性 AID 的病变一般局限在某一特定器官，由针对特定靶器官特异性抗原的自身免疫反应引起，如 1 型糖尿病（type1 diabetes，T1D）、桥本甲状腺炎（hashimoto thyroiditis，HT）等。系统性 AID 的病变累及多种器官和组织，往往由针对普遍存在的自身抗原的自身免疫反应引起，如类风湿关节炎（rheumatoid arthritis，RA）及系统性红斑狼疮（systemic lupus erythematosus，SLE）等。但有些 AID 以某个器官病变为主，也累及其他多个器官，如多发性硬化（multiple sclerosis，MS）、重症肌无力（myasthenia gravis，MG）等。

（二）自身免疫病的特点

AID 表现形式复杂多样，具有明显遗传倾向性；女性发病率高于男性，发病率随年龄增加而提高；疾病呈反复发作和慢性迁延；发病存在明显诱因，如感染、外伤、药物、压力等；非特异性免疫抑制或抗炎治疗有一定疗效。

第二节　自身免疫病的病因及发病机制

一、自身免疫病的病因

AID 发病因素包括环境和遗传两大因素（图 19-1）。

（一）环境因素

感染、受伤、手术、化学 / 物理刺激、压力及其他应激刺激等诱因可使得环境中自身抗原性质和量发生改变，以及 APC 提呈的自身抗原水平及共刺激信号超过了这些潜在自身反应性淋巴细胞的激活阈值，便可诱发 AID。

1. 炎症反应　炎症是"打破"外周耐受的重要诱因。在病原体感染、组织损伤、应激等产生的局部炎症环境中，来源于病原体的 PAMP 及宿主细胞释放的 DAMP 等"危险信号"可与局部 iDC 表达的 PRR 结合，刺激这些 iDC 细胞分化为 mDC，上调共刺激分子并迁移到局部淋巴结，mDC 将带有病原体抗原和自身抗原的 pMHC 提呈给初始 T 细胞，包括

自身反应性 T 细胞，使其活化。此外，mDC 细胞分泌的大量促炎症细胞因子可使自身反应性 T 细胞逃离 Treg 细胞的控制而进一步活化。除 APC 外，正常细胞几乎不表达 MHC II 类分子，但在炎症刺激下，某些非专职性 APC 的组织细胞可上调表达 MHC II 类分子及共刺激分子，可将足够水平的自身抗原肽 –MHC 分子复合物提呈给自身反应性 T 细胞并使之活化诱发 AID。

2. 自身抗原的改变　尽管由于中枢耐受机制，机体针对绝大多数自身抗原的自身反应 T/B 细胞几乎被清除了，但某些环境因素可能使隐蔽抗原释放、自身抗原发生修饰或改变，可被机体免疫系统视为"非己"成分以产生免疫应答。此外，引发感染的微生物抗原成分也可通过分子模拟参与 AID 的触发。

（1）隐蔽抗原释放　机体存在一些特殊的免疫豁免部位（如脑、眼前房及睾丸等），由于解剖屏障隔绝，这些部位的组织细胞成分未与免疫细胞接触，这些部位的组织抗原称为隐蔽抗原。在手术、外伤或感染时，免疫豁免部位的隐蔽抗原（如甲状腺球蛋白、眼晶状体和葡萄膜、脑脊髓、精子等）可释放入血或淋巴液，若恰好有 iDC 摄取了这些隐蔽抗原并成熟为 mDC，则可激活相应初始 T 细胞，从而触发 AID。例如：一眼穿通伤或内眼术后可出现双侧肉芽肿性葡萄膜炎，受伤眼称为诱发眼，未受伤眼称为交感眼，故称为交感性眼炎（sympathetic ophthalmia，SO），其发病原因是眼内隐蔽抗原暴露并激活了自身免疫反应。

（2）自身抗原性质发生改变　理化及生物因素可改变自身抗原的性质，如发生构象改变、异常的翻译后修饰，或自身抗原与组织或细胞蛋白载体结合而改变其结构，被机体免疫系统视为"非己"成分，对其产生应答。比如某些药物可以与红细胞表面的自身成分结合形成新的抗原，从而刺激机体产生特异性 IgG，这类抗体可导致自身免疫性溶血。又如，研究发现瓜氨酸化蛋白在 RA 患者滑膜组织高表达，自身蛋白被瓜氨酸化修饰后可产生具有免疫原性的新表位，可刺激产生抗瓜氨酸化蛋白的自身抗体和自身反应性 T 细胞，进而参与 RA 的发病过程。

（3）分子模拟　当病原体某些抗原成分与机体自身抗原成分具有相同或相似的表位时，便会产生

分子模拟（molecular mimicry）效应，即当机体感染相应病原体后，所产生的相应抗体或自身反应T细胞可与相应的自身抗原成分产生交叉反应，进而引发自身组织损伤，导致AID。比如：A型溶血性链球菌细胞壁抗原与人肾小球基底膜、心肌间质和心瓣膜组织抗原有相似表位，该细菌感染刺激产生的特异性抗体可与肾和心脏部位的相似表位发生交叉反应，引发急性肾小球肾炎和风湿性心脏病。

（4）表位扩展 根据抗原表位其刺激免疫应答强弱，可分为优势表位和隐蔽表位。表位扩展（epitope spreading）是指免疫系统首先针对具有优势表位的抗原发生免疫应答，随着应答的持续，可相继针对更多含隐蔽表位的抗原发生免疫应答。组织损伤过程中，机体免疫系统不断扩大所识别的自身抗原范围，导致AID迁延不愈。如SLE患者体内可先发生针对组蛋白H1的免疫应答，继而出现对DNA的免疫应答。

（二）遗传因素

AID常有明显的遗传倾向性。如果同卵双胞胎中一个人患有某种AID，另一个人发病概率可达12%~60%，而异卵双胞胎间患同样疾病的机会仅为5%，提示遗传因素在一定程度上决定了AID易感性。

对健康个体而言，即便因感染、损伤等因素激活自身反应性淋巴细胞，自身完善的耐受和调节机制可使这些自身反应性淋巴细胞很快被抑制，以维持自身稳态。但携带AID易感基因的个体往往存在自身免疫耐受和调节机制的异常，一旦诱因存在则可触发疾病。

1. MHC基因 与AID易感性关联最为密切。例如：HLA-DR3和HLA-DR4等位基因与T1D、HLA-B27与强直性脊柱炎（ankylosing spondylitis，AS）、HLA-DR3与MG和SLE、HLA-DR5与HT的易感性关联密切。

MHC基因与AID易感性是由MHC分子的不同等位基因变体向自身反应性T细胞提呈自身抗原肽的能力差异来决定的。可能的解释为：其一，某些HLA分子与自身抗原肽的亲和力不够强，导致胸腺发育过程中自身反应性T细胞逃避阴性选择，若这些自身反应性T细胞在外周一旦异常活化，就可能引起AID；其二，某些特定HLA分子能与类似自身抗原的病原体抗原肽更有效地结合，以分子模拟的机制引发AID。

2. 与单基因突变相关的自身免疫病 某些关键基因的单一突变就能导致严重的AID发生。目前已经发现一些罕见的人类单基因突变相关的自身免疫病（表19-1），这些等位基因通常是隐性或X连锁的。例如，自身免疫调节因子（AIRE）调控许多外周组织抗原（如胰岛素、甲状腺球蛋白等）在胸腺髓质上皮细胞及DC中异位表达，介导自身反应性T细胞的阴性选择。AIRE基因突变导致了一种罕见的自身免疫性多内分泌疾病——念珠菌病——外胚层营养不良（APECED），又称为自身免疫性多内分泌腺综合征1型（APS-1），患者存在多种自身免疫性内分泌器官病变并发真菌感染。转录因子Foxp3对Treg细胞的发育和功能至关重要，Foxp3

表19-1 由单基因突变引起的自身免疫病

基因	AID 名称	自身免疫机制
AIRE	APECED（APS-1）	T细胞阴性选择缺陷
Foxp3	IPEX 综合征	CD4$^+$Foxp3$^+$Treg 细胞发育缺陷
FAS	ALPS	自身反应性 T/B 细胞活化后凋亡途径障碍
CTLA-4	多种 AID 相关	自身反应性 T 细胞活化负调节障碍，活化阈值降低
C1q	SLE	免疫复合物、凋亡细胞的清除障碍
ATG16L1	IBD	吞噬细胞对肠道细菌的吞噬清除功能障碍
IL-10RA	IBD	IL-10 介导的抗炎作用缺陷
IL-10RB		
INS	T1D	胰岛素在胸腺的异位表达减弱，针对胰岛素的自身反应性 T 细胞逃避阴性选择

基因突变引起 IPEX 综合征（immune dysregulation, polyendocrinopathy, enteropathy, X linked syndrome），表现为严重的过敏性炎症、自身免疫性多内分泌疾病、分泌性腹泻、溶血性贫血和血小板减少症。FAS 基因突变可导致自身反应性 T 细胞克隆清除障碍，引发自身免疫性淋巴细胞增殖综合征（ALPS），患儿出现淋巴细胞大量增殖，淋巴结肿大和脾大，并有自身免疫性溶血性贫血和中性粒减少等症状。CTLA-4 基因突变也会引发 AID。

3. 其他基因　除 HLA 外，参与 T、B 细胞激活及调控、炎症因子及受体信号、固有免疫识别及活化、补体活化及功能、抗体清除、自身抗原表达等的多态性等位基因也与 AID 存在关联。

二、自身免疫病的发病机制

AID 的病理损伤由自身抗体和 / 或自身反应 T 细胞介导（表 19-2），致病机制与 Ⅱ 型、Ⅲ 型、Ⅳ 型超敏反应类似。

（一）自身抗体介导的自身免疫病

1. 自身抗体直接介导细胞破坏　针对自身抗原细胞膜成分的自身抗体结合细胞后：①激活补体系统，溶解细胞；②补体片段募集中性粒细胞到达局部释放酶和炎症介质引起细胞损伤；③补体片段通过调理吞噬从而促进吞噬细胞损伤自身细胞；④ NK 细胞通过 ADCC 效应杀伤自身细胞。自身免疫性溶血、自身免疫性血小板减少性紫癜的致病机制属于这类型。

2. 自身抗体介导细胞功能异常　抗细胞表面受体的自身抗体通过模拟配体的作用，或竞争性阻断配体的效应导致细胞功能障碍，如甲状腺功能亢进症及 MG 的致病机制。

3. 自身抗体与自身抗原形成免疫复合物介导组织损伤　自身抗体与自身抗原形成的免疫复合物沉积于局部或全身多处毛细血管基底膜后，激活补体，并在中性粒细胞、血小板、嗜碱性粒细胞等效应细胞参与下，导致 AID，如 RA 及 SLE 等具有典型的此类病理损伤机制。

表 19-2　临床常见的自身免疫病

类型	AID 名称	典型症状	受累组织	自身抗原	致病机制
器官特异性	桥本甲状腺炎（HT）	甲状腺功能减退，乏力，怕冷	甲状腺	甲状腺素、甲状腺球蛋白、甲状腺过氧化酶	自身抗体介导甲状腺滤泡细胞破坏
	弥漫性甲状腺肿（GD）	甲状腺肿大，甲状腺功能亢进，心慌，怕热，多汗，食欲亢进，情绪激动，突眼	甲状腺	TSHR	自身抗体模拟 TSH 刺激效应
	重症肌无力（MG）	部分或全身骨骼肌无力和易疲劳，活动后症状加重	肌肉	乙酰胆碱受体	自身抗体阻断乙酰胆碱效应
	多发性硬化（MS）	肢体无力，视力障碍，感觉异常，共济失调，精神异常	神经组织	髓鞘碱性蛋白质，少突胶质细胞蛋白	自身反应性 T 细胞（Th1/17, CTL）攻击中枢神经系统白质髓鞘
	1 型糖尿病（T1D）	高血糖，多饮，多尿，多食和体重下降，酮症酸中毒	胰岛 B 细胞	胰岛素，胰岛素原，谷氨酸脱羧酶，蛋白酪氨酸磷酸酶与锌转运体 8	自身反应性 CTL 持续破坏胰岛 B 细胞
系统性	类风湿关节炎（RA）	关节肿胀，疼痛，功能障碍，畸形	关节，肌腱，韧带，骨	Ⅱ 型胶原蛋白，变性 IgG，软骨糖蛋白 39，瓜氨酸化纤维蛋白原	免疫复合物、自身反应性 T 细胞（Th1/17, CTL）导致关节软骨炎症损伤
	系统性红斑狼疮（SLE）	脸部蝶形红斑，关节痛，心包积液，肾损害	皮肤，关节，肾，肺，心，脑	dsDNA，小核蛋白，变性 IgG，补体等	免疫复合物沉积于局部靶组织而引起炎症损伤
	强直性脊柱炎（AS）	腰背或腰骶疼痛，晨僵，脊柱畸形	肌腱，骨，韧带，关节	软骨蛋白聚糖，Ⅱ 型胶原蛋白	自身反应性 T 细胞（Th1/17，尤其是 CTL）破坏关节软骨组织

（二）自身反应性 T 细胞介导的自身免疫病

参与此型组织损伤的效应细胞主要为 CD4⁺Th1 细胞、Th17 细胞和 CD8⁺CTL，病理损伤机制为：活化的 Th1 细胞释放多种细胞因子引起淋巴细胞、单核巨噬细胞浸润为主的炎症反应，活化的自身反应性 CTL 对局部自身细胞有直接杀伤作用。T1D 中的胰岛 B 细胞破坏、MS 中的神经脱髓鞘的机制均属于此类型。

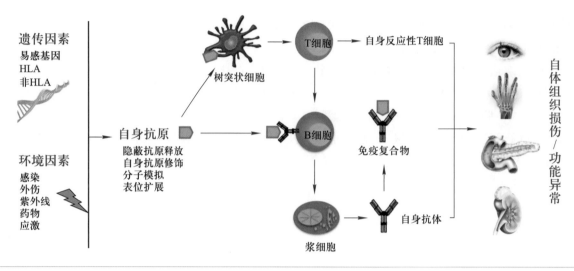

图 19-1　自身免疫病的病因及发病机制

第三节　自身免疫病的防治

目前，AID 防治的常规策略包括避免或消除 AID 诱发因素与使用非特异性抗炎或免疫抑制剂削弱机体致病性免疫反应。但长期使用免疫抑制剂会严重削弱机体抗感染及抗肿瘤等正常免疫功能。因此，重建机体对特定自身抗原的免疫耐受是治疗 AID 的终极目标。

一、避免或消除 AID 的诱发因素

避免受伤、感染、手术等；避免使用诱发自身免疫病的药物；采用疫苗防治病原微生物感染或用药物及时消除感染，特别是病毒持续性感染，可降低某些 AID 的发生率。

二、采取非特异性抗炎及免疫抑制

（一）抗炎药物及免疫抑制剂

用糖皮质激素、环磷酰胺、环孢素、他克莫司、雷帕霉素等免疫抑制剂可特异性抑制炎症反应，抑制淋巴细胞增殖和分化等，减轻 AID 的症状。但要慎用，以减少药物的毒副作用。

（二）清除自身反应性淋巴细胞

用抗 CD3 和 CD4 的单克隆抗体抑制自身反应性 T 细胞活化或清除自身反应性 T 细胞克隆，从而控制 AID。用抗 CD20 和 CD22 的单克隆抗体清除 B 细胞，治疗 SLE、RA 等。

（三）阻断免疫细胞活化、迁移

应用抗共刺激分子（如 CD28、CD40 等）单克隆抗体阻断共刺激信号，阻断免疫细胞活化；应用抗整合素及配体等黏附分子的单克隆抗体可阻止效应细胞向炎症部位迁移，降低免疫反应。

（四）细胞因子阻断及补充疗法

多种促炎细胞因子如 TNF-α、IL-1、IL-6 等与 AID 的发生与发展密切相关，采用某些针对这些细胞因子或细胞因子受体的单克隆抗体阻断相应细胞因子的作用，可针对性地抑制自身免疫应答，且副作用小于常规抗炎药和非特异性免疫抑制剂。如用抗 TNF-α 抗体可有效改善 RA 患者的症状，减轻炎症反应。

补充外源性抗炎细胞因子如 IL-10 和 TGF-β 可阻断 DC 的成熟和迁移，并抑制 APC 表达促炎细胞因子，对一些 AID 患者有效。

（五）回输免疫抑制性细胞

由于 Treg 细胞在维持外周耐受中发挥关键作用，许多临床试验正在测试 Treg 细胞过继回输疗法对 1 型糖尿病、寻常天疱疮、系统性红斑狼疮、炎性肠病、自身免疫性肝炎等适应证的安全性和有效性。

间充质干细胞（mesenchymal stem cell，MSC）是一类具有高度自我更新能力和多向分化潜能的细胞，有强大的组织修复和免疫调节能力，已用于难治性和重症 AID 的治疗。MSC 的免疫调节作用主要通过抑制 T 细胞、B 细胞、NK 细胞和 DC 的增殖与活化来实现。

未成熟 DC（iDC）阶段接受特定抑制信号的诱导后，即便在接受成熟刺激后，其 MHC 分子、共刺激分子和细胞因子表达处于中间态或部分偏向成熟或未成熟 DC，并表现为强耐受诱导能力。这种具有耐受诱导能力的半成熟 DC（semi-mature DC）和 iDC 统称为耐受性树突状细胞（tolerogenic dendritic cell，tDC）。由于 tDC 可以有效诱导 T 细胞无反应性、凋亡或 Treg 细胞产生，tDC 过继回输被认为是一种极具潜力的 AID 疗法。目前制备 tDC 常用的方法是体外诱导 DC 的过程中添加 TGF-β 和 / 或 IL-10 抑制性细胞因子或免疫调节剂等。

三、抗原特异性防治策略

抗原特异性疗法是指采用恰当方法，主动给予机体自身抗原，诱导机体产生针对该自身抗原的免疫耐受，而不影响机体针对其他外来抗原或肿瘤抗原的免疫应答。其主要作用机制是：利用自身抗原或肽诱导自身反应性 T 细胞无反应性、克隆清除或免疫类型偏移。该策略在过敏性疾病、器官移植的临床防治应用方面已经取得一定的效果。目前，对 AID 的抗原特异性治疗研究大多在动物模型上取得了较好的效果，但在临床研究中尚无令人满意的结果。对于人类 AID 而言，情况复杂得多，某些 AID 存在大量不同的自身抗原，使得基于单一自身抗原的耐受策略难以对其他自身抗原的免疫反应起到制约效果，而基于多种关键自身抗原的耐受策略联合非特异性免疫抑制是未来发展趋势。临床上同一 AID 患者往往具有不同的自身抗原谱及不同 HLA 背景，因此有必要发展个性化抗原特异性治疗策略。此外，对于某些可以预测的 AID（如 T1D）而言，抗原特异性耐受策略最好能应用在未发病的 AID 易感个体中，以预防或延缓 AID 的发生。

 拓展阅读 19-1　多发性硬化（MS）

（王　莉）

数字课程学习

📹 教学 PPT　　✏️ 自测题　　🖼️ 本章小结　　💬 复习思考题

第二十章
抗感染免疫

提要：
- 抗病毒免疫的特征和病毒的免疫逃逸机制。
- 抗细菌免疫的特征和细菌的免疫逃逸机制。
- 抗寄生虫免疫的特征和寄生虫的免疫逃避机制。

机体抵御和清除病原体的免疫防御功能称为抗感染免疫，是基于固有免疫和适应性免疫的协同作用。根据病原体种类的不同，分为病毒感染、细菌感染和寄生虫感染等。固有免疫系统包括组织屏障结构、吞噬细胞和体液等，在感染早期发挥抗感染提供防御作用。适应性免疫包括细胞免疫和体液免疫，通常在感染后期与固有免疫协同作用共同发挥抗感染免疫作用。机体免疫系统针对不同种类病原体既有相同或相似的抗感染免疫机制，又有相对特有的免疫作用方式。机体的免疫应答在清除病原体的同时，也会造成机体免疫损伤。同时，病原体也通过各种免疫逃逸机制逃避机体免疫应答，避免被机体清除。病原体的毒力、感染范围与机体免疫力之间的相互作用，决定了感染的结局。

第一节　抗病毒免疫

病毒是专性细胞内寄生微生物，一旦越过了初始屏障（如皮肤、胃酸等），就会进入宿主细胞并进行复制、成熟、释放进而感染其他正常细胞。在微生物感染性疾病中，由病毒引起的约占 75%。机体免疫系统抵御病毒感染主要包括固有免疫和适应性免疫。

一、抗病毒固有免疫

固有免疫又称先天免疫，是宿主针对病毒感染的第一道防线，具有控制病毒感染，防止临床症状出现的作用。免疫屏障发挥重要的屏障作用，干扰素、NK 细胞和巨噬细胞是固有免疫中的重要效应因子和效应细胞。

（一）免疫屏障

除了皮肤和黏膜之外，血脑屏障和血胎屏障在阻止病毒扩散中起到了一定的屏障作用。血脑屏障能阻挡病毒经血流进入中枢神经系统，主要由软脑膜、脉络丛、脑血管及星状胶质细胞组成。婴幼儿因血脑屏障未发育完全，故易患脑膜炎或乙型脑炎等传染病。胎盘屏障可保护胎儿免受母体所感染病毒的侵害，但其屏障保护作用与妊娠时期有关，妊娠 3 个月以内，胎盘屏障尚未发育完善，在此期间，孕妇若感染风疹病毒（rubella virus，RV）或巨细胞病毒（cytomegalovirus，CMV），易通过胎盘感染胎儿，引起先天性畸形或流产。

（二）干扰素

干扰素（IFN）是病毒或特定诱导剂刺激细胞所

产生的相对分子质量小、生物活性高的糖蛋白，具有抗病毒和免疫调节等多种生物学功能。干扰素具有广谱抗病毒作用。

干扰素可以分为 Ⅰ、Ⅱ、Ⅲ 三型：Ⅰ型干扰素主要包括 IFN-α 和 IFN-β，由病毒感染细胞、浆细胞样 DC、上皮 / 内皮细胞、成纤维细胞产生。Ⅰ型干扰素具有抑制病毒复制、增强免疫细胞杀伤活性、参与免疫调节等作用，其抗病毒作用强于免疫调节作用。抗病毒机制包括：①效应细胞受干扰素作用后产生抗病毒蛋白（antiviral protein），干扰病毒基因组复制或抑制病毒蛋白合成；②提高感染细胞表面 MHC Ⅰ 类分子表达，有助于向 Tc 细胞提呈抗原，引起 CD8⁺T 细胞的杀伤作用；③增强 NK 细胞对病毒感染的杀伤能力。Ⅱ型干扰素为 IFN-γ，主要由 T 细胞和 NK 细胞产生，其主要生物学活性为免疫调节作用，包括激活巨噬细胞、活化 NK 细胞、促进细胞 MHC 抗原的表达、增强淋巴细胞对靶细胞的杀伤等。Ⅲ型干扰素主要包括 IFN-λ1（IL-29）、IFN-λ2（IL-28a）、IFN-λ3（IL-28b）和 IFN-λ4，其诱导过程及生物学功能与 Ⅰ 型干扰素相似，均可抑制病毒感染。

（三）NK 细胞

NK 细胞对免疫监视和宿主防御病毒感染至关重要。NK 细胞具有一系列"活化"和"抑制"受体，可被感染病毒的细胞激活。活化的 NK 细胞可以通过释放穿孔素、颗粒酶、高表达 FasL、分泌 LT-α 等引起被感染细胞的溶解或凋亡。活化的 NK 细胞还可通过释放 IFN-γ 或 TNF-α 等促炎因子发挥抗病毒效应。NK 细胞还可通过 ADCC 效应杀伤病毒感染的靶细胞。另外，前述三型 IFN 均可增强 NK 细胞活性。

（四）巨噬细胞

巨噬细胞对阻止病毒感染和促进病毒感染的恢复具有重要作用，如果巨噬细胞受损，病毒易入血引起病毒血症。巨噬细胞发挥了早期的抗病毒免疫反应，活化的巨噬细胞不仅可以产生活性氧、活性氮等（如 NO、ROI 和 RNI 等）协助清除病毒，还能消化病毒抗原，并将其提呈至 T 细胞。此外，巨噬细胞还能基于 ADCC 机制杀灭病毒。不过，巨噬细胞也可能成为病毒的储存库，将病毒转移至身体各个部位，导致持续感染，如 HIV。

二、抗病毒适应性免疫

适应性免疫又称特异性免疫或获得性免疫，是人体经后天感染（病愈、无症状感染）或人工预防接种（菌苗、疫苗、类毒素、免疫球蛋白等）而使机体获得的抵抗感染能力。适应性免疫中，T 细胞介导的细胞免疫和 B 细胞介导的体液免疫均可发挥抗病毒作用（图 20-1）。

（一）细胞免疫

细胞免疫指 T 细胞介导的免疫应答，即 T 细胞受到抗原刺激后，活化、增殖、分化为致敏 T 细胞，当相同抗原再次进入机体，致敏 T 细胞可对抗原直接杀伤，且由致敏 T 细胞释放的细胞因子有协同杀伤作用。针对病毒的细胞免疫主要是 CD8⁺ 细胞毒性 T 细胞（CTL）和 CD4⁺ 辅助性细胞（Th1 细胞）。

1. CD8⁺ 效应 CTL　可通过抗原受体识别病毒感染的靶细胞，通过细胞裂解和诱导细胞凋亡等机制直接杀伤靶细胞。CD8⁺CTL 特异性杀伤靶细胞受 MHC Ⅰ 类分子限制，是发挥细胞毒性作用的主要细胞。病毒特异性 CTL 应答是抗病毒免疫的关键。一方面，病毒在被感染细胞内增殖，通过内源性抗原提呈途径将抗原肽 -MHC Ⅰ 提呈到感染细胞表面，成为 CTL 靶点；另一方面，病毒特异性 CTL 在引流淋巴结被激活后到达感染部位，通过颗粒酶、穿孔素介导的细胞毒作用、Fas 介导的细胞凋亡等杀死靶细胞。在多数病毒感染中，CTL 可杀伤靶细胞以清除或释放细胞内病毒，在抗体作用配合下清除病毒，因此是终止病毒感染的重要机制。CTL 还可通过分泌多种细胞因子，如 IFN-γ、TNF 等发挥抗病毒作用。

2. CD4⁺Th1 细胞　活化的 Th1 细胞释放 IFN-γ、TNF 等多种细胞因子，通过激活巨噬细胞和 NK 细胞，诱发炎症反应，促进 CTL 的增殖和分化等，在抗病毒感染中发挥作用。

（二）体液免疫

体液免疫是以浆细胞（效应 B 细胞）产生抗体来达到阻止病毒在机体内传播目的的免疫机制。机体受病毒感染后，体液中可出现相应的特异性抗体抵御病毒，包括中和抗体、红细胞凝集抑制抗体和补体结合抗体。

1. 中和抗体（neutralizing antibody）　能与细胞外

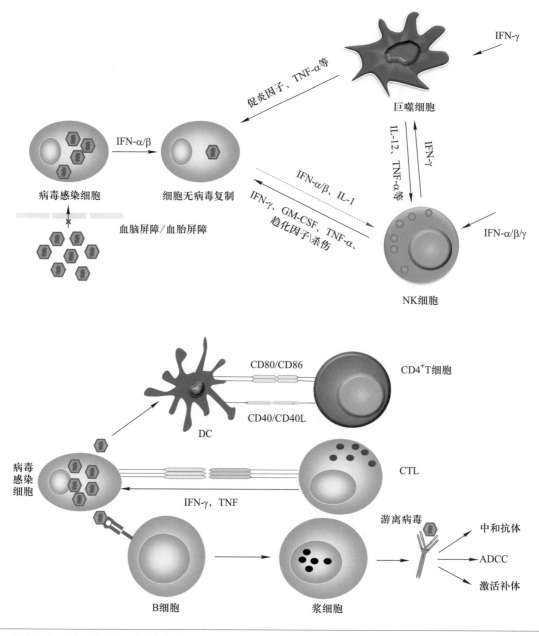

图 20-1   宿主对病毒的免疫防御机制

游离的病毒结合从而消除病毒的感染。其作用机制主要是直接封闭与细胞受体结合的病毒抗原表位，或改变病毒表面构型，阻止病毒吸附、侵入易感细胞。IgG、IgM 和 IgA 均可能作为中和抗体发挥抗病毒作用。

2. 红细胞凝集抑制抗体（hemagglutination-inhibition antibody，HIAb）   表面含有血凝素（HA）的病毒能凝集人或动物红细胞，称为血凝现象。病毒可刺激机体产生红细胞凝集抑制抗体，使原有的血凝反应被抑制。检测该类抗体有助于血清学诊断。常用于登革出血热、流行性感冒、小儿流行性感冒、

腮腺炎等疾病的诊断，也可用于鉴定病毒型与亚型。

3. 补体结合抗体（complement-fixation antibody）此类抗体由病毒内部抗原或病毒表面非中和抗原诱发，不能中和病毒的感染性，但可通过调理作用增强巨噬细胞的吞噬作用。也可协助诊断某些病毒性疾病。补体结合抗体主要为 IgG 和 IgM。

三、病毒的免疫逃逸

病毒可以凭借多种策略逃避机体免疫系统的监

控、识别与攻击，继而促进复制和感染。病毒免疫逃逸机制主要包括如下。

（一）逃逸固有免疫反应

痘病毒、腺病毒和卡波西肉瘤相关疱疹病毒（KSHV）等可阻断或抑制干扰素的分泌，降低宿主细胞抗病毒能力。多种病毒通过上调宿主 RCA、DAF 等蛋白，逃逸补体的杀伤。CMV 和西尼罗河脑炎病毒（WNV）等通过上调 MHC I 类分子及表达其类似物的方式阻断 NK 细胞的活化。麻疹病毒通过上调 FasL 的表达干扰 DC 的抗病毒功能。

（二）逃逸细胞免疫反应

HIV、EBV、VSV 等通过干扰 MHC I 类分子抗原提呈的不同环节，抑制 CD8$^+$T 细胞介导的细胞免疫反应。EBV、CMV 等通过合成细胞因子类似物，干扰正常细胞因子的活性，从而抑制 Th1 细胞活化及其介导的细胞免疫反应。

（三）逃逸体液免疫反应

病毒通过抗原基因变异产生"抗原漂移"从而逃避宿主预存的免疫，如新型冠状病毒突变株对抗体介导的体液免疫敏感度下降。HIV、腺病毒等通过干扰 MHC II 类分子介导的抗原提呈，抑制体液免疫反应。HSV-1 可诱导细胞表达病毒性的 FcγR，阻断 ADCC 和抗体中和作用。

第二节　抗细菌免疫

细菌可分为胞内菌和胞外菌两类。胞内菌是指进入机体后在细胞内进行繁殖的细菌，胞外菌是指寄居在细胞外的细菌。宿主的免疫系统具有识别和清除致病菌的防御机制，但抗胞内菌和胞外菌的免疫机制有所区别。

一、抗胞外菌免疫

体内的胞外菌主要寄生于结缔组织、各种腔道及血液中，在细胞外繁殖，其主要致病特点是：引起炎症致感染部位组织损伤；释放毒素及侵袭性酶等致组织细胞损伤、坏死。机体抗胞外菌免疫主要包括固有免疫和适应性免疫，细胞免疫也可参与抗菌效应，一般不占重要地位（图 20-2）。

（一）抗胞外菌固有免疫

抗胞外菌固有免疫机制主要有皮肤黏膜屏障作用、吞噬作用、活化补体的作用等。

1. 皮肤黏膜屏障作用　皮肤黏膜屏障是机体抵挡病原体入侵的第一道防线，其通过机械屏障作用、皮肤和黏膜细胞分泌杀/抑菌物质、表面寄生的正常菌群形成微生物屏障等机制发挥抗菌作用。

2. 吞噬作用　入侵机体的细菌可刺激局部的上皮细胞、内皮细胞、吞噬细胞等产生趋化因子，继而将血液中的中性粒细胞、单核细胞及邻近组织中的巨噬细胞募集到感染局部并被活化。吞噬细胞通过模式识别受体、补体受体、Fc 受体等识别细菌表面的配体，继而发挥吞噬和杀伤作用。中性粒细胞数量多、吞噬能力强、反应快，是感染早期抗胞外菌的主要细胞。大多数胞外菌常在入侵部位被吞噬清除，但毒力强、数量多的细菌也可进入血液循环或其他器官，此时血液和组织中的吞噬细胞仍继续发挥吞噬、清除效应。

3. 活化补体的作用　活化的补体具有趋化、调理、溶菌等作用，是重要的抗感染固有免疫机制之一。胞外菌的某些组分如 LPS、蛋白聚糖、甘露糖等可通过旁路途径或凝集素途径激活补体，IgG 或 IgM 类抗体产生后可与胞外菌结合通过经典途径激活补体。补体活化过程中可产生活性片段和攻膜复合物（MAC）参与抗胞外菌作用，其中 MAC 可在细菌胞膜上形成孔道，溶解胞外菌；产生的 C3b、C4b 等补体片段可固定在细菌表面，通过与吞噬细胞表面的补体受体结合促进吞噬细胞对细菌的吞噬杀伤，即发挥补体的调理作用；而 C3a、C4a、C5a 等补体片段可介导炎症反应、趋化中性粒细胞等，参与抗菌作用。补体的 3 条激活途径在抗胞外菌感染过程中发挥重要效应，其中旁路途径起效最快，凝集素途径也在感染早期发挥效应，经典途径在适应性免疫应答发生后与抗体协同发挥效应。

（二）抗胞外菌适应性免疫

固有免疫未能及时清除的细菌，可由 APC 细胞将细菌抗原提呈给 CD4$^+$T 细胞，启动适应性免疫。活化的 CD4$^+$T 细胞分泌细胞因子增强吞噬细胞的杀菌作用，并能辅助 B 细胞活化及产生抗体。细胞免疫在抗胞外菌中发挥一定作用，但清除胞外菌的主

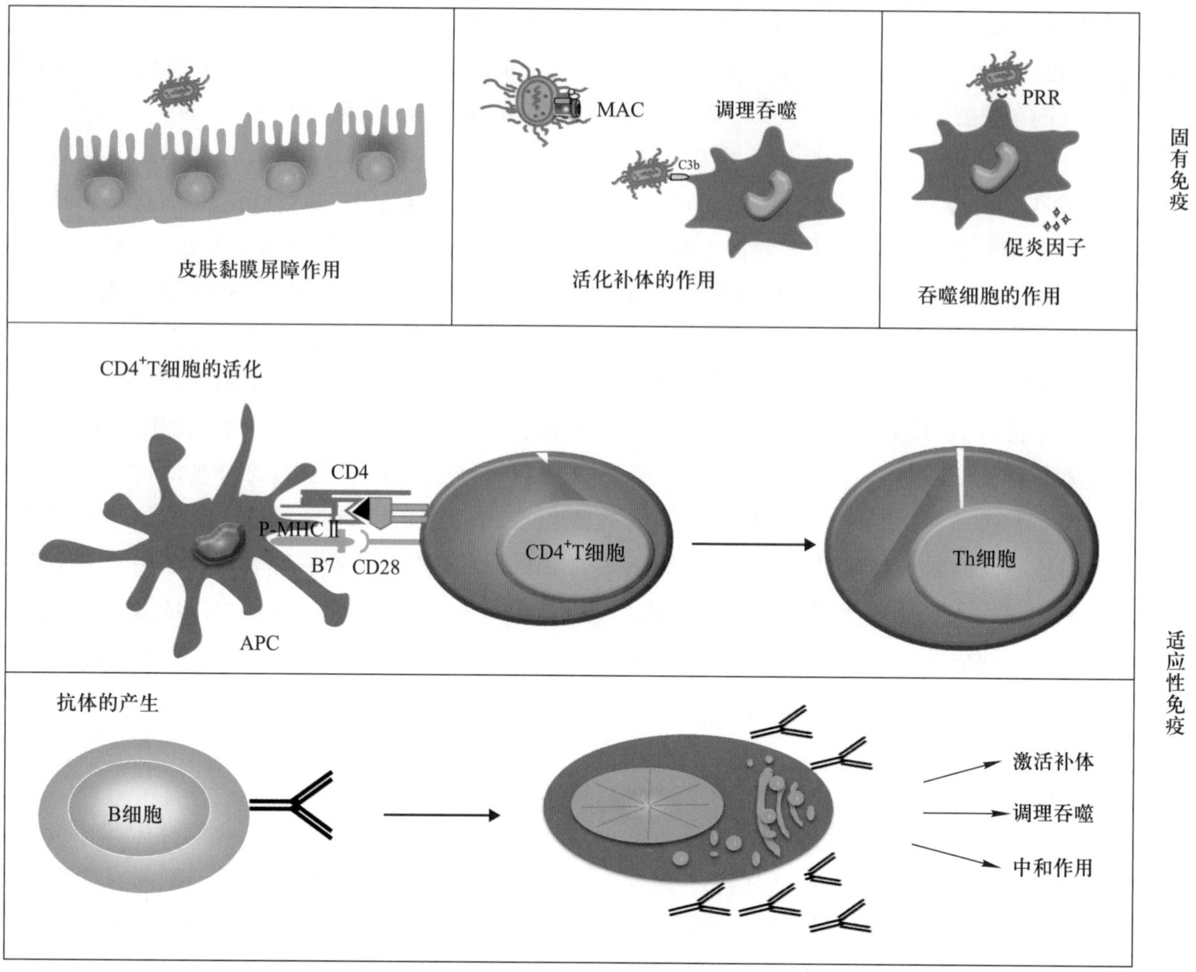

图 20-2　机体抗胞外菌的主要免疫机制

要效应分子是特异性抗体，因此体液免疫是抗胞外菌感染的主要免疫机制。针对胞外菌及其毒素的抗体主要有 IgG、IgM 和 SIgA，它们的作用机制包括如下。

1. 中和细菌，阻止细菌定植　细菌可通过表面结构（如菌毛、磷壁酸等）黏附于细胞表面，在局部定植，进而繁殖、扩散并产生致病物质等引起感染。抗体（如黏膜表面的 SIgA）与相应细菌结合后，可阻止细菌在黏膜上皮细胞表面的黏附和定植，发挥抗感染作用。

2. 中和毒素　抗毒素抗体与细菌外毒素结合，可封闭外毒素的毒性位点或阻止毒素与细胞的结合，发挥中和毒素作用。最终抗毒素抗体与外毒素免疫复合物被吞噬细胞吞噬、清除。

3. 激活补体　IgG 和 IgM 等与细菌结合可通过经

典途径激活补体，聚合 IgA 等可通过旁路途径激活补体，产生的 MAC、补体裂解片段可通过直接或间接作用发挥杀菌效应。

4. 调理吞噬　IgG 等与细菌结合后，其 Fc 片段与吞噬细胞表面的 FcR 结合，促进吞噬细胞吞噬杀伤效应，即发挥抗体的调理作用。

（三）胞外菌的免疫逃逸机制

胞外菌的免疫逃逸机制主要包括如下。

1. 基因变异　某些细菌可通过基因变异，导致表面分子发生改变，逃避体内抗体的特异性清除效应；通过分泌蛋白水解酶，导致抗体失活。

2. 抗吞噬作用　细菌可通过表面的结构阻止吞噬细胞识别和吞噬杀伤，如肺炎链球菌的荚膜能抗吞噬；可通过释放细菌蛋白，促进非吞噬细胞的巨吞饮作用或细胞骨架的重构，继而进入非吞噬细胞中而逃避吞噬细胞的吞噬和杀伤；通过产生抗吞噬能力的蛋白质，如小肠结肠耶尔森菌属可产生磷酸酯酶，可介导细胞蛋白去磷酸化从而阻止吞噬细胞对细菌的吞噬作用。

3. 逃避补体杀伤　细菌可利用自身的组分逃避补体的杀伤作用，如梅毒苍白螺旋体的外膜不利于 C3b 的附着；有些细菌的 LPS 具有突出表面的结构，能阻止在其表面形成补体 MAC；有些细菌带有唾液酸残基，与血清中 H 因子结合继而解离 C3 转化酶，阻止补体活化；有些细菌如淋病奈瑟菌等刺激机体产生的抗体比较单一，以 IgA 为主，不能高效激活补体。

二、抗胞内菌免疫

胞内菌可分为兼性胞内菌和专性胞内菌。兼性胞内菌可在宿主细胞内繁殖，也可在无生命培养基中生长繁殖，如结核分枝杆菌、布鲁氏菌、伤寒沙门菌等。专性胞内菌必须在活细胞内生长繁殖，如立克次体、衣原体等。胞内菌常见的宿主细胞有上皮细胞、内皮细胞、肝细胞、巨噬细胞等。胞内菌通常毒性不强，在宿主细胞内繁殖，但不产生导致细胞损伤的毒素，常与宿主细胞长期共存，发生慢性感染。胞内菌具有抵御吞噬细胞杀伤的机制，且进入宿主细胞后，可避开体液中杀菌物质的攻击，因此抗胞内菌免疫主要以细胞免疫为主，固有免疫也发挥一定作用（图 20-3）。

（一）抗胞内菌固有免疫

1. 吞噬细胞的作用　胞内菌感染的早期，趋化因子和炎性细胞因子等将吞噬细胞吸引到感染的局部，其中中性粒细胞可分泌防御素等破坏尚未侵入细胞的细菌或通过吞噬后发挥杀伤作用，在早期清除细菌。单核巨噬细胞是胞内菌的最主要吞噬细胞，但未活化时杀菌效率极低，反而易导致胞内菌的隐蔽甚至随着巨噬细胞的运动而扩散。活化后的巨噬细胞在吞噬和杀灭胞内菌中发挥重要作用：激活的巨噬细胞产生活性氧中介物（ROI）、活性氮中介物（RNI）的能力增强，尤其是产生大量一氧化氮（NO），杀伤胞内菌的效率更高；激活的巨噬细胞产生细胞因子等炎症因子活化 NK 细胞、Th1 细胞等。

2. NK 细胞的作用　胞内菌可刺激感染细胞表达 NK 细胞激活受体的配体，刺激 DC、巨噬细胞等，或释放 IL-12、IL-15 等激活 NK 细胞。活化的 NK 细胞识别被感染的靶细胞（感染后靶细胞 MHC I 表达下降）并发挥细胞毒作用，还能分泌 IFN-γ 促进巨噬细胞活化、Th1 细胞分化，增强抗胞内菌的效应。

3. γδT 细胞的作用　γδT 细胞识别胞内菌某些组分或 CD1 分子提呈的抗原如分枝杆菌的脂类抗原、小磷酸化分子等而被激活，活化的 γδT 细胞产生颗粒酶样物质杀伤胞内菌感染的靶细胞，还可以释放 IFN-γ 等细胞因子，参与巨噬细胞、NK 细胞等的活化，发挥抗菌效应。

（二）抗胞内菌适应性免疫

1. CD4⁺T 细胞　巨噬细胞等吞噬胞内菌后，可将细菌蛋白通过 MHC II 类分子途径提呈并激活 CD4⁺T 细胞，其中产生的 Th1 细胞在抗胞内菌中发挥重要作用：① Th1 细胞通过高表达 CD40L、释放 IFN-γ 等激活巨噬细胞，增强巨噬细胞对胞内菌的清除作用。② Th1 细胞释放的 IFN-γ 可激活 NK 细胞，通过活化的 NK 细胞杀伤胞内菌寄生的靶细胞。③ Th1 细胞释放 IL-2 等促进 CD8⁺T 细胞活化增殖，增强抗菌效应。抗胞内菌免疫中 Th1 细胞应答优于 Th2 细胞应答，如在麻风杆菌感染时，Th2 细胞应答占优势的患者常患瘤样麻风，其破坏性强；而 Th1 细胞应答占优势的患者常患结核样麻风，其病变较瘤样麻风轻。

2. CD8⁺T 细胞　胞内菌在胞内增殖时，胞质中出现的细菌蛋白可通过 MHC I 类分子途径提呈给 CD8⁺T 细胞，产生特异性 CTL。CTL 识别被感染的细胞后通过释放 TNF、IFN-γ 等杀伤靶细胞，发挥抗菌效应。

3. 抗体　结合细菌后阻止细菌入侵细胞，并通过调理吞噬、激活补体等清除细菌。抗体不能清除胞内的细菌，但可结合尚未侵入细胞时的细菌或从宿主细胞内释放到胞外的细菌，发挥抗菌效应。

（三）肉芽肿的形成

胞内菌可抵抗宿主抗菌免疫，当机体不能完全清除胞内寄生细菌，进入慢性感染状态时，感染部位容易形成肉芽肿。肉芽肿的中间主要为巨噬细胞和 CD4⁺T 细胞，周围主要是 CD8⁺T 细胞。细胞因子 TNF、IFN-γ 等在肉芽肿形成过程发挥重要作用，

固有免疫　　　　　　　　　　　　　　　　　　　　适应性免疫

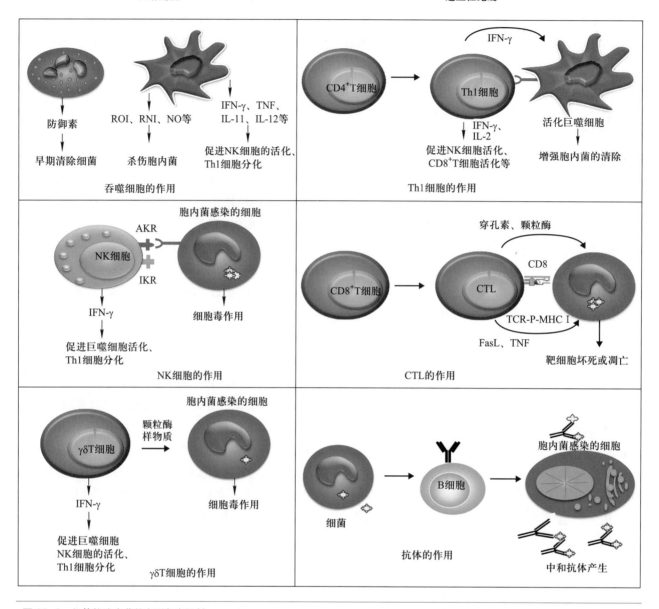

图 20-3　机体抗胞内菌的主要免疫机制

Th1 细胞和 CTL 产生的 IFN-γ 能维持巨噬细胞的活化，TNF 将白细胞趋化到肉芽肿初始的位置。肉芽肿可有如下 3 种结局。

（1）将细菌隔离在被感染的巨噬细胞，阻挡细菌的扩散，起到保护作用。

（2）肉芽肿形成在局部可造成病理损伤，如内层细胞死亡、外层钙化、纤维化等。若肉芽肿中死亡细胞内的细菌被消灭，则感染消除。

（3）肉芽肿破溃后，内部存活的细菌被释放，继续增殖，如机体免疫力低未能募集抵挡新一轮攻击所需要的 T 细胞和巨噬细胞，细菌可以播散产生新的病灶，甚至导致全身性感染。

（四）胞内菌的免疫逃逸机制

1. 逃避吞噬杀伤作用　有些胞内菌可在非吞噬细胞中寄生和增殖，从而逃避吞噬细胞的吞噬杀伤作用，如麻风杆菌可感染外周神经的施万细胞继而逃避吞噬。有些胞内菌虽然被吞噬细胞吞噬，但不能有效被杀伤，如分枝杆菌可以被吞噬细胞吞噬但其产生的硫酸脑苷脂等可干扰吞噬体和溶酶体结合；李斯特菌通过产生李斯特菌溶素 O 破坏吞噬溶酶体，逃避杀伤；还有些胞内菌能产生超氧化物歧化酶和过氧化氢酶，通过降解超氧离子和过氧化氢，逃避吞噬细胞的杀伤作用。

2. 逃避抗体的中和作用 某些胞内菌可通过细胞之间的连接在细胞间扩散，逃避细胞外抗体的中和作用。如李斯特菌可诱导宿主细胞生成伪足并内陷至邻近细胞，细菌可通过伪足进入邻近细胞，这个过程细菌并不出现在细胞外，逃避了抗体的抗菌效应。

3. 阻止淋巴细胞活化 某些胞内菌在 APC 如巨噬细胞、DC 等细胞内寄生时可下调 MHC 分子、CD1分子表达和细胞因子产生，从而减弱抗原提呈能力，阻止 T 细胞活化。

第三节 抗寄生虫免疫

寄生虫包括单细胞原虫和多细胞蠕虫。寄生虫感染会对宿主造成多方面的损害，例如，虫体入侵、移行和定居过程中造成的机械性损伤，生长繁殖时对宿主的营养掠夺，以及分泌物造成的毒性和免疫损伤。宿主通过固有免疫和适应性免疫抵抗寄生虫

感染，而寄生虫也进化出各种免疫逃逸机制避免被宿主杀灭。寄生于细胞内的原虫主要激活巨噬细胞、Th1 细胞免疫应答和 CD8⁺CTL，胞外寄生的原虫主要由体液免疫中 B 细胞产生的 IgG 抗体发挥免疫效应，多细胞无脊椎的蠕虫感染则由 Th2 细胞应答和 IgE 抗体发挥抗感染作用。某些蠕虫感染，因宿主缺少有效的获得性免疫，故很难清除虫体。

一、抗原虫免疫应答

（一）固有免疫应答

对于较小的胞外寄生原虫及从寄生细胞释放出的胞内寄生虫，巨噬细胞和中性粒细胞等吞噬细胞通过识别其表面糖蛋白等病原体相关分子模式，吞噬、消化和杀伤原虫。巨噬细胞吞噬原虫后随即活化并分泌 IL-12 和 IL-18，具有活化 ILC1 细胞和 NK细胞、促进初始 CD4⁺T 细胞向 Th1 细胞分化的作用。ILC1 细胞在感染早期、Th1 细胞应答出现前发挥作用，分泌 IFN-γ 等 Th1 型细胞因子，进一步促进巨噬细胞的活化和吞噬功能（图 20-4）。

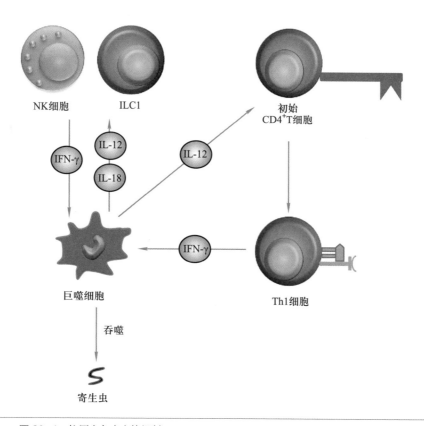

图 20-4 抗原虫免疫应答机制

（二）适应性免疫应答

1. **Th1 细胞应答** 以产生 IL-2 和 IFN-γ 等细胞因子、激活巨噬细胞为特征，主要针对巨噬细胞内寄生的原虫，机制与抗胞外菌相似。Th1 细胞的应答效应包括：①提供巨噬细胞活化的两种信号 IFN-γ 和 CD40L，促进巨噬细胞表达 MHC Ⅱ 类分子、CD40 等，提高抗原提呈能力；②募集更多的吞噬细胞到感染部位，形成正反馈，放大并维持 Th1 细胞应答；③刺激 B 细胞增殖和抗体产生；④促进 CD8⁺T 细胞分化和活化。

2. **CD8⁺CTL** 胞内寄生的原虫，其抗原通过 MHC Ⅰ 类分子抗原提呈途径加工提呈，被 CD8⁺CTL 识别。CD8⁺CTL 通过释放穿孔素和颗粒酶、高表达 FasL 等杀伤感染的靶细胞。CD8⁺CTL 还可分泌 IFN-γ 激活巨噬细胞。

3. **体液免疫** 主要针对胞外寄生的原虫，其机制与抗胞外菌相似。B 细胞产生的特异性抗体（主要是 IgG）有如下作用：①与虫体表面的特异受体结合，发挥中和作用，阻止寄生虫入侵；②与抗原结合，激活补体，溶解寄生虫；③与感染的细胞结合，介导 ADCC 效应，杀死细胞内寄生的原虫；④调理吞噬作用，促进吞噬细胞对原虫的吞噬。

二、抗蠕虫免疫应答

（一）固有免疫应答

固有免疫细胞和上皮细胞能识别蠕虫表面的病原体相关分子模式并活化。嗜酸性粒细胞、肥大细胞激活后分泌大量 IL-4，促进初始 CD4⁺T 细胞向 Th2 细胞分化。上皮细胞分泌 IL-33、IL25 和 TSLP，进而激活驻留在黏膜组织中的 ILC2s，TSLP 还有促进 Th2 细胞分化的作用。ILC2s 早于 Th2 细胞应答的出现，主要产生 IL-4、IL-5、IL-9 和 IL-13 等 Th2 型细胞因子，增强黏膜免疫阻止寄生虫入侵和定植。

（二）适应性免疫应答

1. **Th2 细胞应答** 以分泌 IL-4、IL-5、IL-9 和 IL-13 为特征，主要作用是辅助体液免疫和参与超敏反应。Th2 细胞应答效应包括：①募集并激活嗜酸性粒细胞、肥大细胞，使其脱颗粒释放主要碱性蛋白、组胺，以及合成白三烯等生物活性物质，毒杀

蠕虫；②促进杯状细胞增生、平滑肌过度收缩、黏液产生，促进蠕虫排出；③诱导 B 细胞增殖分化和抗体类别转换。

2. **体液免疫** IgE 是重要的抗蠕虫抗体，介导 Ⅰ 型超敏反应，另外 B 细胞还产生 IgG1 和分泌型 IgA（SIgA）。肥大细胞和嗜酸性粒细胞 Fc 受体与 IgE 结合，再次遇到蠕虫抗原时，引起脱颗粒作用，对细胞产生直接毒性；Fc 受体也可以与 IgG1 结合介导 ADCC 清除感染的蠕虫。SIgA 是肠道黏膜免疫的组成部分，具有中和毒素、调理吞噬细胞吞噬作用、激活补体等功能（图 20-5）。

三、寄生虫免疫逃逸机制

寄生虫能通过各种途径逃避宿主的免疫效应，从而在宿主体内继续生长、发育、繁殖的现象，称为免疫逃逸（immune evasion）。寄生虫免疫逃逸机制主要为生理屏障的隔离、抗原的改变、宿主免疫应答的抑制或调节等。

（一）生理屏障的隔离

大多数人体寄生虫具有相对固定的寄生位置，如细胞、组织和腔道中，寄生虫寄生在这些具有生理屏障的部位时，特殊的生理屏障可使寄生虫与宿主免疫系统隔离，能使寄生虫有效地逃避宿主的免疫效应。例如寄生在红细胞内的疟原虫和寄生在巨噬细胞内的利什曼原虫，可逃避宿主的免疫识别。另外某些寄生虫，如棘球蚴、囊尾蚴、旋毛虫幼虫可在宿主组织中形成包囊，阻断宿主免疫系统与寄生虫接触，从而逃避宿主的免疫攻击。

（二）抗原的改变

1. **抗原变异** 有些寄生虫在宿主体内会发生抗原变异，使宿主体内抗体针对变异前的抗原不起作用，从而逃避宿主的免疫效应。布氏锥虫具有显著的抗原性变异能力，以逃避感染人类引起的抗体反应。锥虫表面覆盖着一种单一类型的糖蛋白，即变异特异性糖蛋白（VSG），它会引发一种有效的保护性抗体反应，迅速清除大多数寄生虫。但布氏锥虫的糖蛋白抗原不断更新变异，宿主体内原来的抗体识别不了新的变异体。

2. **抗原伪装** 有些寄生虫可被宿主的抗原包被

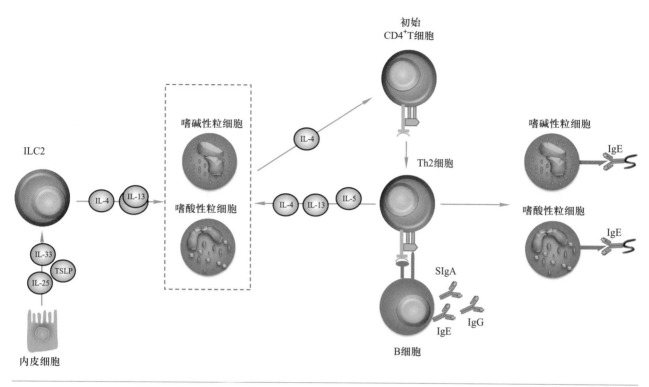

图 20-5 抗蠕虫免疫应答

或于虫体表面结合宿主抗原，从而影响宿主免疫系统对虫体抗原的识别。如血吸虫肺期童虫可结合宿主的抗原分子，从而逃避宿主的免疫攻击。

3. 抗原模拟 某些寄生虫可表达与宿主体内抗原相似的成分，从而妨碍宿主免疫系统的识别。

（三）宿主免疫应答的抑制或调节

1. 释放可溶性抗原 寄生虫在宿主体内寄生的过程中，会释放可溶性抗原，与宿主抗体结合形成抗原抗体复合物，以中断或阻断特异性抗体对虫体的杀伤作用。如曼氏血吸虫感染者血清中存在循环

抗原，可在宿主体内形成可溶性免疫复合物。

2. 干预 T 细胞的免疫应答 原虫和蠕虫均可通过干扰宿主 T 细胞应答来保护寄生虫逃避免疫系统的攻击。如恶性疟原虫可诱导 Th 细胞分泌 IL-10，导致 MHC II 类分子抗原提呈能力下降，抑制 T 细胞的激活，从而保护寄生虫的存活。利什曼原虫主要通过抑制巨噬细胞宿主分泌 IL-12，从而抑制 NK 细胞分泌 IFN-γ，抑制 Th1 细胞的分化和功能。

（梁 浩 唐 深）

数字课程学习

📹 教学 PPT   ✏️ 自测题   🖥️ 本章小结   💬 复习思考题

提要：

● 免疫缺陷病是免疫系统先天发育不全或后天损害所致的疾病，分为原发性免疫缺陷病和获得性免疫缺陷病两大类。

● 各类 IDD 的临床特点是：易发感染，易发恶性肿瘤，常伴发自身免疫病和超敏反应性疾病；有一定遗传倾向。

● 根据累及的基因及其产物在免疫功能中的作用，PID 可分为 10 大类，439 种，涉及 469 个基因遗传缺陷。

● X 连锁无丙种球蛋白血症是最常见的抗体缺陷为主的免疫缺陷病，由 Btk 基因突变导致 B 细胞发育障碍所致。共同 γ 链（γc）、腺苷脱氨酶、嘌呤核苷磷酸化酶及 MHC Ⅱ 类分子缺陷等可引起重度联合免疫缺陷病。

● 获得性免疫缺陷综合征是一种最常见的 TAID，由人类免疫缺陷病毒感染引起。

● HIV 主要侵犯宿主 CD4$^+$T 细胞及表达 CD4$^+$ 分子的单核巨噬细胞、树突状细胞和神经胶质细胞等。

● HIV 损伤 CD4$^+$T 细胞，使 CD4$^+$T 细胞发生进行性数量减少和功能丧失，导致细胞免疫严重缺陷，是 AIDS 发病的中心环节。

免疫缺陷病（immunodeficiency disease，IDD）是因免疫系统先天发育障碍或后天损伤，使免疫细胞发育、分化、增殖、调节和代谢异常，导致功能低下或缺陷的一组临床综合征。根据病因不同可将其分为原发性免疫缺陷病和继发性免疫缺陷病两大类。原发性免疫缺陷病由遗传或先天性免疫系统发育不全引起；继发性免疫缺陷病则是由后天因素（如营养不良、感染、放射线、肿瘤等）导致免疫功能障碍引起。

📖 e 图 21-1　免疫细胞发育异常与免疫缺陷病

IDD 的共同特征如下。①易发感染：对病原体易感性明显增加，反复感染，且病情严重难以控制。反复感染是 IDD 最常见临床表现，也是 IDD 患者死亡的主要原因。IDD 主要累及免疫系统成分不同，易感病原体有所差异。体液免疫、吞噬细胞和补体系统缺陷患者对化脓性细菌易感性增加；细胞免疫缺陷患者对病毒、真菌及胞内寄生菌的易感性增加；T 细胞、B 细胞联合免疫缺陷则对所有病原体的易感性均增加，且常出现机会菌感染引起的特殊并发症。②易发恶性肿瘤：IDD，尤其 T 细胞缺陷患者，恶性肿瘤（尤其是白血病和淋巴系统肿瘤）的发生率明显增加。其发生率比健康人群高 100～300 倍。③常伴发自身免疫病和超敏反应性疾病：14% 的原发性免疫缺陷病患者伴发系统性红斑狼疮、类风湿关节炎和恶性贫血等自身免疫病。④有遗传倾向：多数原发性免疫缺陷病有遗传倾向，约 1/3 为常染色体遗传，1/5 为性染色体隐性遗传。多数原发性免疫缺陷病从婴幼儿时期开始发病，以男性居多。

第一节 原发性免疫缺陷病

原发性免疫缺陷病（primary immunodeficiency disease，PID），又称先天性免疫缺陷病（congenital immunodeficiency disease）发生可以由先天遗传所致，也可由胚胎发育过程基因突变引起。自 1952 年布鲁顿（Colonel Ogden Bruton）首次报道 X 连锁无丙种球蛋白血症（X-linked Agammaglobulinemia，XLA）以来，截至 2021 年，国际免疫学联合会（International Union of Immunological Societies，IUIS）免疫出生缺陷（inborn errors of immunity，IEI）专家委员会公布的最新 PID 种类已多达 439 种，涉及 469 个基因遗传缺陷。IEI 专家委员会根据基因及其产物在免疫功能中的作用，将 PID 分为十大类，包括联合免疫缺陷病、伴典型表现的联合免疫缺陷综合征、抗体缺陷为主的免疫缺陷病、免疫失调性疾病、吞噬细胞数量和功能缺陷性疾病、固有免疫缺陷性疾病、自身炎症反应性疾病、补体缺陷病、单基因骨髓衰竭综合征、拟表型的免疫出生缺陷。

🖱 拓展阅读 21-1 PID 的种类及特征

一、联合免疫缺陷病

联合免疫缺陷病是因 T 细胞和 B 细胞均出现发育异常或缺乏细胞间相互作用，引起体液和细胞免疫功能共同缺陷所致的疾病，占原发性免疫缺陷病的 10%~25%。除了重度联合免疫缺陷病，IUIS 将有相关综合征特征的伴典型表现的联合免疫缺陷综合征单独分为一大类。

（一）重度联合免疫缺陷病

重度联合免疫缺陷病（SCID）是最严重的原发性免疫缺陷病。患者体液和细胞免疫均严重缺陷，若不接受骨髓移植，患者常在 1~2 岁死于难以控制的感染。患者的临床特征表现为：全身淋巴组织发育不良，外周血淋巴细胞减少（<3 000/mL），免疫球蛋白缺乏，反复发生机会性感染，接种某些活疫苗可发生严重的疫苗病原体进行性感染而导致死亡。按 IUIS 最新的分类，引起 SCID 的基因缺陷通常表现为两大表型：T^-B^+ 型 SCID 和 T^-B^- 型 SCID，在此基础上根据 NK 细胞数量进一步分为四大类。引起 SCID 的主要突变基因有 IL-2 受体共有 γ 链、JAK3、IL7Rα、CD45、CD3δ、CD3ε、CD3ζ、LAT、RAG、DCLRE1C、DNA PKcs、AK2、ADA、CD40L、CD40、ICOS、CD8、ZAP-70、ZAP-70、MHC I、MHC II、IKAROS、DOCK8、DOCK2、RHOH、LCK、ITK、BCL10、IL-21、IL-21R、OX40、IKBKB、NIK、RelB 等，各基因缺陷引起的疾病表型不同。

1. **细胞因子受体共同 γ 链缺陷** X 连锁重度联合免疫缺陷病（X-linked SCID，X-SCID）是一类最常见的 SCID，呈 X 性连锁隐性遗传。其发病机制是位于 X 染色体上的共同 γ 链（γc）基因突变，患者表现为 T 细胞和 NK 细胞缺乏或显著减少，B 细胞数量正常，但由于缺乏 T 细胞的辅助效应，抗体产生功能明显下降，从而发生 SCID。X-SCID 归属于细胞和体液免疫缺陷中 T^-B^+SCID。

2. **腺苷脱氨酶（adenosine deaminase，ADA）缺乏** ADA 基因定位于 20 号染色体（20q13-ter），其突变或缺失导致 ADA 缺乏，使腺苷和脱氧腺苷分解障碍，细胞内 dATP 和 dAMP 等大量积聚，影响细胞的 DNA 复制和蛋白质合成。尽管大多数细胞均存在 ADA，但处于发育过程的淋巴细胞降解 dATP 能力比其他细胞差，所以 ADA 缺陷主要影响淋巴细胞成熟障碍，导致 T 细胞和 B 细胞数减少和功能受损。ADA 缺陷引起的 SCID 占 SCID 的 15%~20%，属于细胞和体液免疫缺陷中 T^-B^-SCID。

3. **MHC I 类分子缺陷** 由 TAP1、TAP2、TAPBP 基因突变引起。TAP 缺陷使内源性抗原不能经 TAP 转运至内质网，影响了 MHC I 类分子与抗原肽的结合。而未结合抗原肽的 MHC I 类分子难以表达于细胞表面，致使 CD8$^+$T 细胞介导的细胞免疫应答缺乏。与此同时，胸腺基质细胞表面 MHC I 类分子密度降低，影响胸腺细胞的阳性选择，致使外周血 CD8$^+$T 细胞数量减少和功能障碍。TAP1、TAP2、TAPBP 缺陷导致的 PID 归属于较轻的联合免疫缺陷病。

4. **MHC II 类分子缺陷** 又称裸淋巴细胞综合征（bare lymphocyte syndrome，BLS）。II 类反式激活

因子（class Ⅱ transactivator，CⅡTA）基因缺陷，以及转录因子 RFX5 和 RFXAP 突变，导致 MHC Ⅱ 类分子表达障碍，是已阐明的 MHC Ⅱ 类分子缺陷发病机制。CⅡTA 参与调控 MHC Ⅱ 类基因表达。CⅡTA 分子缺陷使 MHC Ⅱ 类基因的 mRNA 转录障碍；而 RFX5 和 RFXAP 突变，不能合成与 MHC Ⅱ 类分子 5′ 启动子相结合的蛋白质，同样也可导致 MHC Ⅱ 类分子表达障碍。由于 B 细胞、Mϕ 和树突状细胞表面不表达或很少表达 HLA Ⅱ 类分子，无法向 CD4⁺T 细胞提呈有效抗原信号，使 CD4⁺T 细胞的活化受阻，从而影响 CD4⁺T 细胞介导的免疫效应。另外，胸腺基质细胞 MHC Ⅱ 类分子表达缺陷，影响 CD4⁺T 细胞在胸腺内的分化成熟，使外周血中成熟 CD4⁺T 细胞数量显著减少。患者外周血 CD8⁺T 细胞和 B 细胞数量正常，迟发型超敏反应和对 TD 抗原的抗体应答缺陷。CITA、RFXANK、RFX5、RFXAP 缺陷引起的 MHC Ⅱ 类分子缺陷归属于较轻的联合免疫缺陷病。

（二）伴典型表现的联合免疫缺陷综合征

1. X 连锁高 IgM 综合征（X-linked hyper immunoglobulin M syndrome，XHIM） 归属于有较轻表型的联合免疫缺陷病，已经明确，其发病机制是由于 X 染色体长臂上 CD40L 基因突变，造成 T 细胞表面 CD40L 表达障碍，或不能形成 Ig 类别转换所需的刺激信号。患者血清 IgG、IgA、IgE 缺乏或明显降低，IgM 含量代偿性升高。外周血 B 细胞数量正常，但缺乏产生 IgG 和 IgA 的 B 细胞。血清中含大量抗中性粒细胞、血小板和红细胞的自身抗体。CD40L 缺陷同时影响 CD4T 细胞和树突状细胞及巨噬细胞的相互作用，使细胞免疫受损。患者主要临床表现是反复感染，尤其是反复严重呼吸道细菌性感染。

2. 嘌呤核苷磷酸化酶（purine nucleoside phosphorylase，PNP）缺乏 PNP 基因定位于 14 号染色体（14q13-1）。PNP 为腺嘌呤代谢的酶，催化肌苷转换为次黄嘌呤和鸟苷，催化脱氧鸟苷转换为鸟嘌呤。PNP 基因突变或缺失使鸟苷、脱氧鸟苷和 dGTP 等在细胞内堆积，抑制了 DNA 合成所需的核糖核苷酸还原酶活性。这些产物主要影响不成熟淋巴细胞，尤其是不成熟 T 细胞，故细胞免疫功能受损明显。PNP 缺陷导致的 SCID 约占 SCID 的 4%，归属于有相关综合征特征的联合免疫缺陷病中的其他缺陷类型。

二、抗体缺陷为主的免疫缺陷病

该类 PID 是由于 B 细胞先天性发育不全，或 B 细胞对 T 细胞传递的信号反应缺陷，B 细胞分化发育过程的信号分子（如 BTK、PTEN、CD19、CD81、CD20、CD21、TACI、BAFF、TRNT1、NFKB1、NFKB2、ARHGEF1、SH3KBP1、SEC61A1、RAC2 等）缺陷，导致各类免疫球蛋白均缺少或某一类免疫球蛋白选择性缺陷的疾病。该病患者外周血 B 细胞减少或缺失，T 细胞数量正常，临床表现为反复化脓性细菌感染及对某些病毒的易感性增加。包括 4 种类型：①血清 Ig 和 B 细胞显著降低或缺失；②至少两种血清 Ig 严重减少伴 B 细胞数量正常或减少；③血清 IgG 和 IgA 显著降低伴 IgM 正常，或升高伴 B 细胞数量正常；④Ig 同种型缺陷或轻链缺陷伴 B 细胞数量正常。

（一）XLA

XLA 又称布鲁顿无丙种球蛋白血症（Bruton's agammaglobulinemia），现归类于 IEI 分类中抗体缺陷病，是最常见的原发性 B 细胞缺陷病。XLA 为 X 性连锁隐性遗传，见于男性婴幼儿。此病的发病机制是 B 细胞信号转导分子布鲁顿酪氨酸激酶（Bruton's tyrosine kinase，Btk）基因缺陷。在 B 细胞分化的早期，胞质中 Btk 磷酸化后，参与细胞内活化信号转导，促进前 B 细胞进一步分化。Btk 基因缺失，Btk 合成障碍，B 细胞发育停滞于前 B 细胞阶段而不能继续发育，导致 XLA 患者成熟 B 细胞数目减少或缺失。XLA 患者血液循环和淋巴组织中 B 细胞数目减少或缺失，淋巴结无生发中心，血清中各类 Ig 水平明显降低或缺失（IgG < 2.0 g/L），而 T 细胞数量及功能正常。临床上以反复化脓性细菌感染最为常见，约 20% 的患儿还伴有自身免疫病。由于细胞免疫功能正常，对病毒、真菌和胞内寄生菌等有抵抗力。

（二）常见变异型免疫缺陷病

常见变异型免疫缺陷病（common variable immunodeficiency disease，CVID）是一种病因不明、低 Ig 血症常见的 PID，临床表现多样，常发病于学龄期和成年人。可能的机制是由于 T 细胞功能异常，不能提供刺激信号，导致 B 细胞不能合成抗体和发生类别转化。

（三）选择性 IgA 缺陷

选择性免疫球蛋白缺陷是一类选择性缺乏单一类型 Ig 或若干类型 Ig 的疾病。其发病机制与 B 细胞分化缺陷或 Th 细胞功能缺陷有关。选择性 IgA 缺陷是最常见的选择性免疫球蛋白缺陷。选择性 IgA 缺陷发病机制是 CD79A 缺陷，导致 B 细胞分化受阻，表达 IgA 的 B 细胞不能分化成分泌 IgA 的浆细胞。该病主要免疫学异常表现为血清 IgA 水平降低（< 50 μg/mL），SIgA 水平极低，而 IgM、IgG 水平正常或略高，细胞免疫功能正常。临床表现呈多样性，约 50% 的患者无明显症状，或表现为轻度上呼吸道感染，少数可出现严重感染。部分患者伴发自身免疫病和超敏反应性疾病。

三、免疫失调性免疫缺陷病

抗原清除后，机体通过 Treg 细胞的免疫调节效应，以及 Fas/FasL 途径、TNF 信号通路等诱导 AICD，控制活化细胞数量和功能，维持免疫内环境稳定。当上述途径的基因缺陷，引起淋巴细胞和组织细胞过度增生、免疫应答失控，导致多器官高炎症反应的免疫失调性疾病。根据最新的 IUIS 分类，免疫失调性免疫缺陷病包括 7 种类型疾病：家族性噬血细胞性淋巴组织细胞增生症（familial hemophagocytic lymphohistiocytosis，FHL）、伴色素减退的 FHL、调节性 T 细胞缺陷相关性疾病、伴或不伴淋巴细胞增生的自身免疫病、合并结肠炎的免疫失调性疾病、自身免疫性淋巴细胞增殖综合征（ALPS）、EBV 促发的淋巴增殖性疾病。

四、吞噬细胞缺陷病

吞噬细胞缺陷病涉及吞噬细胞（中性粒细胞或单核巨噬细胞）数量减少和功能异常，临床主要表现为化脓性细菌或真菌反复感染，可因主要器官感染而危及生命。

（一）慢性肉芽肿病

慢性肉芽肿病（chronic granulomatous disease，CGD）为一罕见原发性吞噬细胞缺陷病，归属于 IEI 分类的先天性的吞噬细胞数量或功能缺陷中的呼吸暴发缺陷。其发病机制是编码辅酶Ⅱ（烟酰胺腺嘌呤二核苷酸磷酸，nicotinamide adenine dinucleotide phosphate，NADP）氧化酶相关基因缺陷，不能将氧（O_2）转变成过氧化氢、超氧离子及单态氧离子等杀菌物质。被吞噬的细菌不但不被杀灭，反而在细胞内继续存活和繁殖，并随吞噬细胞游走播散至其他组织器官。胞内寄生细菌和真菌感染等慢性持续感染，引起吞噬细胞聚集并活化，$CD4^+T$ 细胞增殖，从而形成肉芽肿。约 2/3 的 CGD 为 X 连锁隐性遗传，1/3 为常染色体隐性遗传。性联 CGD（X-CGD）为吞噬细胞还原型辅酶Ⅱ（NAPDH）中电子传递蛋白 gp91-phox 基因 CYBB 突变引起；常染色体隐性遗传 CGD 由电子传递蛋白 p22-phox、衔接蛋白 p47-phox 和活化蛋白 p67-phox 的基因 CYBA、NCF1、NCF2 突变引起。

（二）白细胞黏附缺陷症

白细胞黏附缺陷症（leukocyte adhesion deficiency，LAD）是指吞噬细胞趋化、黏附和吞噬作用障碍，即导致白细胞不能穿过血管内皮和向炎症部位移行。其临床特征表现为反复发生细菌和真菌感染。LAD 可分为 LAD1、LAD2 和 LAD3 3 种类型。LAD1 是由于 β2 整合素（CD18）基因突变或转录缺陷，使与白细胞黏附、吞噬有关的 LFA-1（CD11a/CD18）、Mac-1（CD11b/CD18）和 p150（CD11c/CD18）等 β2 整合素家族成员的黏附分子表达缺陷，导致中性粒细胞、巨噬细胞、T 细胞和 NK 细胞功能障碍。LAD2 是 GDP- 岩藻糖转移酶基因突变，使白细胞表面选择素家族的寡糖配体（SLex）的生成缺陷，导致白细胞不能和活化内皮细胞表达的 E- 选择素和 P- 选择素结合，影响白细胞与内皮细胞的黏附作用。LAD3 为另一种白细胞黏附缺陷症，其发病机制可能与整合素活化的调节因子 Rap-1 缺陷有关。另外，Rac2、WDR1 缺陷和 CEBPE、ACTB 突变也与 LAD 相关。

五、补体缺陷病

补体缺陷病是最罕见但性质最清楚的 PID。多为常染色体隐性遗传，少数为显性遗传。补体固有成分、补体调节因子及补体受体都可以发生缺陷。其临床表现多样，一种补体缺陷可引起多种疾病，多种补体缺陷也可引起类似疾病。

（一）补体固有成分缺陷

补体 C1q、C1r、C1s、C4、C2、C3、C5、C6、C7、C8、C9、P 因子和 D 因子等固有成分均可发生遗传缺陷。这些成分缺陷直接影响吞噬细胞调理、免疫复合物清除及炎症反应。患者主要表现为单纯抗感染能力低下，易发生化脓性细菌感染。

（二）遗传性血管神经性水肿

遗传性血管神经性水肿以补体调节因子中 C1 抑制物（C1INH）缺陷最常见。C1INH 缺陷使 C1 活化失去抑制，引起 C2 裂解产物 C2a 增多，具激肽样作用的 C2a 可使毛细血管扩张、通透性增高，从而发生遗传性血管神经性水肿。患者表现为皮下和黏膜下组织反复水肿，喉头水肿可致窒息死亡。

（三）阵发性睡眠性血红蛋白尿症

编码 N- 乙酰葡萄糖胺转移酶的 pig-α 基因突变，导致糖基磷脂酰肌醇（glycosylphosphatidyl inositol，GPI）缺失是阵发性睡眠性血红蛋白尿症（paroxysmal nocturnal hemoglobinuria，PNH）的病因。缺乏 GPI 可导致 PNH 患者红细胞膜失去 DAF 和 MIRL 的保护而被补体溶解。临床表现为晨尿出现血红蛋白，伴有慢性溶血性贫血、全血细胞减少和静脉血栓形成等。

六、固有免疫缺陷病

固有免疫缺陷病包括孟德尔遗传分枝杆菌易感病（Mendelian susceptibility to mycobacterial disease，MSMD）、单纯疱疹脑炎（herpes Simplex encephalitis，HSE）等 9 种类型。抗菌、抗病毒、抗真菌等固有免疫通路相关的基因，如 IL-12 和 IL-23 受体 β 链、IL-12p40（IL-12 和 IL-23）、IFN-γ 受体 1、IFN-γ 受体 2、STAT1、IRF8、Tyk2、ISG15、IL-23R、SPPL2a、IFNG 等缺陷是其发病机制。

七、自身炎症反应性疾病引起的免疫缺陷病

自身炎症反应性疾病引起的免疫缺陷病发病机制主要是参与 NF-κB 通路、IL-1β、炎症小体信号通路相关基因，如 ADA2、TREX1、NLRP3、NLRP4、NLRP1、ADAM17、A20 及 AP1S3 缺陷引起信号转导紊乱。

八、免疫出生缺陷的拟表型

免疫出生缺陷的拟表型主要是由 TNFRSF6、RALD、STAT5b 等体细胞突变，或者 IL-17、IL-22、IFN-γ、GM-CSF、IL-6 等自身抗体导致的和经典 PID 表现类似的疾病。

第二节　继发性免疫缺陷病

继发性免疫缺陷病（secondary immunodeficiency disease），又称获得性免疫缺陷病（acquired immunodeficiency disease，AID）是出生后因后天因素造成的免疫功能障碍性疾病。营养不良、肿瘤、感染和使用某些药物是引起继发性免疫缺陷的常见因素。当诱因去除后，免疫功能大多数可以恢复正常。

一、诱发继发性免疫缺陷病的因素

（一）感染

人类免疫缺陷病毒（HIV）、麻疹病毒、风疹病毒、巨细胞病毒、人类嗜 T 细胞病毒 -1（human T-cell lymphotropic virus-1，HTLV-1）、EB 病毒、结核分枝杆菌、麻风杆菌、杜氏利什曼原虫和许多真菌的慢性感染，均可不同程度地影响机体免疫系统，导致免疫缺陷。

（二）恶性肿瘤

霍奇金病（Hodgkin disease，HD）、骨髓瘤、白血病、胸腺瘤等免疫系统肿瘤，常可进行性损伤免疫系统或抑制免疫功能，导致免疫功能障碍。

（三）营养不良

营养不良是继发性免疫缺陷病最常见的原因。蛋白质、脂肪、维生素（如 A、B_6、C、E、叶酸）和微量元素等摄入不足，可影响细胞免疫、体液免疫、吞噬细胞功能及补体和细胞因子的合成。

（四）免疫抑制剂

为治疗自身免疫病或预防移植排斥，使用清除

或灭活淋巴细胞的免疫抑制剂，如糖皮质激素、环磷酰胺、甲氨蝶呤、环孢素（CsA）、KF506及抗淋巴细胞表面抗原的单克隆抗体等，均可引起免疫缺陷。例如，糖皮质激素可引起CD4⁺T细胞数量和MHCⅡ类分子表达减少，降低吞噬细胞功能，阻断IL-1、IL-2和IFN-γ等活性；环磷酰胺、甲氨蝶呤、环孢素等可影响T细胞、B细胞分化成熟。

（五）其他医源性因素

大剂量的放射照射可损害造血干细胞，造成永久性的免疫缺陷。此外，手术、创伤、烧伤和脾切除及代谢性疾病（糖尿病和尿毒症）等均可引起继发性免疫缺陷病。

二、获得性免疫缺陷综合征

获得性免疫缺陷综合征（AIDS）又称艾滋病，是由HIV感染后，以CD4⁺T细胞减少为主的严重细胞免疫缺陷临床综合征。反复机会感染、恶性肿瘤及中枢神经系统退行性病变是其重要临床特征。自1983年分离出HIV以来，AIDS现已在全世界广泛流行。

（一）HIV的生物学特征

HIV属于反转录病毒，可分为HIV-1和HIV-2两型，大多数AIDS（约占95%）由HIV-1引起。病毒呈球形，直径为80~120 nm。病毒核心含两条单股正链RNA基因组和反转录酶、整合酶、蛋白酶及核衣壳蛋白。病毒体外层包膜为脂蛋白包膜，其中嵌有gp120和gp41两种病毒特异性糖蛋白。前者构成包膜表面的刺突，与HLAⅡ类分子具有高度同源性，是病毒与宿主细胞膜病毒受体（CD4分子）结合的部位；后者为跨膜蛋白，参与HIV入侵细胞的膜融合过程。

🖱 ℓ 图 21-2　HIV 结构模式图

HIV基因组全长9.7 kb，含3个结构基因（gag、pol和env）和6个调节基因（tat、rev、vif、vpr、vpu和nef）。Gag基因编码p17、p24、p9和p74个病毒衣壳有关的结构蛋白；pol基因编码蛋白酶、反转录酶、RNA酶和整合酶；env基因编码包膜糖蛋白gp120和gp41；6个调节基因编码的产物调控HIV基因表达，与病毒的复制、装配、成熟和释放等复制周期有关。

（二）HIV感染的传播

1. 传染源　HIV携带者和AIDS患者均为AIDS的传染源。血液、伤口渗出液、泌尿生殖道分泌液、眼泪、脑脊液、乳汁等体液中均可分离出HIV。HIV携带者可无任何症状，仅表现为HIV抗体或抗原阳性，是目前最主要的传染源。

2. 传播途径

（1）性接触传播　为HIV最常见的传播方式。全球有超过80%的HIV感染者是通过性接触而感染，包括同性恋、双性恋和异性恋，尤以男同性恋者HIV感染率为高。HIV感染者的精液、阴道分泌物都具有感染性，直肠创伤和生殖器溃疡性损伤可增加性接触传播HIV的风险。

（2）血液传播　输入污染有HIV的血液、血制品，静脉毒瘾者因共用污染有HIV的针头和注射器，组织器官移植时因移植物携带HIV，以及医疗器具消毒不严等，均可造成HIV感染。

（3）母婴垂直传播　HIV可通过胎盘感染胎儿，或在分娩过程中与母血或阴道分泌物接触而感染，也可在产后通过乳汁的喂养而感染。

（三）HIV的致病机制

1. HIV的靶细胞　HIV选择性地侵犯带有CD4分子的细胞，包括CD4⁺T细胞、单核巨噬细胞、树突状细胞及神经胶质细胞等。其中CD4⁺T细胞是HIV主要攻击的靶细胞。

2. HIV感染细胞的机制　细胞表面CD4分子是HIV受体，趋化因子受体CXCR4或CCR5是其辅助受体。HIV通过包膜蛋白gp120与靶细胞膜上CD4分子结合，进一步与细胞表面CXCR4或CCR5分子结合，改变了HIV包膜糖蛋白构象，导致gp41暴露。gp41的N端疏水性强，可直接插入靶细胞胞膜中。在gp41的介导下，HIV包膜与靶细胞胞膜融合，使HIV核心进入细胞内。HIV入侵CD4⁺T细胞以CCR5或CXCR4作为辅助受体，入侵单核巨噬细胞以CCR5作为辅助受体。此外，表达于感染细胞膜表面的HIV gp120，还可通过配受体结合方式介导感染细胞与未感染细胞的融合，使HIV直接进入未感染细胞，导致HIV在细胞间扩散。

3. HIV 损伤细胞的机制　HIV 在 CD4[+]T 细胞中复制，可以多种方式损伤靶细胞。①HIV 直接杀伤靶细胞：病毒的包膜糖蛋白直接插入细胞膜或病毒出芽释放，能直接导致细胞膜损伤和通透性增加，使细胞溶解破坏死亡；未整合的游离 DNA 及病毒蛋白在胞内蓄积具有毒性，可干扰细胞正常代谢及功能；病毒在细胞内的复制增殖可干扰宿主细胞蛋白质合成。②感染细胞与未感染细胞的融合：感染 HIV 的 CD4[+]T 细胞的细胞膜表达 gp120 与未感染细胞表面 CD4 分子结合，包膜融合形成多核巨细胞。③特异性免疫的杀伤作用：HIV 诱生的特异性 CTL 或抗体，可通过特异性细胞毒作用或 ADCC 效应而杀伤表达病毒抗原的靶细胞。④诱导 CD4[+]T 细胞凋亡：gp120 与 T 细胞表面 CD4 分子交联可激活钙离子通道，或诱导靶细胞表达 Fas 分子，诱导 CD4[+]T 细胞凋亡。⑤超抗原作用：gp120 作为超抗原，可引起表达 TCR Vβ 链的 CD4[+]T 细胞死亡。

4. HIV 对机体免疫功能的损害

（1）细胞免疫功能缺陷　HIV 损伤 CD4[+]T 细胞，使 CD4[+]T 细胞进行性数量减少和功能丧失，是 AIDS 发病的中心环节。其表现为：外周血 CD4[+]T 细胞进行性减少，CD8[+]T 细胞相对增多，CD4[+]/CD8[+]T 细胞比例降低或倒置；T 细胞对丝裂原和抗原的应答低下。

（2）体液免疫功能紊乱　HIV 超抗原（如 gp41 C 端）可致多克隆 B 细胞活化，导致高丙种球蛋白血症和多种自身抗体产生。随着病情发展，到 AIDS 期，由于缺乏 Th 细胞辅助，体液免疫应答能力下降。

（3）单核巨噬细胞、树突状细胞、NK 细胞功能下降　单核巨噬细胞也能少量表达 CD4 分子，并表达辅助受体 CCR5。单核巨噬细胞被 HIV 感染后，其吞噬杀菌和提呈抗原的功能往往减弱或丧失，不能将病毒清除，并可携带 HIV 到其他组织细胞，造成病毒的播撒。树突状细胞感染 HIV 后，抗原提呈和分泌细胞因子功能明显下降，而且通过表面的 DC-SIGN 受体（CD209）特异、高亲和力的结合 gp120，而使得树突状细胞成为 HIV 的储存库。HIV 感染 NK 细胞，不影响细胞数量，但能抑制 ADCC 活性及 IFN-γ、TNF-α、IL-12 等细胞因子的分泌能力。

（四）HIV 诱导的免疫应答

与其他病毒类似，HIV 感染能激发机体的免疫应答。HIV 感染早期诱导的免疫应答能有效清除体内大部分病毒，但随着机体免疫细胞的进行性破坏，HIV 诱导的体液免疫和细胞免疫逐渐丧失，最终导致免疫缺陷。

 e 图 21-3　HIV 感染过程中诱导的免疫应答及免疫损害的动态平衡

1. 细胞免疫应答　HIV 感染可诱导 CD4[+]T 细胞和 CD8[+]T 细胞产生免疫反应。诱导产生的 CTL 可识别 HIV 编码的所有蛋白质，并杀伤 HIV 感染的 CD4[+] 靶细胞，这也是 HIV 感染者体内 CD4[+]T 细胞数目减少的机制之一。在疾病晚期，由于 CD4[+]T 细胞不断减少，HIV 特异性 CTL 也开始下降，病毒因失去 CTL 抑制作用数量大幅增加。

2. 体液免疫应答　HIV 感染后 6~9 周即可检测到 HIV 抗体。诱导产生的抗体主要针对 HIV 包膜蛋白。针对 gp120 产生的抗体为中和抗体，可阻断 HIV 播散；针对 gp41 抗体可通过 ADCC 效应杀伤靶细胞。但 HIV 感染者体内的抗体效价较低，且 gp120 肽链上的某些区段的氨基酸序列呈高度易变性，不能有效中和病毒。针对 HIV 其他抗原产生的抗体保护作用尚不清楚，其意义之一是辅助 HIV 感染的临床诊断和筛查 HIV 感染者。

（五）HIV 感染的病程及特征

HIV 感染初期呈急性感染状态，此后 HIV 在宿主内既可低水平复制，也可长期呈潜伏状态。一旦机体受某些因素影响，潜伏病毒即进行大量复制增殖而出现临床症状。根据发病情况，临床上 HIV 的感染过程可分为急性感染期、无症状潜伏期、AIDS 相关综合征期和典型 AIDS 期 4 个时期。

1. 急性感染期　初次感染 HIV 一般无明显临床症状。约 10% 的感染者在 HIV 感染后 2~6 周，可出现一过性类似流感样综合征。少数感染者可出现急性无菌性脑膜炎。急性感染期的临床表现往往持续 1~2 周便可自行消失。急性期患者血液中可检出 HIV 抗原（p24），而抗体往往要在感染后 4~8 周才能检出。

2. 无症状潜伏期　可持续 2~10 年或更长。患者一般无明显临床症状，但 HIV 仍在 CD4[+]T 细胞和巨噬细胞中低水平持续增殖，并逐渐侵蚀宿主免疫系统。此阶段病毒血症低下或缺乏，抗原含量很低而用常规方法不易检出，但血清 HIV 抗体阳性。此期患者是 HIV 传播的主要传染源。

3. AIDS 相关综合征期　随着 HIV 大量复制，免疫系统的损害加重，此期出现艾滋病相关症候群，并逐渐加重，主要表现为持续性全身淋巴病（persistent generalized lymphadenopathy，PGL）。患者全身淋巴结肿大，常伴有发热、乏力、盗汗、消瘦、腹泻、反复发作的机会感染。部分患者出现原因不明的神经系统症状。此期淋巴结和血液中的病毒数量升高，CD4$^+$T 细胞持续下降。

4. 典型 AIDS 期　是 HIV 感染的最终阶段。患者血中能稳定检测出高水平 HIV 滴度，CD4$^+$T 细胞数明显降低，细胞免疫严重缺陷，特异性免疫完全消失，伴各种致命性机会性感染、恶性肿瘤和神经系统疾患三大特征。此期患者若不及时治疗，最终因各种严重的综合病症在 2 年内死亡。

（六）HIV 感染的诊断

目前 HIV 感染的诊断主要包括病毒抗体、抗原和核酸的检测及 HIV 分离等。

1. 病毒抗体检测　HIV 抗体检测包括筛查试验和确认试验两个方面。由于 HIV 全病毒抗原与其他反转录病毒抗原存在交叉反应，通常 ELISA 筛查 HIV 抗体阳性感染者，需进一步采用高特异性的免疫印迹（Western blot，WB）及免疫荧光染色法，检测标本中 p24 衣壳抗原和 gp41、gp120/160 糖蛋白抗原的特异性抗体，加以确认。

2. 抗原检测　通常采用 ELISA 检测 HIV 衣壳抗原 p24。但需注意，p24 抗原主要在 HIV 急性感染期和典型 AIDS 期出现。

3. 核酸检测　可用原位核酸杂交法、PCR 法检测感染细胞中 HIV 前病毒 DNA 序列，作为 HIV 感染的辅助诊断指标；可采用 RT-PCR 方法检测血浆中 RNA 的拷贝数，用于监测 HIV 感染者病程和抗病毒药物疗效。

4. 病毒分离　可采用外周血单个核细胞共培养的方法进行 HIV 分离。该方法要求高，较少使用。

（七）AIDS 的治疗和预防

用于 HIV 感染者和 AIDS 患者的药物主要有五类：核苷类反转录酶抑制剂（nucleoside reverse transcriptase inhibitor，NRTI）、非核苷类反转录酶抑制剂（non-nucleoside reverse transcriptase inhibitor，NNRTI）、蛋白酶抑制剂（protease inhibitor，PI）及融合抑制剂（FI）及整合酶抑制剂（integrase inhibitor，II）。NRTI 及 NNRTI 类药物的作用机制是抑制反转录酶的活性，干扰 HIV 的 DNA 合成，达到抑制病毒复制的目的。PI 类药物的作用机制是抑制 HIV 蛋白酶水解，使病毒的大分子蛋白前体不能被切割成有功能蛋白，从而影响病毒的成熟与装配。FI 类药物的作用机制是通过抑制病毒包膜和细胞膜的融合，从而阻止 HIV 在细胞间的扩散。II 类药物靶向 HIV 整合酶，抑制病毒整合进入人的细胞基因组，是一类较新开发出的药物。由于 HIV 反转录酶无校正功能，易导致基因频繁变异，单用一种药物，可迅速形成抗药性的 HIV 突变株。因此，目前常采用多种药物联合用药，俗称"鸡尾酒"疗法，以有效抑制病毒复制。临床上常采用"三合一鸡尾酒"疗法，如两种 NRTI 和一种 II，或两种 NRTI 和一种 PI 等结合。

控制 AIDS 流行的最有效措施是加强个人防护和宣传教育。迄今，尚无有效的 HIV 疫苗。因此，开展全民卫生宣传教育、切断 HIV 的传播途径、加强对高危人群及献血员的 HIV 检测、加强血液及血液制品检验和管理等措施是目前预防和控制 HIV 感染的根本措施。

第三节　免疫缺陷病的治疗原则

IDD 治疗的基本原则是抗感染治疗及恢复或重建免疫功能。

一、抗感染治疗

感染是免疫缺陷患者死亡的主要原因。针对不同病原体，选用合适、敏感的抗生素，长期预防和控制感染是大多数患者重要手段。

二、免疫制剂的补充和替代性治疗

根据缺什么补什么的治疗原则，给免疫缺陷病患者替代补充相应的免疫成分，如 Ig、细胞因子、酶等，可增强患者的免疫功能。多数原发性免疫缺陷病伴有不同程度的抗体缺乏，因此，Ig 的应用最为广泛，效果也非常肯定，如目前采用静脉注射免疫球蛋白（IVIG）或皮下注射免疫球蛋白（SCIG）以纠正患者的低丙种球蛋白血症。ADA 缺乏的 SCID 患者可采用牛 ADA 或红细胞（作为 ADA 和 PNP 来源）进行治疗。

三、免疫重建

根据免疫缺陷的类型及机制，针对性地移植胸腺、骨髓、造血干细胞或胎肝以补充免疫活性细胞或重建免疫功能，如移植胸腺治疗迪格奥尔格综合征（DiGeorge syndrome），骨髓移植治疗 X-SCID、

CGD 等原发性免疫缺陷病。

四、基因治疗

基因治疗原理是将治疗基因导入细胞并获得表达，然后将转基因细胞回输患者体内，以目的基因的表达产物补充缺失成分或替代异常成分，从而恢复免疫功能。理论上，对于单基因缺陷引起的 PID，基因治疗可获良好疗效。但基因转染技术仍存在一些尚待解决的问题，目前多数基因治疗仍处于探索研究或临床试验阶段，仅少数疾病获得成功（基因治疗 ADA 缺陷的 SCID）。

（薛向阳）

数字课程学习

📹 教学 PPT　　　✏️ 自测题　　　🖼️ 本章小结　　　💬 复习思考题

提要:

• 肿瘤抗原指肿瘤发生、发展过程中新出现的或异常、过度表达的抗原物质。

• 免疫系统可通过免疫监视而识别、清除肿瘤细胞。

• 肿瘤细胞可通过免疫编辑逃逸免疫攻击得以生存。

• 肿瘤免疫治疗的主要目标是增强机体的抗肿瘤免疫应答。

肿瘤免疫学(tumor immunology)是免疫学的一个分支,是研究肿瘤细胞的免疫原性、机体对肿瘤的免疫应答、肿瘤的免疫逃逸、机体免疫状态与肿瘤发生和发展的相互关系及肿瘤免疫诊断和防治等内容的科学。

肿瘤免疫学历经了1个多世纪的发展历程:20世纪初,埃尔利希提出机体免疫系统可抑制肿瘤发生;50年代,伯纳特和托马斯提出"免疫监视"的概念,认为机体免疫系统可以识别并清除肿瘤;70年代,单克隆抗体问世,肿瘤免疫诊断和免疫治疗迅速发展;21世纪初,邓恩(Gavin P. Dunn)和施莱伯(Robert D. Schreiber)提出"肿瘤免疫编辑"学说,系统性阐述了肿瘤和机体免疫系统之间的相互作用。

本章将介绍肿瘤抗原的种类和性质,机体免疫系统如何识别肿瘤抗原并作出应答,肿瘤如何逃逸机体免疫系统的攻击及免疫学手段在肿瘤免疫诊断和免疫防治中的应用。

第一节 肿瘤抗原

肿瘤抗原(tumor antigen)指肿瘤发生、发展过程中新出现的或异常、过度表达的抗原物质,其在肿瘤发生、发展及诱导机体产生抗肿瘤免疫应答中起重要作用,并可作为肿瘤免疫诊断的生物标志物和治疗靶点。

一、肿瘤抗原的分类

肿瘤抗原可根据其特异性或其来源与结构进行分类。

(一)根据肿瘤抗原的特异性分类

根据肿瘤抗原的特异性,可分为肿瘤特异性抗原和肿瘤相关抗原。

1. 肿瘤特异性抗原(tumor specific antigen, TSA) 指仅表达于肿瘤细胞而正常细胞不表达的抗原。TSA最早在小鼠化学致癌剂甲基胆蒽诱导的肿瘤中被发现:甲基胆蒽可诱导小鼠产生肿瘤,当将此肿瘤切除并将分离的肿瘤细胞移植给正常同系小鼠时,可生长出新肿瘤;但是将肿瘤细胞移植至切除肿瘤的小鼠时,所移植的肿瘤细胞将被排斥而不能形成肿瘤。进一步的研究发现,如果给正常小鼠转输来自有肿瘤小鼠的 CD8⁺T 细胞后再移植肿瘤细胞，也不能形成肿瘤。这些结果表明，肿瘤携带可诱导机体产生由 CD8⁺T 细胞介导的特异性抗肿瘤免疫应答的抗原，即 TSA。此类在实验动物中由上述的肿瘤移植排斥实验所发现的抗原又称为肿瘤特异性移植抗原（tumor specific transplantation antigen，TSTA）或肿瘤排斥抗原（tumor rejection antigen，TRA）（图 22-1）。

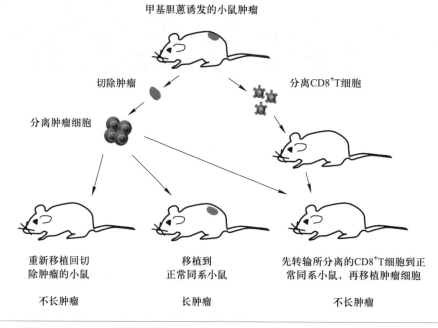

甲基胆蒽诱发的小鼠肿瘤

切除肿瘤　　　　　　　　分离CD8⁺T细胞

分离肿瘤细胞

重新移植回切除肿瘤的小鼠　　移植到正常同系小鼠　　先转输所分离的CD8⁺T细胞到正常同系小鼠，再移植肿瘤细胞

不长肿瘤　　　　　　　　长肿瘤　　　　　　　　不长肿瘤

图 22-1　肿瘤移植排斥实验证实肿瘤特异性抗原的存在

2. 肿瘤相关抗原（tumor-associated antigen，TAA） 指在肿瘤细胞和正常细胞上均表达的抗原，但其在肿瘤细胞上的表达明显增高。TSA 仅表现为量的变化，而无严格的肿瘤特异性，例如过量表达的组织特异性分化抗原和胚胎抗原等。TAA 通常可活化 B 细胞产生相应抗体，有些 TAA 也可以刺激 T 细胞介导的免疫应答。

（二）根据肿瘤抗原的来源与结构分类

1. 理化因素诱发的肿瘤抗原 某些化学制剂（如甲基胆蒽、氨基偶氮染料、二乙基亚硝胺等）或物理因素（如紫外线、X 线等）可引起基因突变或激活潜伏的致癌病毒而诱发肿瘤，并表达新抗原。此类抗原的特点是：特异性强，免疫原性弱，有明显个体特异性。用同一化学致癌剂或物理因素刺激，在不同个体甚至在同一个体不同部位所诱发的肿瘤，其抗原特异性不同。免疫学诊断或治疗不适用于此类肿瘤。

2. 病原微生物诱发的肿瘤抗原 某些原微生物

感染（尤其是病毒感染）可诱发肿瘤。例如，致癌病毒基因可整合到宿主细胞基因组中，从而诱导细胞恶变。与理化因素所诱发的肿瘤抗原不同，同一病毒所诱发的不同类型肿瘤，无论其组织来源或动物种类，均可表达相同病原体编码的抗原，对人来说具有较强的免疫原性。表 22-1 列举了一些常见致癌病原微生物及其相关的肿瘤类型。

表 22-1　常见致癌病原微生物及其相关的肿瘤类型

致癌病原微生物	相关肿瘤类型
幽门螺杆菌	人原发性胃癌
乙型肝炎病毒（HBV）	人原发性肝癌
人乳头瘤病毒（HPV）	人宫颈癌
EB 病毒（EBV）	人鼻咽癌、Burkitt 淋巴瘤
人嗜 T 细胞白血病病毒	人 T 细胞白血病
动物 B 型反转录病毒	小鼠乳腺癌
动物 C 型反转录病毒	禽类和哺乳动物白血病、肉瘤

3. 自发肿瘤的抗原　多数人类肿瘤属自发肿瘤，泛指无明显诱因或诱因不明确的肿瘤。

二、常见肿瘤抗原

常见肿瘤抗原包括胚胎抗原、组织特异性分化抗原、癌 - 睾丸抗原、突变基因的产物、过度表达的正常蛋白和异常表达的糖脂和糖蛋白等（表 22-2）。

（一）胚胎抗原

胚胎抗原（fetal antigen）是胚胎发育期由胚胎组织产生的正常成分，出生后因其编码基因的表达受阻遏而逐渐消失。细胞癌变时，受抑制的基因去阻遏，胚胎抗原重新表达于肿瘤细胞表面或分泌到血清中，成为肿瘤诊断的重要标志物，例如甲胎蛋白和癌胚抗原等。

1. 甲胎蛋白（alpha fetoprotein，AFP）　属分泌型胚胎抗原，主要由胎肝和卵黄囊细胞产生。正常成年人血清中含量极微。血清中 AFP 水平的升高常见于肝细胞肝癌患者中，可作为肝癌治疗后复发的生物标志物。组织切片中 AFP 的免疫组化染色有助于辅助病理判断癌细胞的存在。

2. 癌胚抗原（carcinoembryonic antigen，CEA）属膜结合型胚胎抗原，主要由胎儿胃肠道上皮组织、胰和肝细胞等合成。通常于妊娠前 6 个月内 CEA 含量增高，出生后血清含量已很低，健康成年人血清中 CEA 浓度一般低于 2.5 μg/L。消化道肿瘤常伴随高于 20 μg/L 的血清 CEA，可用于监测消化道肿瘤的治疗疗效和是否复发。

（二）组织特异性分化抗原

组织特异性分化抗原（tissue-specific differentiation antigen）是机体正常组织细胞在发育、分化的特定阶段中表达的分子。肿瘤细胞发育分化异常，因此可能会表达此类抗原，其在免疫治疗或免疫诊断中有重要意义。例如，淋巴瘤若表达 B 细胞谱系的标志物 CD20 可诊断为 B 细胞淋巴瘤，而 CD20 的单克隆抗体可用于 B 细胞淋巴瘤的免疫治疗。

（三）癌 - 睾丸抗原

癌 - 睾丸抗原（cancer-testis antigen，CTA）是指表达于睾丸和多种恶性肿瘤细胞而在其他正常成熟组织不表达的一类肿瘤抗原。这类抗原能被自身的 CTL 识别，进而诱发特异性免疫应答。因为睾丸为免疫豁免部位，不表达 MHC I 类或 II 类分子，而表达的 FasL 可以杀伤前来攻击的淋巴细胞，故 CTA 可视为实际意义上的人肿瘤特异抗原，并可作为潜在的免疫治疗靶点。

最初的 CTA 是在黑色素瘤中发现的黑色素瘤相关抗原（melanoma-associated antigen，MAGE）。后来发现 MAGE 也表达于其他肿瘤，如肺癌、乳腺癌、前列腺癌和膀胱癌等。目前已发现 40 多种 CTA，其中超过半数是由 X 染色体基因所编码。这些 CTA 中的小部分可参与基因转录或翻译的调控，但大部分 CTA 的确切功能仍不清楚。

（四）突变基因的产物

肿瘤细胞表达大量突变的基因，其中有的是细胞恶性转变所需要的，例如癌基因（oncogene）和抑癌基因（tumor suppressor gene）；而有些是随机产生的突变，并不一定在恶性转变中起作用。这些突变基因的产物在蛋白酶体中降解后可被提呈到肿瘤细胞的 MHC I 类分子上。由于突变基因的产物与正常基因的产物有别，故它们可诱发机体的免疫反应。

表 22-2　常见肿瘤抗原类型及举例

常见肿瘤抗原类型	举例
胚胎抗原	甲胎蛋白（AFP）：肝癌治疗后复发的生物标志物、辅助病理判断癌细胞的存在 癌胚抗原（CEA）：消化道肿瘤治疗疗效和肿瘤复发的生物标志物
组织特异性分化抗原	CD20：B 细胞淋巴瘤的诊断与治疗
癌 - 睾丸抗原	黑色素瘤相关抗原（MAGE）：潜在的治疗靶点
突变基因的产物	Ras 基因突变：Ras 基因家族成员的突变存在于 10% 左右的人类癌症中
过度表达的正常蛋白	前列腺特异性抗原：前列腺癌可导致 PSA 增高 前列腺特异性膜抗原：晚期前列腺癌中升高明显 Her-2/neu：与部分乳腺癌的预后与治疗密切相关
异常表达的糖脂和糖蛋白	神经节苷脂、血型抗原、黏蛋白：潜在的诊疗靶点

（五）过度表达的正常蛋白

某些正常蛋白在特定的肿瘤中可过度表达而成为肿瘤抗原。例如，前列腺特异性抗原（prostate specific antigen，PSA）和前列腺特异性膜抗原（prostate specific membrane antigen，PSMA）常过度表达于前列腺癌，Her-2/neu（又称erbB-2）可过度表达于部分乳腺癌，而G250抗原可过度表达于肾肿瘤等。

PSA存在于前列腺上皮细胞及分泌物中。通常血液中不含或只有极微量的PSA，当前列腺管上皮细胞受到挤压或破坏时，PSA会增高。因此，前列腺癌、前列腺良性增生等挤压或破坏前列腺细胞的疾患均可造成PSA增高。

PSMA属于Ⅱ型跨膜糖蛋白，表达于前列腺上皮细胞表面，是前列腺癌诊断和治疗的一个重要靶点，其表达水平的升高在晚期前列腺癌中尤为明显。

Her-2是相对分子质量为185×10^3的跨膜蛋白，属于表皮生长因子受体（epidermal growth factor receptor，EGFR）酪氨酸激酶家族。Her-2的过度表达与部分乳腺癌的预后及治疗有密切联系。除乳腺癌外，肺癌、食管癌、卵巢癌等多种恶性肿瘤中也常见Her-2/neu的表达。

（六）异常表达的糖脂和糖蛋白

许多恶性肿瘤细胞表面表达过量的或结构异常的糖脂和糖蛋白，例如神经节苷脂（ganglioside）、血型抗原（blood group antigen）、黏蛋白（mucin）等。这些糖脂和糖蛋白可作为潜在的肿瘤诊疗靶点。

第二节 肿瘤免疫监视及机体抗肿瘤的免疫效应机制

一、肿瘤免疫监视

肿瘤免疫监视（tumor immune surveillance）是指免疫系统及时识别和清除新出现突变细胞的一种功能。在正常情况下，机体免疫系统具有识别和清除突变或癌变细胞的能力。肿瘤免疫监视功能依赖于固有免疫和适应性免疫相互配合。固有免疫细胞和适应性免疫细胞及相关效应分子在肿瘤免疫监视中协同发挥作用。免疫系统通过免疫监视及时识别和清除突变细胞，故一般不形成肿瘤。一旦免疫监视功能低下，则可能发生肿瘤。

二、机体抗肿瘤的免疫效应机制

肿瘤细胞的组织来源和产生方式、免疫原性强弱及宿主免疫功能状态等因素共同影响机体抗肿瘤免疫应答的产生及其强度。适应性免疫应答对免疫原性强的肿瘤发挥主要作用，而固有免疫应答在免疫原性弱的肿瘤中可能具有重要意义。

（一）适应性免疫的抗肿瘤机制

机体抗肿瘤的适应性免疫效应中，细胞免疫起主要作用，体液免疫通常仅起协同作用。

1. 细胞免疫机制 CD8+CTL是机体抗肿瘤的主要免疫效应细胞。肿瘤抗原被APC摄取后，可通过交叉提呈通路，以肿瘤抗原-MHC Ⅰ类分子复合物的形式提呈给CD8+CTL，后者被激活后发挥抗瘤效应，其机制为：①释放穿孔素、颗粒酶，介导肿瘤细胞溶解或凋亡；②释放TNF-α等细胞因子，直接或间接发挥抗瘤效应；③活化的CTL表达FasL，与瘤细胞表面Fas结合活化死亡受体途径，介导肿瘤细胞凋亡（图22-2）。

肿瘤抗原经APC摄取、加工后以肿瘤抗原-MHCⅡ类分子复合物形式表达于APC表面。CD4+Th1细胞识别该复合物并被激活，参与CTL、B细胞、巨噬细胞、NK细胞活化及其抗瘤效应，或通过释放TNF-α等细胞因子发挥抗瘤作用。近年发现，体内CD4+CTL也具有特异性杀伤肿瘤

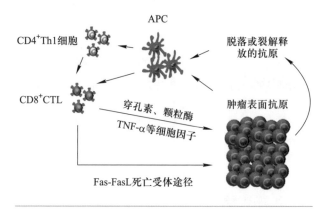

图22-2 抗肿瘤细胞免疫机制

细胞的作用。

2. 体液免疫机制 抗体可与肿瘤细胞表面抗原特异性结合，通过如下机制发挥效应：①特异性抗体与肿瘤表面抗原结合，通过激活补体经典途径而溶解肿瘤细胞。②抗体 Fab 片段与抗肿瘤抗体结合，其 Fc 片段与 NK 细胞表面 FcγR 结合，通过 ADCC 效应杀伤肿瘤细胞。③抗肿瘤抗体与吞噬细胞表面 FcγR 结合，增强吞噬细胞的吞噬功能。此外，抗体与肿瘤抗原结合激活补体产生的 C3b 可与吞噬细胞表面 CR1 结合，促进其吞噬作用。④抗体可通过封闭肿瘤细胞表面某些受体而发挥抗瘤效应。⑤肿瘤细胞黏附特性抗体与肿瘤细胞表面抗原结合，可使肿瘤细胞黏附特性发生改变甚至丧失，从而有助于抑制肿瘤。

体液免疫效应具有二重性。某些情况下，肿瘤特异性抗体非但不能杀伤肿瘤细胞，反而通过覆盖肿瘤细胞表面肿瘤抗原干扰效应细胞的效应。此类可促进肿瘤生长的抗体被称为增强抗体。

（二）固有免疫的抗肿瘤机制

1. 补体依赖的抗肿瘤效应 肿瘤细胞可通过经典途径和 MBL 途径激活补体。一方面抗肿瘤细胞的抗体可与肿瘤表面抗原结合，通过经典途径激活补体级联反应，在肿瘤细胞表面形成攻膜复合物，导致肿瘤细胞的溶解；另一方面肿瘤细胞分泌 C 反应蛋白等炎症反应介质，通过 MBL 途径激活补体。

2. NK 细胞 效应机制包括两方面：①通过受体介导直接发挥抗肿瘤效应。由肿瘤细胞表面 MHC Ⅰ 类分子的表达低下或缺如，NK 细胞表面抑制性受体与 MHC Ⅰ 类分子结合介导的抑制性信号减低或缺乏，NK 细胞表面的活化型受体与肿瘤细胞表面多糖类配体结合所传递的活化信号增强，导致 NK 细胞的活化并发挥杀瘤效应。②在机体产生抗肿瘤抗体后，NK 细胞也可通过 ADCC 效应发挥杀伤肿瘤的作用。

3. 巨噬细胞 活化的巨噬细胞可直接吞噬和杀伤肿瘤细胞。抗体或补体可通过调理作用增强其吞噬作用。活化的巨噬细胞也可产生、释放多种抗瘤效应分子（如溶酶体酶、NO、TNF-α、IL-2、IFN-γ 等），直接或间接发挥抗肿瘤效应。此外，巨噬细胞

可摄取、加工和提呈肿瘤抗原，介导 T 细胞激活并发挥特异性抗瘤效应。

4. γδT 细胞 可以通过与 CTL 及 NK 细胞类似的细胞毒效应杀伤肿瘤细胞。此外，γδT 细胞亦可通过分泌 IL-2、IL-4、IL-5、GM-CSF 和 TNF-α 等细胞因子发挥抗肿瘤效应。

5. DC 细胞 摄入肿瘤抗原并加工、提呈给 CD8⁺T 和 CD4⁺T 细胞使它们活化、增殖产生特异性抗肿瘤应答。同时，DC 可释放多种抗瘤效应分子（如溶酶体酶、NO、TNF-α、IL-2、IFN-γ 等），直接或间接发挥抗肿瘤效应。此外，DC 也具有直接杀伤肿瘤的作用。

第三节 肿瘤逃避机体免疫监视的机制

肿瘤与机体免疫系统间存在极为复杂的相互作用，在此过程中，可通过多种机制逃避机体的免疫攻击。施莱伯和邓恩等于 21 世纪初提出"肿瘤免疫编辑"学说，着眼于免疫系统在肿瘤形成中的双重作用，将肿瘤发展过程分为 3 个阶段：①清除阶段，机体免疫系统可对肿瘤进行免疫监视和清除。②平衡阶段，肿瘤和机体的免疫系统博弈、相持，免疫系统清除肿瘤细胞的能力和肿瘤细胞增殖的能力处于平衡状态，肿瘤的免疫原性在免疫系统的压力下重新塑造。③逃逸阶段，重塑后的肿瘤可逃避免疫监视而恶性行进。因此，肿瘤的转归取决于肿瘤细胞与机体免疫系统的相互作用和博弈。

一、与肿瘤细胞自身相关的逃避机制

（一）缺乏激发机体免疫应答所必需的成分

1. 肿瘤抗原免疫原性弱及抗原调变 肿瘤特异性抗原与正常蛋白质的差异很小，免疫原性弱，难以诱导机体产生较强的抗肿瘤免疫应答。某些肿瘤细胞虽能表达大量肿瘤相关抗原，但多系胚胎期正常成分，机体对其存在先天免疫耐受，同样不能有效激发机体产生免疫应答。

此外，宿主对肿瘤抗原产生免疫应答，可能导致某些肿瘤抗原表位减少或丢失，从而逃避免疫

系统识别和杀伤，此现象称为抗原调变（antigenic modulation）。

2. MHC 分子表达异常　肿瘤 MHC I 类分子表达低下或缺失，导致抗原提呈功能障碍，难以激活特异性 CTL。某些肿瘤细胞可异常表达非经典 MHC I 类分子，其与 NK 细胞表面抑制性受体结合可启动抑制性信号，抑制 NK 细胞杀伤活性。

3. 肿瘤抗原加工和提呈障碍　肿瘤细胞不能将抗原肽–MHC I 类分子复合物转运至细胞膜表面，或抗原加工、提呈相关分子（LMP-1/2、TAP-1/2 等）表达降低或缺失，导致抗原加工、提呈障碍，使肿瘤逃避机体免疫攻击。

4. 肿瘤细胞表面抗原覆盖或被封闭　"抗原覆盖"指肿瘤细胞表面抗原可能被某些非特异性物质覆盖。例如许多上皮肿瘤（如肺癌、乳腺癌、直肠癌等）细胞表面可表达黏蛋白覆盖于细胞表面，从而逃逸免疫细胞的识别、杀伤。

另外，血清中存在封闭性抗体和可溶性肿瘤抗原，它们作为封闭因子可封闭肿瘤细胞表面抗原表位或效应细胞的抗原识别受体，使癌细胞逃避免疫细胞的识别、杀伤。

5. 肿瘤细胞共刺激分子表达异常　某些肿瘤表达 MHC I 类分子，但缺乏共刺激分子（如 B7、ICAM-1 和 LFA-3 等），导致肿瘤特异性 T 细胞因缺乏共刺激信号而无反应性，使肿瘤逃避特异性杀伤效应和免疫监视。

（二）肿瘤细胞"漏逸"

肿瘤生长早期，由于肿瘤细胞量少，不足以激发机体产生免疫应答。一旦肿瘤开始迅速生长，超过机体的抗肿瘤免疫效应，则宿主无足够能力清除大量的肿瘤细胞，此即肿瘤细胞"漏逸"（sneaking through）现象。

（三）肿瘤细胞高表达 FasL 或低表达 Fas

肿瘤细胞可通过下调 Fas 表达逃避 CTL/NK 细胞通过 Fas-FasL 通路介导的细胞凋亡。另一方面，肿瘤细胞可高表达 FasL，进而与活化 CTL 高表达的 Fas 结合，介导肿瘤特异性 CTL 凋亡，从而逃避 CTL 特异性杀伤效应。

（四）肿瘤细胞分泌免疫抑制性因子

某些肿瘤细胞可分泌 IL-1β、IL-6 和 IL-10 等细胞因子，直接或间接抑制机体抗肿瘤免疫应答。

与肿瘤细胞自身相关的免疫逃逸机制概括如图 22-3。

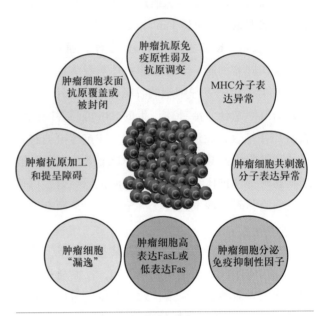

图 22-3　与肿瘤细胞自身相关的免疫逃逸机制

二、与机体免疫系统相关的逃避机制

（一）机体免疫系统功能障碍

先天性免疫缺陷、后天获得性免疫功能低下（如 HIV 感染或长期应用免疫抑制剂）的个体，其肿瘤发病率较高。

（二）肿瘤直接或间接抑制机体免疫功能

恶性肿瘤可通过直接侵犯免疫器官、激活抑制性免疫细胞、抑制效应性免疫细胞等方式导致免疫功能低下，从而逃避宿主免疫系统攻击。

1. DC 功能缺陷　DC 是最重要的抗原提呈细胞。肿瘤及其微环境可通过减少 DC 数量、抑制 DC（尤其是肿瘤灶浸润的 DC）MHC II 类分子和 B7 表达以降低其抗原提呈能力、诱导调节性 DC 分化促进免疫耐受，以及分泌 IL-10、TGF-β、VEGF 和 PGE₂，从而抑制 DC 前体细胞发育等逃避机体的免疫监视和清除。

2. 效应 T 细胞活化受阻或功能降低　部分肿瘤浸润的淋巴细胞（tumor infiltrating lymphocyte，TIL）表面 CD3 分子因 ζ 链缺失而不能被活化。此外，发生免疫逃逸的肿瘤中还经常伴随 TIL 信号转导分子（如 Src、Syk 家族）、IL-2、IL-2R 等表达降低，以及合成细胞因子能力下降等。

3. 调节性 T 细胞数量增加　肿瘤患者外周血 Treg 细胞数量增加，肿瘤灶局部 Treg 细胞聚集。Treg 细胞可通过直接接触或释放抑制性细胞因子（IL-10 和 TGF-β）抑制效应性 CD4$^+$T 细胞和 CD8$^+$T 细胞活化和增殖，抑制 NK 细胞增殖、细胞因子分泌和细胞毒效应，并对单核巨噬细胞、DC、B 细胞等具有抑制或杀伤作用，从而促进免疫逃逸。

第四节　肿瘤免疫诊断和肿瘤免疫治疗

一、肿瘤免疫诊断

肿瘤免疫诊断是通过检测肿瘤标志物和其他免疫学指标而对肿瘤进行诊断或判断患者免疫功能状态及预后的科学。其中，肿瘤标志物在早期发现和诊断肿瘤、提示肿瘤发生部位和组织来源、鉴别肿瘤恶性程度、监测临床治疗效果及肿瘤复发方面具有重要作用。

多种实验技术可用于肿瘤免疫诊断。例如 ELISA 可用于检测血液及其他体液中的肿瘤标志物；免疫组化、流式细胞术等可用于检测肿瘤细胞表面标志物；原位杂交、PCR 等技术可用于测定癌基因、抑癌基因、端粒酶及细胞因子；而单克隆抗体与放射性核素结合物的体内示踪技术有助于对肿瘤进行早期诊断和定位。

二、肿瘤免疫治疗

肿瘤免疫治疗指通过激发和增强机体免疫功能而控制和杀伤肿瘤。肿瘤免疫治疗的原理是增强效应细胞杀伤能力，同时抑制或清除调节性免疫细胞对肿瘤的庇护。目前的主要策略是提高效应细胞数量和功能。

值得一提的是，随着近年来针对 PD-1/PD-L1、CTLA-4 等靶点的免疫检查点治疗在肺癌等恶性肿瘤

临床上获得的成功，免疫治疗正在成为越来越多类型癌症的重要治疗手段。

（一）主动免疫治疗

1. 非特异性主动免疫治疗　卡介苗（BCG）、短小棒状杆菌（PV）和左旋咪唑等具有免疫增强作用，可非特异性刺激机体免疫系统、强化抗肿瘤免疫效应。局部或全身给予 IL-2、IL-12 和 IL-15 等细胞因子，可促进机体免疫细胞活化，增强其抗肿瘤免疫效应。

2. 特异性主动免疫治疗　应用肿瘤抗原或模拟肿瘤抗原刺激机体免疫系统，可激发或增强机体抗肿瘤的特异性免疫应答。此策略称为肿瘤特异性主动免疫治疗（specific active immunotherapy，SAIT），常通过体内输注肿瘤疫苗而实现。常见的肿瘤疫苗如下。

（1）细胞性疫苗　包括灭活或病毒处理的肿瘤细胞疫苗、基因修饰的肿瘤细胞疫苗、DC-肿瘤细胞嵌合体疫苗和肿瘤抗原肽或基因修饰的 DC 瘤苗等。

（2）亚细胞疫苗　指用从肿瘤细胞或经基因修饰的肿瘤细胞裂解物中（如黑色素瘤细胞裂解物等）所提取的肿瘤细胞组分制备的肿瘤疫苗。

（3）分子疫苗　包括肿瘤多肽疫苗、肿瘤相关的病毒疫苗、抗独特型抗体疫苗和癌基因产物疫苗等。HPV 预防性疫苗（L1 衣壳蛋白）可使机体产生高浓度的中和抗体，从而建立免疫保护，以防止机体被 HPV 感染和预防 HPV 感染所引起的宫颈癌、外阴阴道癌和肛门癌等，目前已经在人群应用，获得了良好的效果。

（4）基因疫苗　应用编码肿瘤抗原或相关分子的基因构建重组真核表达质粒，输注机体后可表达相应蛋白产物，从而诱发机体抗肿瘤免疫应答。

（二）被动免疫治疗

1. 肿瘤的抗体靶向治疗　原理为：将化学治疗药物、毒素或放射性核素等细胞毒性物质与抗肿瘤单克隆抗体（McAb）偶联，以 McAb 为载体将细胞毒性物质携带至肿瘤灶，发挥杀瘤作用。肿瘤抗原、独特型表位、细胞因子受体等肿瘤相关或特异性膜抗原均可作为靶分子。

2. 过继免疫治疗（adoptive immunotherapy）　指

将自体或异体抗肿瘤效应细胞或其前体细胞在体外采用 IL-2、抗 CD3 单抗和特异性多肽等激活剂进行诱导、激活和扩增，然后转输给肿瘤患者，以提高患者抗肿瘤免疫力，从而达到治疗和预防复发的目的。常用于过继免疫治疗的效应细胞包括：①淋巴因子激活的杀伤细胞（lymphokine-activated killer cell，LAK 细胞），用高浓度 IL-2 激活来自患者自体或正常供者的外周血单个核细胞。②肿瘤浸润淋巴细胞（TIL），从切除的瘤组织或胸腹水中分离淋巴细胞，体外经 IL-2 诱导、激活和扩增。③抗 CD3 单克隆抗体激活的杀伤（anti-CD3 antibody induced activated killer，CD3AK）细胞，用抗 CD3 单抗辅以小剂量 IL-2 激活外周血单个核细胞。④CTL，用特异性多肽抗原体外诱导 CTL 克隆。⑤细胞因子诱导的杀伤细胞（cytokine-induced killer cell，CIK 细胞），指将人体外周血单个核细胞中的悬浮细胞在体外模拟人体内环境，用多种细胞因子共同培养增殖后获得的一群异质细胞，具有非 MHC 限制和广谱杀癌细胞的特点。目前 CIK 细胞治疗正逐步成为肿瘤治疗重要的辅助方法。

3. 细胞因子治疗 原理是应用某些细胞因子直接杀伤肿瘤细胞或通过免疫调节间接发挥抗肿瘤作用，可通过直接给患者注射细胞因子或将抗肿瘤药物和生物毒素、放射性核素、细胞因子偶联，以细胞因子作为导向分子，将效应分子引导至表达相应细胞因子受体的肿瘤局部实现。另外，也可将细胞因子基因直接导入抗原提呈细胞或肿瘤细胞。

（三）基因治疗

基因治疗是通过克隆某些可用于肿瘤治疗的目的基因，体外转染受体细胞（肿瘤细胞或效应细胞），然后回输体内，或直接注射目的基因，使之在体内有效表达，增强机体抗肿瘤效应或改善肿瘤微环境以增强抗肿瘤免疫力。

（四）抑制或清除调节 T 细胞

清除体内过高的 Treg 细胞或减弱其对免疫功能的抑制作用是肿瘤免疫治疗的重要策略。动物实验证明，应用抗 CD25 单抗清除 CD4⁺CD25⁺Treg 细胞可缓解肿瘤生长；瘤内注射抗 CD25 单抗，清除肿瘤灶局部 Treg 细胞，同时阻断 CCL22、CCR4 趋化因子介导 Treg 细胞向肿瘤迁移的作用，并增强特异性 CTL 功能可明显抑制肿瘤生长。

（杨亚男）

数字课程学习

🎬 教学 PPT ✏️ 自测题 💻 本章小结 💬 复习思考题

第二十三章

移植免疫

提要：

● 移植是指应用自体或异体的正常细胞、组织、器官置换病变的或功能缺损的细胞、组织、器官，以维持和重建机体生理功能。

● 移植术后，受者免疫细胞识别移植物抗原产生应答，或移植物中的免疫细胞识别受者组织抗原产生应答，这些应答称为移植物排斥反应。

● 引发移植物排斥反应的抗原主要是人类白细胞抗原和ABO血型抗原，抗体和免疫效应细胞介导移植物排斥反应。

● 减轻或避免排斥反应的主要措施是尽可能选择亲缘关系相近或HLA型别相容的供者，应用免疫抑制剂和建立免疫耐受等。

在临床医学中应用自体或异体的正常细胞、组织、器官置换病变的或功能缺损的细胞、组织、器官，以维持和重建机体生理功能，这种治疗方法称为移植（transplantation）。被移植的细胞、组织或器官称为移植物（graft），提供移植物的个体称为供者（donor），接受移植物的个体称为受者（recipient）。移植物能否被受者接受，与供、受双方的遗传背景密切相关。若两者的组织存在差异，就会发生排斥反应，此为移植物排斥反应（graft rejection）（图23-1）。移植免疫（transplantation immunity）旨在研究移植的免疫生物学机制，并探索有效防止移

植物排斥反应、提高移植物存活的方法。近年来，组织配型技术、器官保存技术和外科手术方法不断改进，新的高效免疫抑制剂不断研发成功并应用，移植术的应用范围不断扩大，已成为治疗多种终末期疾病的有效手段。

拓展阅读23-1　移植免疫学的开创者

根据移植物的来源及其遗传背景不同，可将移植分为4类：①自体移植（autologous transplantation）：移植物来源于受者自身，不产生排斥反应，如烧伤后将自身正常皮肤移植至烧伤创面。②同基因移植（syngenic transplantation）或称同系移植（isotransplantation）：指遗传基因完全相同或基本近似的个体间的移植，如同卵双生子之间的移植，或近交系动物（inbred strain animal）之间的移植，一般不发生排斥反应。③同种（异体）移植（allogeneic transplantation）：同种内遗传基因不同的个体间的移植，常引起不同程度排斥反应，临床移植多属此类型。④异种移植（xenotransplantation）：即不同种属个体间的移植，例如将动物器官移植给人，由于供者、受者间遗传背景差异甚大，可导致强烈的排斥反应，但因异种移植可能解决人类器官资源短缺的问题，成为移植免疫研究的方向之一。

拓展阅读23-2　各类型组织器官移植的比较

图23-1　移植的4种基本类型

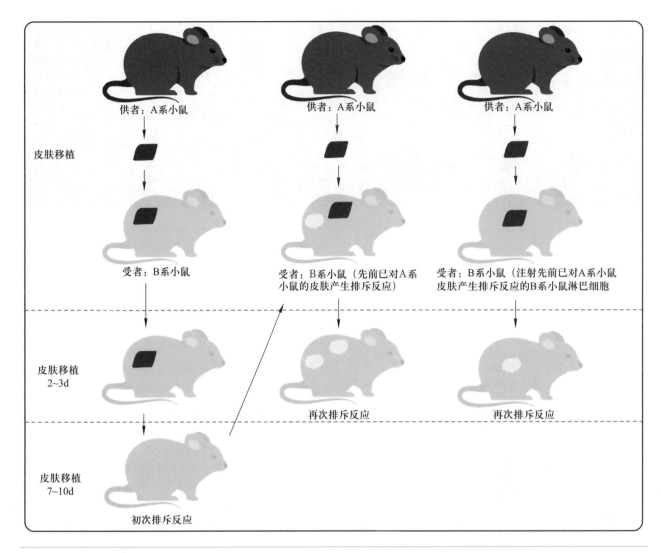

图 23-1　移植物排斥反应
　　　　B 系小鼠对 A 系小鼠抗原的识别具有特异性、记忆性，B 系小鼠排斥 A 系小鼠来源的移植物。

　　临床常见的移植问题主要是同种异体移植，因此本章重点介绍同种异体移植。

第一节　同种异体移植排斥机制

　　同种异体间移植一般都会发生排斥反应，其本质与供受双方遗传基因不同有关，受者免疫细胞识别供者移植物抗原而发生免疫应答。

一、激发同种异体移植物排斥反应的抗原

　　引起移植物排斥反应的抗原称为移植抗原或组织相容性抗原。同一种属不同个体间，凡是由等位基因差异而形成的多态性产物，即为同种异型抗原，均可作为组织相容性抗原而介导排斥反应。

（一）主要组织相容性抗原

　　主要组织相容性抗原（major histocompatibility antigen，MH 抗原）由主要组织相容性复合体（MHC）编码。人类的主要组织相容性抗原称为人类白细胞抗原（human leukocyte antigen，HLA）。HLA 具有高度多态性，在随机婚配的人群中很难找到 HLA 基因型完全相同的个体，故其编码的 HLA 成为同种异体移植中引起迅速而强烈排斥反应的最重要靶抗原，是发生急性移植物排斥反应的主要原因（详见第八章）。

（二）次要组织相容性抗原

资料表明，在供者、受者主要组织相容性复合体（MHC）完全相同的移植中，仍可发生程度较轻、较缓慢的排斥反应，提示除主要组织相容性抗原外还存在其他可诱导排斥反应的抗原，即次要组织相容性抗原（minor histocompatibility antigen，mH 抗原）。mH 抗原表达于机体组织细胞表面，由种群内某些多态性基因编码，可被 MHC 分子提呈，被 T 细胞识别。mH 抗原主要包括如下两类。

1. 性别相关的 mH 抗原　即雄性动物所具有的 Y 染色体基因编码产物，主要表达于精子、表皮细胞及脑细胞表面。

2. 常染色体编码的 mH 抗原　在人类包括 HLA-1 ~ HLA-5 等，其中某些表达于机体所有组织细胞，某些仅表达于造血细胞和白血病细胞。

HLA 完全相同的供者、受者之间的移植物排斥反应，尤其是移植物抗宿主反应，主要由 mH 抗原所致。因此，临床移植（尤其是造血干细胞移植）中应在 HLA 型别相配的基础上兼顾 mH 抗原。

（三）诱导排斥反应的其他抗原

1. 人类 ABO 血型抗原　ABO 血型抗原不仅分布于红细胞表面，也表达于肝、肾等组织细胞和血管内皮细胞表面。若供者、受者间 ABO 血型不合，受者血清中的天然血型抗体可与供者移植物血管内皮细胞表面 ABO 抗原结合，通过激活补体引起血管内皮细胞损伤和血管内凝血，导致超急性排斥反应。

2. 组织特异性抗原　指特异性表达于某一器官、组织或细胞表面的抗原，如内皮细胞抗原、皮肤抗原等。同种异体间不同组织和器官移植后发生排斥反应的强度各异，一般表现为皮肤 > 肾 > 心 > 胰 > 肝，提示在组织相容性抗原和 ABO 血型抗原之外，移植排斥还涉及各自组织的特异性抗原，其现象可能是各种组织特异性抗原的免疫原性不同所致。目前研究较多的组织特异性抗原有：①血管内皮细胞（vascular endothelial cell，VEC）抗原，可诱导受者产生强烈的细胞免疫应答，从而启动急性、慢性移植物排斥反应，其编码基因与 MHC 紧密相连，或为一种新的 MHC Ⅰ 类分子基因；②皮肤 SK 抗原，通常与自身 MHC 分子结合为复合物，皮肤移植后，受者 T 细胞直接识别供者皮肤 SK-MHC 复合物，引起移植物排斥反应。

二、T 细胞识别同种异型抗原的机制

同种反应性 T 细胞是识别同种异型抗原介导同种异体移植物排斥反应的关键效应细胞。米奇森（Avrion Mitchison）于 20 世纪 50 年代在被动转移实验中发现，先天性无胸腺鼠和新生期摘除胸腺的小鼠和大鼠不发生移植物排斥反应，若给上述动物注射同系正常鼠 T 细胞则可对移植物产生排斥反应，表明 T 细胞在移植物排斥反应中起关键作用。T 细胞主要通过直接识别和间接识别两种模式对同种异型抗原进行识别（图 23-2）。

 拓展阅读 23-3　T 细胞对同种异型抗原直接识别和间接识别模式的比较

（一）直接识别

直接识别（direct recognition）指受者的同种反应性 T 细胞（alloreactive T cell）直接识别供者 APC 表面的 MHC 分子或供者抗原肽 - 供者 MHC 分子复合物，并产生应答。其基本过程是：移植物中残留过路白细胞（passenger leukocyte），主要为成熟 DC 和巨噬细胞等 APC，当移植物血管与受者血管接通后，受者 T 细胞进入移植物中，移植物内的供者过路白细胞也可进入受者血液循环或局部引流淋巴组织。由此，供者 APC 可与受者 T 细胞接触，将同种异体抗原直接提呈给受者，引发移植物排斥反应。直接识别机制在早期急性排斥反应中起主要作用。

直接识别引起的排斥反应特点：①反应迅速，直接识别省略了受者 APC 摄取、加工抗原的过程。②反应强烈，人体内识别同种异型抗原的 T 细胞克隆占 T 细胞总数的 1% ~ 10%，而识别普通抗原的 T 细胞克隆为 1×10^{-5} ~ 1×10^{-4}，其数量远大于识别普通抗原的 T 细胞。

受者 T 细胞直接识别同种异型抗原的机制尚未完全阐明。相关的实验证据目前主要是混合淋巴细胞反应，同种异体的供者、受者间 MHC 分子有差异，供者、受者的淋巴细胞通过直接识别对方淋巴细胞表面的异型 MHC 分子而活化并增殖。此外，有学者认为 TCR 识别抗原肽 -MHC 分子复合物

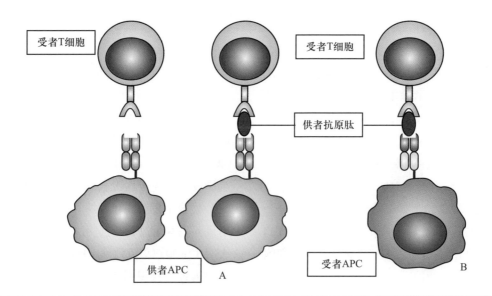

图 23-2 T 细胞的直接识别与间接识别

A. 直接识别途径，受者 T 细胞识别供者 APC 表面的 MHC 分子或供者抗原肽 – 供者 MHC 分子复合
物　B. 间接识别途径，受者 T 细胞识别受者 APC 所提呈的供者来源的抗原肽 – 受者 MHC 分子复合物

（pMHC）具有简并性（degeneracy），即同一 TCR 可能识别不同的 pMHC；同时又具有包容性，通过改变 TCR 构型以识别不同的 pMHC。

（二）间接识别

间接识别（indirect recognition）指供者移植物的脱落细胞或 MHC 分子经受者 APC 摄取、加工，以供者来源的抗原肽 – 受者 MHC 分子复合物形式提呈给受者 T 细胞，供受者识别并使之活化。其原理与 T 细胞对普通抗原的识别一致。间接识别中，供者 MHC 分子结构不同于受者自身组织成分，与普通"非己"抗原一样被提呈。故其引起的排斥反应弱而且出现较晚，可随着同种异体移植排斥的逐步进行，并在间接识别过程中会出现表位扩展，加重移植物排斥反应。此外，同种异体移植物上的次要组织相容性抗原引发的移植排斥也通过间接识别途径。间接识别在急性排斥反应晚期和慢性排斥反应中起重要作用，对免疫抑制药物相对不敏感。

三、移植物排斥反应的免疫机制

（一）针对移植物的体液免疫排斥机制

移植物抗原特异性 CD4$^+$Th2 细胞被激活，可辅助 B 细胞活化并分化为浆细胞，分泌针对同种异型抗原的特异性抗体。首先，某些情况下（如妊娠、

输血或移植）受者体内可产生抗同种异体 HLA 的抗体；其次，机体天然存在的 ABO 血型抗体及针对某些次要组织相容性抗原的抗体，都可能参与移植物排斥反应。抗体可发挥调理作用、免疫黏附、ADCC 和 CDC 作用等，通过活化补体、损伤血管内皮细胞、介导凝血、血小板聚集、溶解移植物细胞和释放促炎症介质等多种机制，介导排斥反应。主要在超急性排斥反应和急性排斥反应中起作用。

（二）针对移植物的细胞免疫排斥机制

T 细胞介导的细胞免疫应答在移植物排斥反应的效应机制中发挥关键作用。

1. CD4$^+$Th1 细胞　是介导急性排斥反应的主要效应细胞。受者多克隆初始 CD4$^+$Th1 细胞通过直接识别机制参与早期急性排斥反应，寡克隆 CD4$^+$Th1 细胞通过间接识别机制参与中晚期急性排斥反应。活化的 Th1 细胞主要通过分泌多种细胞因子发挥效应：①Th1 细胞分泌 IFN-γ 等激活大量 T 细胞和 MΦ，在移植物局部形成以单个核细胞浸润为主的炎症反应；②活化的 Th1 细胞与 MΦ 释放多种炎性细胞因子（如 IFN-γ 和 IL-2 等），导致迟发型超敏反应性炎症反应，使移植物组织损伤；③上调 MHC 分子的表达，以增强对移植抗原的提呈作用。

2. Th17 细胞　是参与移植物排斥反应的重要效应细胞。相关的实验依据为：肺、肾移植后，移植

物内 IL-17 水平与急性排斥反应程度呈正相关；阻断 IL-17 或清除 Th17 细胞，可显著延长移植心脏的存活时间。

3. Treg 细胞　是重要的调控移植物排斥反应的细胞亚群。相关的实验依据为：肺、肝和肾等实质器官移植后，血液中 Treg 细胞数量与移植物存活率呈正相关。Treg 细胞回输诱导移植耐受已显示其在临床治疗移植物排斥反应的潜在应用价值。

4. CD8⁺CTL　通过直接识别杀伤移植物，在移植损伤机制中也发挥重要作用。

5. 记忆 T 细胞（Tm 细胞）　在移植排斥中发挥重要作用，与同种心、肾和肝移植物排斥反应的发生率及严重程度有关。

（三）参与移植物排斥反应的固有免疫效应机制

组织器官移植后，移植物首先诱导机体发生固有免疫应答，导致移植物炎症反应和相应组织损伤，继而引发特异性免疫排斥反应。移植术中诸多因素可启动移植物非特异性损伤，如手术所致的机械性损伤、移植物被处置过程中的缺血缺氧导致的损伤及移植物缺血再灌注损伤等。上述综合效应诱导细胞应答，继发炎性"瀑布式"反应，导致移植物组织细胞发生炎症反应、损伤和死亡。

器官移植时，损伤细胞释放大量损伤相关模式分子（DAMP），如热激蛋白（HSP）、高迁移率族蛋白（HMGB1）等，与其相应模式识别受体（PRR）结合启动胞内信号转导，介导多种效应。此外，有中性粒细胞、NK 细胞和 NKT 细胞参与非特异性损伤机制。其中 NK 细胞在宿主抗植移物反应和移植物抗宿主反应中均发挥重要作用。正常情况下 NK 细胞表达 KIR 与自身组织细胞所表达的自身 MHC I 类分子或自身抗原肽 - 自身 MHC I 类分子复合物结合产生负调节信号，从而抑制 NK 细胞杀伤活性。在同种器官移植后，受者 NK 细胞的 KIR 不能识别移植物细胞表面的非己 MHC 分子，从而被激活产生杀伤效应，引起移植物排斥反应。活化的 T 细胞分泌多种细胞因子可募集 NK 细胞并使之激活，从而参与早期急性排斥反应。活化的 NK 细胞释放 IFN-γ，促进移植物内皮细胞高表达 MHC 分子，并增强内皮细胞对同种反应性 T 细胞杀伤效应的敏感性。NKT 细胞主要通过分泌 IL-4 调节 Th2 细胞分化，抑制 Th1 细

胞，参与移植耐受的维持。

第二节　移植物排斥反应的类型

移植术后，受者免疫系统识别移植物抗原并产生应答，移植物中免疫细胞也可识别受者组织抗原并产生应答，前者称为宿主抗移植物反应（host versus graft reaction，HVGR），见于一般实质器官移植；后者称为移植物抗宿主反应（graft versus host reaction，GVHR），主要见于骨髓移植或其他免疫细胞移植。

一、宿主抗移植物反应

HVGR 为宿主免疫系统对移植物发动攻击，导致移植物被排斥。根据排斥反应发生的时间、强度、机制和病理表现，可分为超急性排斥反应、急性排斥反应和慢性排斥反应三类。

 拓展阅读 23-4　不同类型移植物排斥反应的特点

（一）超急性排斥反应

超急性排斥反应（hyperacute rejection，HAR）指器官移植后数分钟至 24h 内发生的排斥反应，见于反复输血、多次妊娠、长期血液透析或再次移植的个体。其机制主要由体液免疫介导，宿主体内预存的抗供者组织抗原（HLA）的抗体或天然抗体（如 ABO 血型抗体）与移植物相应的组织细胞抗原结合，通过激活补体直接导致细胞破坏，同时补体活化所形成的活性片段通过增加血管通透性、趋化中性粒细胞等损伤血管内皮细胞、活化血小板导致血管栓塞和组织坏死。其移植的组织器官病理学特点是广泛的急性小动脉炎，伴血栓形成及缺血、变性和坏死。免疫抑制药物对此类排斥反应效果不佳。此外，供者器官灌流不畅或缺血时间过长也是导致超急性排斥反应发生的可能原因。

（二）急性排斥反应

急性排斥反应（acute rejection）是同种异基因器官移植中最常见的一类排斥反应，一般在移植术后数天至 2 周左右出现，多数发生于术后 1 个月内。急性排斥反应发生的快慢和轻重，取决于供者、受

者组织相容性程度、受者免疫功能状态及免疫抑制剂使用等。

急性排斥反应发生机制主要由细胞免疫应答介导，体液免疫应答也参与反应。①CD4+Th1细胞介导迟发型超敏反应，是主要的损伤机制。②CTL直接杀伤表达异型抗原的移植物细胞。③激活的MΦ和NK细胞参与急性排斥反应的组织损伤。④在急性排斥反应后期，受者产生针对移植物HLA的IgG类抗体，激活补体而导致细胞损伤。其病理特点是移植物组织出现大量巨噬细胞和淋巴细胞浸润。若及早给予适当的免疫抑制剂治疗，大多数可获缓解。

（三）慢性排斥反应

慢性排斥反应（chronic rejection）亦称慢性移植物失功（chronic graft dysfunction，CGD），多发生于器官移植后数月甚至数年，主要表现为移植器官功能进行性减退和衰竭，以移植物血管内膜增生和器官实质纤维化为主要病理学特点。其发生机制迄今尚不完全清楚，一般认为慢性排斥反应的发生可能涉及免疫学和非免疫学两种机制。

1. 免疫学机制　慢性排斥反应的发生与细胞免疫和体液免疫应答均有关。移植术后，受者CD4+T细胞持续性间断被移植物HLA活化，CD4+Th1细胞介导的慢性迟发型超敏反应引起移植物及其血管内皮损伤；CD4+Th2细胞辅助B细胞产生抗体，通过激活补体及ADCC破坏血管内皮细胞。而反复发作的急性排斥反应引起移植局部炎症反应细胞、组织细胞及血管内皮细胞分泌平滑肌细胞生长因子、血小板源生长因子、转化生长因子等多种生长因子，导致血管平滑肌细胞增生、动脉硬化、血管壁炎性细胞浸润等病理改变。Th17细胞不仅参与急性排斥反应，更在慢性排斥反应中发挥重要作用。Th17可能是参与排斥反应复发及临床隐匿性慢性排斥反应的主要效应细胞。固有免疫在慢性排斥反应发生、发展中起重要作用。反复发作的急性排斥反应进程中，损伤的移植物组织细胞和移植物局部活化的免疫细胞都可释放DAMP，后者进一步激活免疫细胞，因此形成恶性循环，导致急性排斥反应持续存在并慢性化，成为介导移植物慢性损伤的关键因素。

2. 非免疫学机制　慢性排斥反应与组织器官退行性变有关，其非免疫学因素主要包括供者年龄

（过大或过小）、受者原有并发症（如高脂血症、高血压、糖尿病和慢性巨细胞病毒感染等）、移植术后早期出现缺血再灌注损伤、移植器官的去神经支配和血管损伤及免疫抑制剂的毒性作用等。

慢性排斥反应对免疫抑制疗法不敏感，成为影响移植物长期存活的主要原因。

二、移植物抗宿主反应

GVHR是由移植物中抗原特异性淋巴细胞识别宿主组织抗原所致的排斥反应，发生后一般均难以逆转，不仅导致移植失败，还可能威胁受者生命。临床上，GVHR常见于骨髓、胸腺、脾移植术后。应用免疫抑制剂（如环孢素、他克莫司）或预先清除供者骨髓中成熟T细胞等方法可防止移植物抗宿主病（graft versus host disease，GVHD），或降低GVHD的严重程度。

GVHR发生与下列因素有关：①受者与供者间HLA型别不符。②移植物中含有足够数量免疫细胞，尤其是成熟T细胞。③受者处于免疫无反应性或免疫功能极度低下的状态（被抑制或免疫缺陷）。其机制主要是移植物中成熟T细胞被宿主的异型组织相容性抗原激活，增殖分化为效应T细胞。如供者CD4+T细胞识别受者组织相容性抗原（包括主要组织相容性抗原和次要组织相容性抗原），活化、增殖、分化为效应CD4+T细胞，产生IL-2、IFN-γ和TNF-α等细胞因子，进而激活CTL、MΦ和NK细胞，直接或间接破坏受者组织细胞。

急性GVHD主要引起皮肤、肝和肠道等多器官上皮细胞坏死，因为这些组织增生活跃，有大量表达MHCⅠ类和Ⅱ类分子的抗原提呈细胞，患者出现皮疹、黄疸和腹泻等临床表现，严重者皮肤和肠黏膜剥落，导致死亡。慢性GVHD则引起一个或多个器官纤维化和萎缩，导致器官功能进行性丧失。

第三节　移植物排斥反应的防治原则

移植物排斥反应防治工作直接关系到器官移植术的成败，其基本原则是：①选择与受者HLA最大程度相配的供者，以降低移植物免疫原性；②抑制

受者免疫功能；③诱导受者对移植物的特异性免疫耐受及加强移植后的免疫监测。

一、供者的选择

器官移植成败主要取决于供者、受者间的组织相容性。因此，术前须实施一系列检测，尤其是正确的组织配型，尽可能选择较理想的供者。

（一）红细胞血型抗原检查

供受双方 ABO 血型抗原不符，可引起超急性排斥反应。故供者 ABO、Rh 血型抗原须与受者相同，或至少符合输血原则。

（二）受者血清中预存的细胞毒性 HLA 抗体检测

取受者血清与供者淋巴细胞在体外做交叉细胞毒试验，加入补体检测供者细胞是否被杀伤，以检测受者血清中是否含有针对供者淋巴细胞的预存细胞毒抗体。如试验结果阳性，易发生超急性排斥反应。

（三）HLA 分型

HLA 型别匹配程度是决定供者、受者间组织相容性的关键因素，不同 HLA 基因座产物对移植排斥的影响不同。一般而言，HLA-DR 对移植排斥最为重要，其次为 HLA-B 和 HLA-A；而骨髓移植物中含有大量免疫细胞，HLA 需完全相配，若 HLA 不相配，所致 GVHR 特别强烈，且不易被免疫抑制剂控制，故对 HLA 配型的要求也特别高；肝中含有大量未成熟 DC 细胞，容易诱导免疫耐受，故肝移植对 HLA 配型不必苛求。

（四）mH 抗原分型

在 HLA 抗原匹配的情况下，应尽可能选择同性别的供者。由于男性组织细胞表面表达与性别相关的 mH 抗原，男性供者的移植物可能被女性受者排斥。某些情况下，mH 抗原对 GVHD 的发生起作用，因此利用 mH 分型进行骨髓移植供体选择，具有重要意义。

（五）交叉配型

目前 HLA 分型技术尚难以检出某些同种抗原的差异，故有必要进行交叉配型，对于骨髓移植尤为重要。具体方法为：供者和受者淋巴细胞互为反应细胞，即做两组单向混合淋巴细胞培养，两组中任何一组反应过强，均提示供者选择不当。

二、移植物和受者的预处理

（一）移植物预处理

实质器官移植时，应尽可能清除移植物中过路细胞将有助于减轻或防止 HVGD 的发生。同种骨髓移植中，为预防 GVHD，可预先清除骨髓移植物中的 T 细胞。

（二）受者预处理

受者血清中如含有针对供者细胞的预存细胞毒抗体（如 ABO 血型抗体）而又不得不接受移植时，可在术前通过血浆置换去除受者体内的天然抗体，也可对受者进行脾切除或进行免疫抑制疗法。骨髓移植前常需给受者不同强度的放射线照射。

三、受者免疫抑制状态的建立与维持

同种移植术后一般均发生排斥反应，故需在术后很长一段时间维持受者一定程度的免疫抑制状态，常用措施主要包括以下几方面。

（一）应用免疫抑制剂

常用的化学类免疫抑制剂有抑制代谢的药物如硫唑嘌呤和环磷酰胺等，选择性抑制 T 细胞活化的药物如环孢素（cyclosporin A，CsA）、他克莫司（FK506）和西罗莫司（sirolimus）等，生物制剂主要是针对免疫细胞表面 Ig 的各种抗体。

1. 化学类免疫抑制药 CsA 是含有 11 个氨基酸的环状多肽，能干扰 Th 细胞 IL-2 等细胞因子的合成、分泌及 IL-2 受体的表达，从而抑制 T 细胞增殖。CsA 是临床使用最为广泛的免疫抑制剂。他克莫司可抑制 CD4+Th 细胞的活化，抑制 IL-2 与 IL-2R 等基因的表达，其有效浓度比 CsA 低，肾毒性小，应用范围较广。西罗莫司与他克莫司的结构相似，其作用在于抑制抗原和细胞因子（IL-2、IL-4 和 IL-15）激发的 T 细胞活化和增殖。硫唑嘌呤能抑制增殖期免疫细胞 DNA 的合成。糖皮质激素抑制细胞表达 MHC 基因，抑制细胞因子分泌，诱导活化 T 细胞凋亡。

上述药物分别作用于移植物排斥反应的不同环节，故临床上联合应用，可增强疗效、降低每种药物剂量及减轻毒副作用。

2. 生物制剂 目前已用于临床的主要是抗免疫细胞膜抗原的抗体，如抗淋巴细胞球蛋白（ALG）、抗胸腺细胞球蛋白（ATG）、抗 CD3、CD4、CD8 单抗和抗 IL-2Rα 链（CD25）单抗等。这些抗体通过与相应膜抗原结合，借助补体依赖的细胞毒作用，分别清除体内 T 细胞或胸腺细胞。

3. 中草药类 某些中草药（如雷公藤和冬虫夏草等）有明显的免疫调节或免疫抑制作用，已试用于防治移植物排斥反应。

（二）清除预存抗体

移植前进行血浆置换，可除去受者血液内预存的特异性抗体，以防止超急性排斥反应。

（三）其他免疫抑制方法

临床上应用受者脾切除、放射线照射移植物或受者淋巴结、血浆置换和淋巴细胞置换等技术防止排斥反应，均取得一定疗效。在骨髓移植中，术前常需使用大剂量放射线照射或化学药物以破坏受者免疫功能使受者丧失对骨髓移植物的免疫应答能力。

四、移植后的免疫监测

移植后的免疫监测有助于及时采取相应防治措施，防止移植物排斥反应的发生。目前已经建立的诸多免疫学实验方法均可用于监测。各种排斥反应的诊断依据除临床症状、组织活检及生化检测外，还可采取多项免疫指标综合分析来为临床提供有指导意义的数据。目前临床上常用的免疫学检测指标主要包括：①淋巴细胞亚群百分比和功能测定。②免疫分子水平测定，如血清中细胞因子、抗体、补体、可溶性 HLA 分子水平，细胞表面黏附分子、细胞因子受体表达水平等。

第四节 与移植相关的免疫学问题

一、诱导移植耐受的策略

移植耐受（transplantation tolerance）是指受者对供者移植物的特异性无反应性现象。从理论上讲，诱导受者建立移植耐受是彻底解决移植排斥问题的理想策略，但至今诱导移植耐受的方法仍处于实验研究阶段。

（一）封闭同种反应性 TCR

同种异体 MHC 分子中的优势肽（predominant peptide）与同种反应性 T 细胞的 TCR 高亲和力结合，为 T 细胞活化提供第一信号。应用人工合成肽段，模拟供者 MHC 分子优势肽，封闭受者同种反应性 T 细胞的 TCR，即可阻断 T 细胞活化的第一信号而诱导移植耐受。应用针对 TCR 的单抗或抗 TCR 独特型抗体，也可封闭 T 细胞建立同种移植耐受。

（二）建立嵌合体

非己成分与自身成分共存的现象称为嵌合（chimerism），移植耐受的嵌合主要指血细胞的嵌合，由于这种耐受需借助高灵敏度技术方可检出，故称为微嵌合（microchimerism）。目前已建立的嵌合体模型有如下。

1. 完全造血嵌合体（full hematopoietic chimerism）指受者血细胞完全来源于供者的嵌合体。致死剂量放射线照射的小鼠，接受异基因造血干细胞移植，受者血细胞逐渐由供者造血干细胞来源的血细胞代替。该模型小鼠可接受异基因供者的任何组织器官移植而不发生排斥反应。

2. 混合造血嵌合体（mixed hematopoietic chimerism）指受者血细胞由受者和供者血细胞共同组成的嵌合体。亚致死剂量放射线照射的小鼠，植入去除 T 细胞的异基因和同基因造血干细胞，该模型小鼠接受供者的移植物不发生排斥反应。其优点是：无需彻底摧毁受者造血系统，不良反应较轻，可诱导对供受者双重耐受，降低 GVHD 发生率及减轻药物毒副作用等。

既往通过大剂量照射或大剂量免疫抑制药物诱导嵌合，对机体损伤严重，限制了临床应用。目前使用特异性单抗（如 CD4 和 CD8 单抗）去除成熟 T 细胞，然后小剂量胸腺照射以去除胸腺内残存的 T 细胞，最后输入造血干细胞。

（三）应用 T 细胞疫苗

在体外应用供者抗原刺激受者的 T 细胞使之扩增，然后将其作为疫苗接种受者，诱导受者产生针对移植物的免疫耐受。其机制可能是降低受者体内同种反应性 T 细胞的应答能力。

（四）过继输注 Treg 细胞

具有同种抗原特异性 CD4⁺CD25⁺Treg 细胞可抑制 T 细胞介导的同种移植物排斥反应，诱导移植物长期耐受。其机制为：① Treg 细胞抑制同种反应性 CD8⁺T 细胞的细胞毒作用。② Treg 细胞直接或间接下调 DC 表达共刺激分子或黏附分子，抑制同种反应性 T 细胞激活、增殖，并诱导其无反应性或凋亡。实验研究还表明，采集已产生移植耐受小鼠的 Treg 细胞过继输注未产生耐受的同系小鼠，可使后者也产生对同一供者移植物的耐受，称为感染性耐受（infectious tolerance）。目前 CD4⁺CD25⁺Treg 细胞分离扩增方法已大大改进，技术相对成熟，令过继输注 Treg 细胞显示出良好的临床应用前景，该策略被视为诱导移植耐受的最佳策略之一。

（五）阻断 T 细胞活化的共刺激信号

T 细胞活化过程中，有多种黏附分子参与信号转导，共同构成共刺激信号。选择性应用抗黏附分子抗体或可溶性配体封闭相应黏附分子，可以阻断受者 T 细胞活化的共刺激信号，诱导 T 细胞无反应性而建立移植耐受。如 CTLA-4-Ig 融合蛋白、抗 B7 家族单抗、抗 CD28 单抗或抗 CD40L 单抗可有效延长移植物存活时间。

（六）供者特异性输血

供者特异性输血（donor specific transfusion，DST）可诱导实验动物产生移植耐受，提高移植成功率，其机制尚不清楚，可能是：①促进 Th2 细胞活化，抑制 Th1 细胞功能。②诱导受者产生抗供者组织抗原的特异性封闭抗体；③刺激机体产生针对同种反应性 TCR 独特型的抗体。④异体淋巴细胞在受者体内产生移植物抗宿主样反应，杀伤受者同种反应性 T 细胞。

（七）过继输注或诱导未成熟 DC

未成熟 DC 表面仅表达低水平 MHC 分子和共刺激分子（CD80/CD86），易使 T 细胞因缺乏活化信号而无反应性或凋亡。例如肝移植后较易诱导移植耐受，与肝过路细胞中含有高比例未成熟 DC 有关。维持 DC 于未成熟状态或过继输注未成熟 DC 有可能诱导移植耐受。体外应用某些抑制性细胞因子（如 IL-10 或 TGF-β）和／或给予免疫抑制剂，可诱生耐受性 DC。因此，过继输注（经体外修饰的）DC 成

为诱导移植耐受的重要策略。

（八）其他

通过定向调控 Th 细胞亚群分化、阻断效应细胞向移植物局部浸润等措施，都可明显延长移植物的存活时间。

必须强调，上述诱导同种异体移植耐受的策略，目前多数仍处于实验研究阶段，离临床应用尚有相当距离。

二、关于对免疫豁免部位的研究

机体某些部位接受同种或异种移植物后不发生或仅发生轻微排斥反应，这些部位称为免疫豁免部位，包括胸腺、角膜、眼前房、软骨、脑、胎盘滋养层和内分泌腺等。其形成机制可能是：①局部缺乏血管、淋巴管，血液循环中的淋巴细胞难以进入这些组织，淋巴细胞也不能接触移植物中的抗原，因此不易引发移植物排斥反应。②存在特殊的屏障结构，如血脑屏障、血 - 房水屏障等，阻止抗体和免疫细胞进入相应组织与之接触，故脑内组织移植易于成功。已观察到生理状态下完整的血 - 房水屏障可以阻止眼部微血管中免疫细胞和免疫分子进入眼组织，是角膜移植较其他器官移植不易发生移植物排斥反应的原因之一。③某些组织（如软骨）免疫原性较弱，不易诱发排斥反应。④某些豁免部位组织细胞高表达 FasL，同种异型反应性 T 细胞进入该部位被激活后，可高表达 Fas，从而通过 Fas/FasL 途径使激活的特异性 T 细胞凋亡（apoptosis），阻止排斥反应发生。⑤某些豁免部位组织细胞不表达 MHC 分子，例如胎盘滋养层细胞不表达经典 HLA- I 类、II 类分子，可避免被母体 T 细胞识别和攻击。⑥局部组织细胞分泌免疫调节分子，可直接或间接抑制活化 T 细胞增殖，如 TGF-β 可抑制抗原特异性 T 细胞诱导的迟发型超敏反应。

三、异种移植问题

供体器官来源严重短缺是临床同种异体移植面临的主要困境之一，异种器官移植成为移植免疫学研究的新领域。猪的器官在解剖学与生理学方面与

人较为接近，且成本较低，饲养与繁殖容易，一般不引起伦理学争议，成为目前异种器官移植的主要来源。但由于种属间关系较远，人对猪的器官会发生排斥反应，包括超急性、急性及慢性排斥反应。

（一）超急性排斥反应对策

超急性排斥反应是异种器官移植的最大障碍，在移植器官血管再通后数分钟内发生，以血栓形成和器官出血为特征，其机制是受者体内存在天然抗猪抗体。目前，普遍认为引起超急性排斥反应的异种抗原主要是表达于猪器官内皮细胞表面的半乳糖苷酶（galactosidase, Gal）抗原。此外，供者（猪）组织细胞表面的补体调节蛋白与受者（人）补体成分不协调，不能抑制补体激活及其溶细胞作用，也是发生超急性排斥反应的原因之一。防治超急性排斥反应的策略为：①清除受者体内的天然抗体；②清除供者移植物组织器官的半乳糖抗原或抑制其表达；③阻断受者补体激活途径。

（二）急性、慢性排斥反应的防治

防治急性、慢性异种移植物排斥反应的策略类似于同种移植（见前述），但难度更大。此外，异种移植仍存在某些尚待逾越的障碍：①异种移植排斥对免疫抑制药物不敏感；②畜类微生物感染对人类的潜在威胁；③异种器官与人类宿主的生理性不相容；④异种移植研究的动物模型有待建立和完善等。

四、造血干细胞移植问题

造血干细胞移植（hematopoietic stem cell transplantation, HSCT）是通过化学药物及放射治疗清除患者骨髓中的所有造血干细胞和淋巴细胞，再将健康供者的造血干细胞植入患者体内，建立新的造血系统及免疫系统。目前已被广泛用于治疗血液系统恶性疾病（如白血病、淋巴瘤）、遗传性血液病、某些经放化疗治疗的恶性实体肿瘤后骨髓衰竭、先天性免疫缺陷和代谢失调等。HSC 主要来源于供者骨髓、外周血和脐带血。国外从 1955 年、中国从 1981 年开始异基因造血干细胞移植（allo-HSCT）以来，已为大量血液系统疾病患者、遗传性血液病患者、某些放化疗后的恶性实体瘤患者带来了福音。

HSCT 在理论上可同时导致 HVGR 和 GVHR，但由于受者多伴严重免疫缺陷，故主要表现为 GVHR。GVHR 一旦发生一般难以逆转，不仅导致移植失败，还可威胁受者生命。因此，移植术前须进行严格的 HLA 配型，或预先清除移植物中的成熟 T 细胞。HLA 的遗传特点：① HLA 具有高度多态性，在无关个体中筛选合适供者十分困难。② HLA 基因为单体型遗传，在同胞兄弟姐妹中筛选 HLA 全相合供者的概率要远远高于无关供者。

HLA 具有高度的多态性，群体中 HLA 基因型别可高达 $10^8 \sim 10^9$ 个，因此，要在无关个体中筛选 HLA 型别高度相配的骨髓捐献者十分困难。为有效开展骨髓移植工作，国际上多个国家和地区已建立了造血干细胞捐献者资料库，截至 2021 年 9 月 15 日，库容已达 3 931 万人份；中国也建立了"中国造血干细胞捐献者资料库"，简称"中华骨髓库"（China Marrow Donor Program, CMDP），截至 2022 年 3 月 31 日，已有库容 311 万人份，已捐献造血干细胞人数总计达 13 012 例。

（李康生　王桂琴）

数字课程学习

🎞 教学 PPT　　✏ 自测题　　🖼 本章小结　　💬 复习思考题

第二十四章
免疫学检测技术及应用

提要：
- 抗原抗体反应的特点及影响因素。
- 基于抗原抗体反应的常用检测技术。
- 免疫细胞分离技术。
- 免疫细胞功能检测技术。

目前，免疫学技术已经广泛应用于医学和生物学的研究及临床疾病的诊断、发病机制研究、病情检测与疗效评价等。免疫学检测可从细胞、分子和相关基因等水平进行测定。

第一节　抗原抗体反应

抗原抗体反应是指抗原和抗体在体内或体外特异性结合后出现肉眼可见或借助仪器可检测出的反应现象，如凝集、沉淀、细胞溶解和补体结合等。根据抗原抗体反应的原理建立的检测方法既可用已知抗体检测标本中有无相应抗原，如检测病原微生物及其产物等；也可用已知抗原检测标本中有无相应抗体，如临床上检测患者血清中抗病原微生物抗体等。

一、抗原抗体反应的特点

（一）特异性

抗原借助其表位与相应抗体的互补决定区在空间构型上的互补关系而发生特异性结合，这种结合具有高度的特异性。抗原抗体反应的特异性使其在疾病诊断、防治和生物学研究领域得到广泛应用。

一种天然抗原表面可有多种不同的抗原表位，不同的抗原也可有相同的抗原表位，具有相同或相似表位的抗原称为共同抗原，抗体与共同抗原结合会发生交叉反应。交叉反应的存在有时会使基于抗原抗体反应特异性建立的检测方法出现假阳性结果，但有时交叉反应也可以被用来对某些疾病进行协助诊断，如临床应用外 – 斐反应（Weil–Felix reaction）可协助诊断立克次体病。

（二）可逆性

抗原抗体反应结合力的大小取决于抗原与抗体分子空间构象的互补程度及分子间的氢键、疏水键、静电引力和范德瓦耳斯力等非共价键的结合。适宜的温度、酸碱度和离子强度促进抗原抗体分子的相互结合，但在低 pH、高盐的情况下可导致抗原抗体复合物解离。

（三）比例性

抗原抗体反应产生的复合物的多少和能否出现可见的反应现象，取决于抗原抗体反应的比例是否适当。若比例适当，抗原抗体结合后则形成较大的复合物，反应体系中基本无游离的抗原或抗体，出现可见的或可检测到的反应。在抗原抗体反应中，可能会出现抗原或抗体过剩的情况，由于抗体过剩或抗原过剩导致过剩一方结合价不能被满足，大多呈非结合的游离状态，结果只形成不能被观察或检测到的小分子抗原抗体复合物，无法判定结果，出现假阴性结果。

（四）两个阶段

抗原抗体反应可分为两个阶段，第一阶段是抗原抗体的特异性结合阶段，仅几秒至几分钟，无可见反应；第二阶段为可见反应阶段，需经数分钟、数小时至数日不等，且易受温度、酸碱度和离子强度等反应条件的影响。

二、影响抗原抗体反应的因素

（一）温度

适当的温度可增加抗原与抗体分子相互碰撞的机会，在一定温度范围内，提高温度可加速反应速度，缩短反应时间，但温度过高（56℃以上），可使抗原或抗体变性失活从而影响实验结果。通常抗原抗体反应的最适温度为37℃。此外，适当的振荡或搅拌也可以促进抗原抗体分子间的接触，提高结合速度。

（二）酸碱度

抗原抗体反应的最适 pH 通常是 6~8，pH 过高或过低可改变抗原和抗体的理化性质，影响抗原抗体反应结果，尤其是在达到或接近抗原的等电点时，即使无相应的抗体存在也能出现非特异性凝集。因此溶液的 pH 应适宜，否则会出现假阳性或假阴性结果。

（三）电解质

适当电解质的存在可使抗原抗体复合物失去电荷而凝聚，出现可见反应；若无电解质，则不出现可见反应。故免疫学试验中多采用含有电解质的液体如生理盐水、磷酸盐缓冲液（PBS）等来稀释抗原和抗体。

三、抗原抗体反应检测技术

根据抗原和抗体的性质、反应条件、反应所出现的现象及参与反应的成分等因素，可分为凝集反应、沉淀反应、各种免疫标记技术等。

（一）凝集反应

天然的颗粒性抗原（细菌、细胞等）或吸附有可溶性抗原的非免疫相关颗粒与相应抗体在适当条件下相互作用，抗原抗体结合形成肉眼可见的凝集物，这一类反应被称为凝集反应（agglutination）。凝集反应既可以是定性的检测方法，也可以是半定量的检测方法。根据参与反应的颗粒不同，凝集反应又分为直接凝集反应、间接凝集反应两大类。

1. 直接凝集反应　指天然颗粒性抗原在适当的反应条件下直接与相应抗体结合，在比例合适时出现肉眼可见的凝集现象，包括玻片法和试管法。①玻片法：为定性试验，在载玻片上即可进行反应，简便快速，多采用已知抗体检测未知抗原，如细菌鉴定和 ABO 血型鉴定。②试管法：为半定量试验，常用于抗体的半定量检测，即将被检血清在试管中进行倍比稀释后再加入已知的颗粒性抗原，在适当条件下经一定时间反应后观察结果，根据出现明显凝集现象的血清最高稀释倍数判断抗体效价，如临床诊断伤寒或副伤寒的肥达试验（Widal test）等。

2. 间接凝集反应　将可溶性抗原吸附或偶联在与免疫无关的颗粒性载体表面，形成人工颗粒性抗原，再与相应抗体结合，在适当的反应条件下出现可见的凝集现象称为（正向）间接凝集反应。常用的颗粒性载体有红细胞、细菌、乳胶颗粒、活性炭等。若将抗体吸附于颗粒性载体，用以检测可溶性抗原，则称为反向间接凝集反应。如果先将可溶性抗原与相应抗体相互作用，两者反应后再加入该抗原致敏的颗粒性载体，由于没有游离抗体的存在，则不会出现凝集现象，此反应称间接凝集抑制试验。

间接凝集反应具有简便、快速、灵敏度高等优点，因此在临床上得到广泛应用。例如检测早孕的妊娠胶乳凝集抑制试验、类风湿因子的检测、乙型肝炎病毒表面抗原的检测、梅毒反应素的检测等，均可采用间接凝集试验用于疾病的辅助诊断。

（二）沉淀反应

可溶性抗原（血清蛋白、外毒素和病毒抗原等）与相应抗体特异性结合，在一定条件下形成可见的沉淀现象称为沉淀反应（precipitation）。沉淀反应大多用半固体琼脂凝胶作为介质，可溶性抗原与抗体在凝胶中进行扩散，在比例合适处形成可见的白色沉淀。沉淀反应包括多种反应类型，既可以检测可溶性抗原或抗体，也可进行抗原或抗体的纯度分析。

1. 单向免疫扩散试验（simple immunodiffusion test） 将一定量抗体混入加热溶解的琼脂凝胶中，制成含有抗体的琼脂板，在适当的位置打孔后将抗原加入小孔内，让抗原从小孔中向四周的琼脂凝胶中扩散，抗原在扩散的过程中形成浓度梯度环，在比例合适处与琼脂凝胶中的抗体结合，形成以小孔为中心的白色沉淀环，沉淀环的直径与加入的抗原浓度呈正相关。根据标准曲线，可对标本中的抗原进行定量检测。

2. 双向免疫扩散试验（double immunodiffusion test） 在琼脂凝胶上按一定距离打数个小孔，在相邻的两孔内分别放入抗原和抗体。抗原和抗体各自向四周琼脂凝胶中扩散，如果两者相对应，在两孔间浓度比例合适处可形成肉眼可见的白色沉淀线。如果反应体系中含有两种以上的抗原或抗体，则小孔间可出现两条以上的沉淀线（图24-1）。本方法可用于抗原或抗体的定性、定量检测及组分分析。

3. 免疫比浊法（immunonephelometry） 其基本原理是抗原与相应抗体在液相中迅速结合形成免疫复合物，使反应液具有一定浊度，引起光散射，浊度与免疫复合物的量呈正相关，包括透射比浊法、散射比浊法、免疫乳胶比浊法和速率抑制比浊法

等。该方法快速、简便，可应用于各种蛋白质成分、半免疫原性药物、激素、肿瘤抗原、凝血因子等的鉴定。

（三）免疫标记技术

免疫标记技术是采用酶、荧光素、放射性核素、化学发光物质、电子致密物质或胶体金等标记抗原或抗体所进行的抗原抗体反应。标志物与抗原或抗体的连接并不改变抗原抗体的特性，既可对样品做定性、定量检测，也可进行定位分析，而且大大提高了检测方法的灵敏度，是目前应用非常广泛的免疫学检测方法。

1. 酶免疫测定（enzyme immunoassay，EIA） 是将抗原抗体反应的特异性与酶对底物的高效催化活性相结合的免疫检测技术。酶标记的抗原或抗体与待检标本中的相应成分特异性结合，形成免疫复合物。利用复合物上的酶催化底物后的颜色变化，采用肉眼或酶标检测仪测定光密度（OD）值分析判断结果。显色深浅与待检标本中的抗原或抗体的量相关，其检测灵敏度可以达到ng/mL甚至pg/mL水平。该技术常用的标记酶是辣根过氧化物酶（horseradish peroxidase，HRP）和碱性磷酸酶（alkaline phosphatase，ALP）。

（1）酶联免疫吸附试验（enzyme linked immuno-sorbent assay，ELISA） 将已知的抗原或抗体吸附在

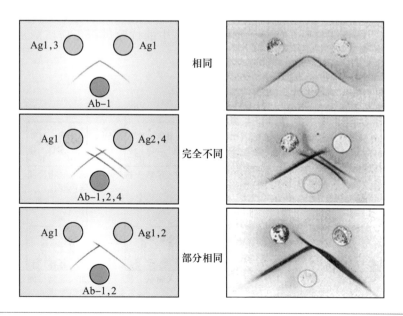

图24-1 双向免疫扩散试验

固相载体表面并保持其免疫活性，然后和样品中的相对应的抗体或者抗原在固相载体表面发生特异性结合，抗原抗体复合物再通过结合相应的酶标志物，并作用于底物显色。ELISA 包括很多种不同的操作方法，如双抗体夹心法、间接法、竞争法和捕获法等。双抗体夹心法主要用于检测可溶性抗原，将已知抗体包被固相载体，加入待检标本，标本中若有相应抗原存在，抗原即可与包被的抗体结合，洗去未结合的成分，再加入酶标记的特异性抗体，作用后洗去未结合的酶标记抗体，加入底物，底物受酶催化而显色。间接法主要用于检测特异性抗体，将已知抗原包被固相载体，加入待检标本，洗涤后再加入酶标记的二抗，洗涤后加入底物，观察显色反应（图 24-2）。

（2）酶免疫组织化学技术（enzyme immunohistochemistry technique）　是用酶标记的抗体与组织切片或细胞涂片中的抗原反应，结合形态学检测，不但可以通过显色反应对抗原进行定性、定量检测，还可以对抗原进行定位检测。也可以用胶体金标记、荧光标记等其他标记手段进行免疫组化检测。

（3）生物素 – 抗生物素蛋白系统（biotin-avidin system，BAS）　生物素是广泛分布于动植物体内的一种生长因子，又称为辅酶 R 或维生素 H，以辅酶形式参与各种羧化酶反应。亲和素是卵白及某些微生物中的一种蛋白质，由 4 个亚单位组成。生物素与亲和素间具有高度亲和力，由于抗原抗体分子可以偶联多个生物素，且 1 个亲和素分子可结合 4 个生物素分子，在生物素 – 抗生物素蛋白系统中，利用亲和素 – 生物素 – 酶的连接关系追踪生物素标记抗体所识别的抗原，有助于提高检测的灵敏度。用此法检测标本中的特异性抗原时，先用已知抗体包被固相，依次加入待检样品、生物素标记的特异性抗体、酶标记的亲和素，最后加入底物显色。生物素也可以结合核苷酸，因此 BAS 除了用于抗原抗体检测外，还可以用于 DNA 和 RNA 的测定。

（4）酶联免疫斑点试验（enzyme-linked immunospot assay，ELISPOT assay）　是 ELISA 和细胞培养技术相结合的一种免疫学检测方法，活化的免疫细胞分泌的细胞因子，在培养过程中可被包被有特异性细胞因子抗体的培养板捕获，将细胞和过量的细胞因子去除后，加入酶标的二抗孵育，洗去多余的二抗，再加入酶的作用底物，显色后在局部形成一个个圆形斑点。每个斑点代表一个分泌细胞因子的细胞，这些细胞被称为斑点形成细胞。可应用酶联斑点图像分析仪对结果进行自动化分析。该方法检测细胞因子比传统的 ELISA 方法灵敏度高，可在单细胞水平检测活细胞的功能，操作简便、经济，并可进行高通量筛选。

2. 免疫荧光技术（immunofluorescence technique）　是以荧光素作为标志物的免疫标记技术，与抗原抗体反应相结合进行抗原或抗体的检测。其基本方法是用荧光素标记抗体，用已知的荧光抗体与待检标本中的抗原进行反应所形成的免疫复合物经激发

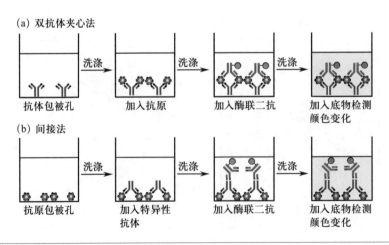

图 24-2　酶联免疫吸附试验示意图

光（紫外线或蓝紫光）照射发出荧光，用荧光显微镜观察荧光的产生或荧光强度，以此判断抗原的存在、定位和分布情况。常用的荧光素有异硫氰酸荧光素（fluorescein isothiocyanate，FITC）和藻红蛋白（phycoerythrin，PE）等。免疫荧光技术有直接法和间接法，直接法的优点是特异性强，但是检测任一种抗原均须制备相应的荧光抗体；间接法的优点是敏感度较高，且制备一种荧光素标记的二抗即可检测多种抗原，但非特异性的荧光增多。

3. 放射免疫测定（radioimmunoassay，RIA）是用放射性核素作为标志物标记抗原或抗体进行的抗原抗体反应，尽管放射免疫技术需特殊仪器设备且有一定的放射性危害，但由于其具有高度的灵敏度（达 pg/mL 水平）和自动化检测等特点，因此在实验研究和临床检测中仍被广泛应用。本方法敏感性高，可进行超微量分析，可用于测定抗原、抗体及体内激素和药物等。

4. 胶体金标记技术（immunogold labeling technique）是采用胶体金标记抗体或者抗原，用以检测未知抗原或抗体的方法。金颗粒具有高电子密度的特性，在显微镜下金标蛋白结合处可见黑褐色颗粒，当这些标志物在相应的配体处大量聚集时，肉眼可见红色或粉红色斑点，因而用于定性或半定量的快速免疫检测方法中。该方法简单快捷，方法敏感且无放射性污染。如免疫层析法和快速免疫金渗滤法用于检测 HBsAg、HCG 和抗双链 DNA 抗体等。

（四）蛋白质芯片技术

蛋白质芯片技术又称蛋白质微阵列，可实现快速、准确和高通量的检测。其基本原理是将各种蛋白质抗原有序地固定在介质载体上，加入标记特定荧光物质的抗体与之作用，经过抗原抗体特异性结合，将未与相应蛋白质抗原结合的抗体洗去，利用荧光扫描仪或激光共聚焦扫描技术检测蛋白质抗原结合点的荧光强度，即反映蛋白质抗原对应的抗体及其相互结合的程度。相应的抗体芯片是将多种抗体固定在介质载体上，用于检测相应的抗原。抗原芯片和抗体芯片在微生物感染检测中具有广泛的应用价值。

第二节 免疫细胞的检测

免疫细胞数量及功能的检测是评估机体免疫功能状态，辅助诊断某些疾病和观察临床治疗效果的重要指标。外周血是免疫细胞功能检测材料的主要来源，也可以用胸腺、脾、淋巴结和各种组织。

一、免疫细胞的分离

免疫细胞功能检测的前提是从不同材料中获得所需要的免疫细胞。根据免疫细胞的理化性质、表面标志和功能设计和选择不同的分离方法。

（一）密度梯度离心法

密度梯度离心法是体外分离外周血单个核细胞（peripheral blood mononuclear cell，PBMC）的常用方法。由聚蔗糖（ficoll）和泛影葡胺（hypaque）配成的淋巴细胞分离液近于等渗（相对密度为 1.077 ± 0.001），将抗凝的外周血叠加于 ficoll-hypaque 分离液上层，经低速离心后，ficoll-hypaque 分离液可将不同密度的血细胞分层。红细胞、粒细胞密度较大，沉于试管底部；血浆和血小板由于密度较低，悬浮于分离液的上部；PBMC（主要为淋巴细胞与单核细胞）由于密度稍低于分离液，位于分离液的界面与血浆层之间。吸出这一层的细胞即可获得 PBMC。

（二）磁激活细胞分选法

磁性微珠在液相中，受外加磁场的吸引作用，可吸附在磁性介质上，以磁性微珠为载体，包被上针对某种细胞表面抗原的特异性抗体即可制成免疫磁性微珠。磁激活细胞分选法（magnetically activated cell sorting，MACS）的原理是将特异性抗细胞表面抗原的抗体结合到磁珠上，形成免疫磁珠，与 PBMC 中的细胞反应后，利用磁力的作用，使与磁珠结合的细胞与其他细胞分离，达到分离、纯化淋巴细胞的目的（图 24-3）。免疫磁珠分离法包括阳性分离法和阴性分离法，前者指应用针对所要获取细胞表面某种抗原的免疫磁珠，与 PBMC 反应后，收集与磁珠结合的细胞；后者指采用针对细胞表面抗原的免疫磁珠去除不需要的细胞，收集不和免疫磁珠结合的细胞即为所要获取的目的细胞。阳性分离法通

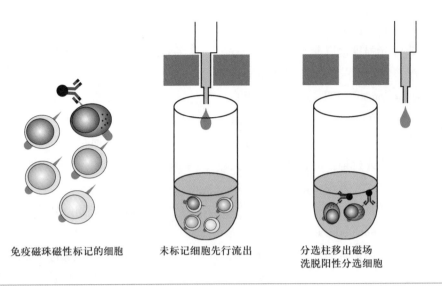

免疫磁珠磁性标记的细胞　　　未标记细胞先行流出　　　分选柱移出磁场
　　　　　　　　　　　　　　　　　　　　　　　　　洗脱阳性分选细胞

图 24-3 MACS 分选细胞原理图

常只需要使用一种磁珠，获取的细胞纯度更高。但由于发生了抗原抗体结合反应，可能导致细胞活化或凋亡，使细胞处于非正常状态而影响细胞的功能。阴性分离法获取的细胞由于没有发生抗原抗体结合反应而基本处于正常状态，更适合进行细胞功能实验；但纯度相对较低，通常需要应用多种免疫磁珠以尽可能去除非目的细胞。

（三）流式分选法

流式细胞术（flow cytometry，FCM）是采用荧光激活细胞分选仪（fluorescenceactivated cell sorter，FACS）对细胞进行快速鉴定和分类的技术，其原理是在对细胞进行各种荧光分析测定之后，使液体流束形成含有细胞的带电液滴，这些液滴通过恒定的电场时将根据自身所带的电荷性质发生偏转，进入两侧的收集管中，而不带电荷的液滴则直接落入废液收集管中，从而实现对细胞的分选（图 24-4）。流式细胞术分离细胞准确快速，分选纯度高，不损伤细胞活性，并可直接统计出各类细胞的相对含量。

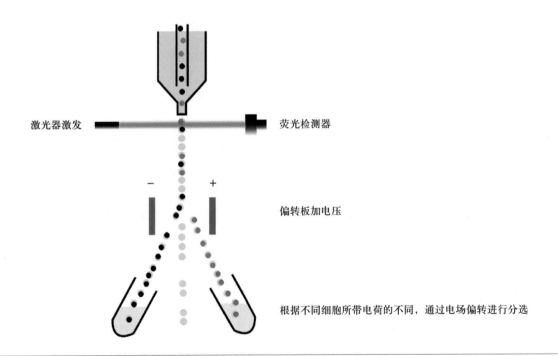

激光器激发　　　　　　　　　　　荧光检测器

－　　　＋　　　　　　　　　　　偏转板加电压

根据不同细胞所带电荷的不同，通过电场偏转进行分选

图 24-4 流式细胞术分选细胞模式图

稀有细胞分选时 FCM 比 MACS 精确得多，FCM 可以多个标记分选且阳性阴性可同时进行，而 MACS 一般只能对单个标记进行阳性或者多个标记的阴性分离。

（四）抗原肽 -MHC 分子四聚体技术

抗原肽 -MHC 分子四聚体技术是定量检测抗原特异性 T 细胞的有效方法。T 细胞表面的 T 细胞受体（TCR）可特异性识别、结合抗原提呈细胞或靶细胞表面的 MHC- 抗原肽复合物并在共刺激分子的作用下介导 T 细胞活化。如果在体外制备 MHC- 抗原肽复合物，通过与 T 细胞的 TCR 特异性结合就可以达到直接检测抗原特异性 T 细胞的目的。但是 MHC-肽复合物单体与 TCR 的亲和力低，解离率高，无法实际应用。借助生物素 - 亲和素放大系统，即将生物素标记的 MHC Ⅰ类分子 - 肽复合物单体与荧光标记的亲和素结合，1 个荧光标记的亲和素可以结合 4 个生物素标记的 MHC Ⅰ类分子 - 肽复合物单体，从而形成四聚体，抗原肽 -MHC 分子四聚体可以与抗原特异性 T 细胞表面的 TCR 结合，从而通过流式细胞仪可进行分离鉴定或定量分析。该方法广泛应用于感染免疫、肿瘤免疫及自身免疫病的研究中。

二、免疫细胞的功能检测

（一）T 细胞功能检测

1. 增殖试验 许多物质如丝裂原或特异性抗原可在体外引起 T 细胞活化，活化后的 T 细胞发生增殖。在这个过程中，T 细胞可转化为淋巴母细胞，其细胞体积变大、胞质增多、出现空泡、核仁明显、核染色质疏松，且能进行分裂。采用形态学方法可测定淋巴细胞的增殖功能，但由于该方法准确性差，目前常用放射性核素掺入法和比色法等。

（1）^{3}H- 胸腺嘧啶掺入法 胸腺嘧啶是 DNA 合成的原料，T 细胞的增殖可伴随细胞内 DNA 的合成，在细胞增殖的高峰期时通过加入 ^{3}H- 胸腺嘧啶到培养体系中，处于增殖的 T 细胞可摄取 ^{3}H- 胸腺嘧啶用于合成 DNA，因此可通过检测掺入细胞内的 ^{3}H- 胸腺嘧啶的放射性强度反映 T 细胞的增殖情况。本法的优点是灵敏度高，结果可靠；缺点是存在放射性核素污染和需要特殊的仪器。

（2）MTT 法 MTT 即 3-（4,5 二甲基 -2- 噻唑）-2,5- 二苯基溴化四唑，是一种黄色可溶性噻唑盐，其掺入细胞后可作为胞内线粒体琥珀酸脱氢酶的底物参与反应，代谢形成褐色甲臜颗粒并沉积于胞内或细胞周围，甲臜生成量与细胞增殖水平呈正相关。甲臜可被盐酸异丙醇或二甲基亚砜完全溶解呈蓝紫色，用酶标测定仪检测细胞培养物 OD 值可反映细胞增殖水平。该法灵敏度较低，但操作简便，且无放射性污染。

2. 混合淋巴细胞反应 常用于器官移植前的组织配型，以测定受者和供者主要组织相容性抗原的相容程度。两个无关个体功能正常的淋巴细胞在体外混合培养时，由于 HLA 抗原不同，可相互刺激对方的 T 细胞发生增殖，此为双向混合淋巴细胞反应。如果将其中一方的淋巴细胞先用丝裂霉素或 γ 射线照射等方式进行处理使其失去增殖能力，但仍然保持刺激淋巴细胞的活性，通过混合培养能够刺激另一方的 T 细胞发生增殖，称为单向混合淋巴细胞反应。可通过细胞数量、形态学检查或 ^{3}H- 胸腺嘧啶掺入法检测反应细胞的增殖水平，两个体间 HLA 抗原差异越大，反应越强烈。其中放射性核素标记法较为客观，重复性好且结果准确可靠。

（二）B 细胞功能检测

体外检测 B 细胞抗体生成能力和计数抗体生成细胞的方法为溶血空斑试验（hemolytic plaque assay）。其原理是用绵羊红细胞作为抗原免疫小鼠或家兔后，来源于小鼠或家兔的致敏淋巴细胞可产生抗绵羊红细胞抗体，将致敏淋巴细胞和绵羊红细胞混合孵育后，在补体参与下可产生溶血现象，在琼脂板上形成肉眼可见的溶血空斑。一个空斑代表一个抗体形成细胞，空斑大小表示抗体产生的多少，据此可以反映机体的体液免疫功能。

（三）细胞毒实验

CTL、NK 细胞、LAK 细胞、TIL 细胞对其靶细胞有直接的细胞毒作用，通过检测效应细胞溶解、破坏靶细胞的能力可以反映效应细胞的功能状态。

1. ^{51}Cr 释放法 是体外检测细胞毒活性的"金标准"，将待检的效应细胞与 $Na_2^{51}CrO_4$ 标记的靶细胞按一定的效靶比例混合培养，$Na_2^{51}CrO_4$ 可以进入胞内，与胞质蛋白牢固结合。如果效应细胞能够杀伤靶细胞,则 ^{51}Cr 从靶细胞内释放到培养液中,用 γ 射线测量仪检测培养上清液中放射性同位素 ^{51}Cr 的量,可以反映效应细胞对靶细胞的杀伤活性。该方法结果准确,重复性好,但敏感性较低,还存在放射性污染。另外 ^{51}Cr 的半衰期短(27.8d),无法用于需多次测定的动物实验。

2. 乳酸脱氢酶(LDH)释放法　LDH 是活细胞胞质内的一种酶,正常情况下 LDH 不能透过细胞膜。当靶细胞受到效应细胞杀伤,损伤的靶细胞胞膜通透性增加,LDH 可从胞内释放出来。借助比色法测定培养上清中的 LDH 的活性可反映效应细胞的杀伤活性。该法操作快捷,自然释放率低,但由于 LDH 相对分子质量较大,在靶细胞严重破损时才能被释放出来,所以不能较早反映效应细胞的功能。

（四）细胞凋亡检测

1. 琼脂糖电泳法　在细胞凋亡过程中,内源性核酸内切酶将 DNA 在核小体单位间切断,产生 180～200 bp 或其整倍数的寡核苷酸片段,将这些 DNA 抽提出来进行琼脂糖电泳呈现阶梯状 DNA 条带(DNA ladder),借此可反映细胞凋亡情况。

2. TUNEL 检测(terminal deoxynucleotidyl transferase-mediated dUTP-biotin nick end labeling assay,TUNEL assay)法　染色体 DNA 双链断裂或单链断裂而产生大量的黏性 3′-OH 末端。在细胞培养物中加入末端脱氧核苷酸转移酶(terminal deoxynucleotidyl transferase,TdT)和生物素标记的核苷酸,TdT 能在游离的 DNA 3′ 端缺口连接标记的核苷酸,借助亲和素 - 生物素 - 酶放大系统,在 DNA 断裂处显色,从而指示凋亡细胞。由于正常或者正在增殖的细胞几乎没有 DNA 的断裂,因而没有 3′-OH 形成,很少能够被染色。TUNEL 检测法实际上是分子生物学与形态学相结合的研究方法,能准确反映细胞凋亡典型的生物化学和形态特征,并可检测出极少量的凋亡细胞,灵敏度较高,且能早期显示尚未发生典型形态变化的凋亡细胞,是检测单个细胞早期出现凋亡现象的较好方法。

3. 流式细胞术　常用 Annexin V 联合 PI 或 7-AAD 标记流式检测法,磷脂酰丝氨酸(phosphatidylserine,PS)正常位于细胞膜的内侧,但在细胞凋亡的早期,PS 可从细胞膜的内侧翻转到细胞膜的外侧,暴露在细胞外环境中。Annexin V 可与 PS 高亲和力特异性结合,PI 和 7-AAD 都是细胞核染料,不能透过完整的细胞膜,但是能透过处于凋亡晚期或死亡的细胞膜,使细胞核着色。通过流式细胞仪检测,Annexin V 单阳性细胞为早期凋亡细胞,Annexin V 和 PI 或 7-AAD 双阳性细胞为晚期凋亡细胞。该方法染色时间短,检测速度快,对细胞活性影响不大。

（五）细胞因子检测

由于某些细胞因子由特定的细胞亚群产生,细胞因子的分泌水平可反映机体的免疫功能。

1. 生物活性检测法　是根据细胞因子所具有的生物学活性通过检测其对细胞增殖和生存状态的影响来反映细胞因子的活性和功能。其基本原理为某些细胞因子可以促进细胞的增殖,而有些细胞因子可引起细胞凋亡或抑制细胞的生长,选择相应的细胞,加入细胞因子后根据细胞增殖水平和存活状态可确定样品中细胞因子的含量和活性。生物学检测法比较敏感,又可直接测定生物学功能,适用于各种实验目的,是比较常用的细胞因子检测技术,但需要长期培养依赖性细胞株,检测耗时长,步骤繁杂,影响因素较多。

（1）细胞增殖或增殖抑制法　例如,IL-2 可刺激 T 细胞生长,CTLL-2 细胞株是 IL-2 依赖性 T 细胞株,在不含 IL-2 的培养基中很快死亡,而加入 IL-2 后则可在体外长期培养。在一定浓度范围内,细胞增殖与 IL-2 的量呈正相关,因此可通过 ^{3}H- 胸腺嘧啶掺入法、MTT 法和细胞计数法等测定细胞增殖情况来确定 IL-2 的含量。

（2）细胞病变抑制法　例如,TNF-α 在体外可以引起细胞凋亡,杀伤靶细胞,将不同稀释度待测样品或 TNF-α 标准品与靶细胞共同培养,检测存活靶细胞的数量,通过与标准品比较判定细胞的杀伤率从而确定待测样品中 TNF-α 的含量和活性。

2. 免疫学检测法　细胞因子均为蛋白质或多肽,具有较强的免疫原性。随着重组细胞因子的出现,其对应的抗体也随之产生,因此可利用抗原抗体反应的特异性,采用免疫学方法检测细胞因子。常用的方法有 ELISA、免疫斑点法、RIA 和免疫印迹法等。目前,商业化的细胞因子 ELISA 检测试剂盒为各种细胞因子的检测提供了极大的便利。免疫学检测法简单、迅速、重复性好，而且可以大规模检测临床患者血清中细胞因子的含量，但所测定的只代表相应细胞因子的量而不代表活性，同时敏感度也低于生物活性检测法。

3. 分子生物学检测法　采用核酸杂交技术检测某种细胞因子 mRNA 的存在和表达，此法敏感性高，特异性强，可用于多种细胞因子的检测。分子生物学测定法有 PCR 法（RT–PCR 和实时定量 PCR）、RNA 印迹法、核酸酶保护分析和原位杂交等。分子生物学方法敏感性高，用该法检测细胞因子 RNA 可先于生物活性检测法和免疫学检测法预知细胞因子的分泌情况，但分子生物学检测法只能检测细胞因子基因表达情况，不能直接提供有关因子的蛋白浓度及活性等资料，主要用于机制探讨。

4. 流式细胞术检测法　细胞因子是在细胞内合成后分泌出来的，因此可以通过检测分泌细胞因子的细胞，了解产生细胞因子的细胞类型及其数量和功能。利用荧光标记的抗细胞因子抗体，通过流式细胞术可以对细胞膜表面的细胞因子和细胞内的细胞因子进行定性或定量分析。例如，利用流式细胞免疫荧光技术可以从细胞水平检测不同细胞亚群中的细胞因子，用不同颜色荧光标记的抗体可在同一细胞内同时测定多种细胞因子。本方法简便、快速、直观、灵敏度高。

（李　霞）

数字课程学习

🎞 教学 PPT　　　✏ 自测题　　　🖼 本章小结　　　💬 复习思考题

第二十五章
免疫预防和免疫治疗

提要:

• 免疫预防通过激活特异性免疫应答或输入免疫效应成分使机体获得特异性免疫力以预防疾病。

• 人工主动免疫接种通过接种抗原性复合物,激发机体特异性免疫应答以预防疾病。

• 计划免疫接种是根据人口健康和免疫状态分析而进行计划的人工免疫接种以预防疾病。

• 人工被动免疫接种通过直接输入免疫效应成分以预防疾病。

• 免疫治疗是通过调节机体免疫状态从而纠正免疫失衡和恢复免疫功能以治疗疾病。

• 免疫增强治疗通过人工接种疫苗或输入免疫效应成分等增强特异性免疫应答。

• 免疫抑制治疗是去除免疫效应成分或给予免疫抑制剂等抑制异常或病理性免疫应答。

• 免疫重建治疗是移植免疫细胞、组织或器官等恢复或重建具有正常免疫功能的个体。

• 免疫补充治疗是通过补充免疫效应成分以阶段性恢复正常免疫功能。

免疫预防和免疫治疗是利用免疫学原理,应用抗原、免疫分子和免疫细胞等生物制剂或药物调节机体免疫系统的功能,通过抑制或增强机体的免疫应答能力,使机体免疫反应趋于平衡,向有利于机体的方向发展,从而达到预防和治疗疾病的目的。目前,免疫预防和免疫治疗已不仅用于传染性疾病,也广泛用于一些非传染性疾病,如超敏反应性疾病、自身免疫病、免疫缺陷病和恶性肿瘤等。随着近年来生物技术的快速发展,新型疫苗的研制和免疫治疗新方法的应用也为相关疾病的预防和治疗带来了新希望。

第一节 免疫预防

免疫预防(immunoprophylaxis)是根据特异性免疫的原理,通过人工刺激机体产生或直接输入免疫效应物质,使机体获得特异性免疫能力,从而清除致病因子,达到预防疾病的目的。免疫预防在人类与传染性疾病的斗争中发挥了极为重要的作用,天花的灭绝是人类通过免疫预防战胜疾病的典型范例,但是对于至今仍严重危害人类健康的肿瘤、疟疾和艾滋病等疾病,目前仍缺少有效的预防手段。

免疫预防包括主动免疫预防和被动免疫预防两种方式。主动免疫预防的方法主要是采用抗原(疫苗)免疫机体,使免疫系统产生特异性抗体和/或致敏淋巴细胞,从而产生保护性免疫,预防疾病发生或进展。被动免疫预防通常是在紧急情况下而又缺少主动免疫预防措施时,直接输入特异性或非特异性免疫效应物质,使机体迅速获得免疫力,用于疾病治疗和预防。所用的生物制剂包括特异性抗体、免疫血清及细胞因子等。本节重点介绍人工免疫接种和计划免疫接种。

一、人工主动免疫接种

人工主动免疫接种（artificial active immunization）是指给机体接种疫苗和类毒素等抗原物质，诱导机体产生特异性免疫应答，以获得保护性免疫力的方法，主要用于传染性疾病的特异性预防。其特点是免疫力出现较慢，通常需要进行多次免疫诱导机体产生维持时间较长的保护性免疫力。

人工主动免疫接种常用的生物制剂是疫苗，一般分为两类：预防性疫苗和治疗性疫苗。预防性疫苗主要用于疾病预防，接受者为儿童或健康个体；治疗性疫苗主要用于患病的个体。理想疫苗的标准应该是：①安全，无致病性和接种后无异常反应；②有效，可诱导多数人群产生可靠的保护性免疫；③实用，接种方式可被不同人群接受，疫苗易于保存和运输且价格相对低廉。通常情况下，为了增强机体对疫苗的特异性免疫应答，疫苗需要联合使用佐剂。最常用的佐剂为弗氏佐剂（详见第三章）。

主要类别的疫苗如下。

（一）减毒活疫苗

减毒活疫苗（live attenuated vaccine）简称活疫苗，是采用人工变异或直接从自然界筛选的减毒或无毒的病原微生物制成。活疫苗接种类似于隐性感染或轻型感染，诱导产生的免疫力维持时间较长，其免疫原性强，甚至不需要加强免疫。经自然感染途径接种后，不仅可产生全身免疫，还可产生局部SIgA，发挥黏膜免疫保护作用。活疫苗的缺点是在免疫力较差的个体可引发感染，且存在毒力回复突变的可能性，对于结构比较复杂的微生物如细菌或寄生虫制备活疫苗较难等。活疫苗有麻疹、风疹、腮腺炎三联疫苗（MMR vaccine）等。

（二）灭活疫苗

灭活疫苗（inactivated vaccine）又称为死疫苗，是采用物理或化学方法将病原微生物杀死但保留其免疫原性而制成。由于死疫苗不能在体内生长繁殖，对机体的免疫作用较弱，为获得强而持久的免疫效果，灭活疫苗接种用量较大，且需多次接种。灭活

疫苗的优点是相对于减毒活疫苗更安全，易于保存和运输（表 25-1）。灭活疫苗有甲型肝炎病毒疫苗、脊髓灰质炎病毒注射疫苗等。

表 25-1 灭活疫苗与减毒活疫苗的比较

	灭活疫苗	减毒活疫苗
接种剂量	较大	较少
接种次数	2 次或多次	多数只需 1 次
不良反应	反应较大	反应较小
免疫效果	较差，维持数月至 2 年	较好，维持 3~5 年
保存	较易保存	不易保存

（三）类毒素疫苗

用 0.3%~0.4% 甲醛溶液处理细菌外毒素，使其失去毒性，保留其免疫原性所制成的生物制品即为类毒素。用类毒素免疫机体可诱导免疫系统产生抗外毒素抗体（即抗毒素），用于预防相应外毒素引起的疾病。类毒素也可以与灭活疫苗混合制成联合疫苗，如百白破（百日咳-白喉-破伤风）三联疫苗。类毒素制备的抗毒素可用于预防白喉、破伤风和肉毒杆菌中毒等疾病。

（四）基于抗原片段的亚单位疫苗或联合疫苗

基于抗原片段的亚单位疫苗或联合疫苗都是基于病原微生物部分片段的免疫原性而制作的疫苗，包括蛋白质、糖或包膜等；通常应用重组 DNA 技术克隆具有免疫保护性的抗原基因，利用其表达的抗原产物或重组体而研制。这类疫苗的缺点是需多次接种以获得保护性免疫力，以下介绍几类代表性疫苗。

1. 亚单位疫苗 为去除病原体抗原中有害和与诱导机体保护性免疫无关的成分，保留其抗原有效成分所制成的疫苗。例如，用流感病毒血凝素和神经氨酸酶制成的流感病毒亚单位疫苗。与传统以病原体为原料制备的疫苗相比，该类疫苗在技术上发生了革命性的变化，使质量更容易控制，但价格相对较高。

2. 多肽疫苗 指根据抗原有效成分的氨基酸序列，利用化学方法合成的疫苗。这种疫苗成分简单，质量更易控制。但由于合成肽相对分子质量较小，免疫原性弱，因此常需要特殊的结构设计，利用特殊的递送系统和佐剂才能诱导较强的免疫应答。

3. 重组减毒活疫苗　是去除抗原基因中与毒力相关的及与诱导免疫无关的成分，将改造后的抗原基因导入减毒的病原体载体而制成的疫苗。这种疫苗结合了减毒活疫苗和亚单位疫苗的优点，可有效地在体内诱导免疫应答，并安全可靠，还可以构建多价疫苗。该疫苗的另一个优点是可以在体内诱导有效的细胞免疫应答。

4. 结合疫苗（conjugate vaccine）　是指采用化学方法将多糖共价结合在蛋白载体上所制备成的多糖－蛋白结合疫苗，用于提高细菌中多糖抗原的免疫原性。例如，b 型流感嗜血杆菌结合疫苗是 b 型流感嗜血杆菌荚膜多糖和脑膜炎球菌外膜蛋白（载体蛋白）的偶联结合物，肺炎球菌结合疫苗是由肺炎球菌荚膜多糖结合白喉杆菌变异蛋白构成的。

（五）核酸疫苗

核酸疫苗又称为基因疫苗，包括 DNA 疫苗和 RNA 疫苗，是将编码免疫原的目的基因插入表达质粒，直接接种该重组质粒进行免疫。该重组质粒可在体内转染宿主细胞并表达目的抗原，从而诱导免疫应答而发挥效应。这种疫苗与重组减毒活疫苗的主要不同在于重组的质粒不会在体内复制，但转染宿主细胞后可以持续表达并刺激机体而获得较好的免疫效果。这种疫苗制作简单，成本相对较低，无需预先体外表达和纯化。

（六）病毒载体疫苗

病毒载体疫苗是以病毒为载体将合成抗原的基因传送至人体宿主细胞的疫苗。即利用基因工程技术对病毒进行改造，成为外源基因运送的载体，通过感染细胞将外源基因带入细胞，并进行长期的表达，成为工具病毒载体，包括反转录病毒，慢病毒和腺病毒等。

二、计划免疫接种

计划免疫接种（planed immunization）是根据某些特定传染病的疫情监测和人群免疫状况分析，有计划地用疫苗进行免疫接种，以预防相应传染病，确保新生儿和儿童健康成长，最终达到控制乃至消灭相应传染病的目的。中国政府非常关心儿童健康，重视预防保健工作，制定了一系列的政策、法规，

控制儿童传染病发生，优先考虑控制和消灭了脊髓灰质炎、麻疹、新生儿破伤风和乙型病毒性肝炎等疾病。

目前我国儿童预防接种常用疫苗可分为三类：第一类为国家卫生健康委员会（国家卫健委）统一规定的儿童计划免疫接种用疫苗，包括卡介苗、小儿麻痹疫苗、百白破疫苗和麻疹活疫苗。第二类为国家卫健委纳入儿童计划免疫接种管理的疫苗，如乙型病毒性肝炎疫苗。第三类为各省（自治区、直辖市）纳入或拟纳入儿童计划免疫接种管理的疫苗，如流行性乙型脑炎疫苗、流行性脑脊髓膜炎多糖疫苗、风疹疫苗、腮腺炎疫苗和甲型病毒性肝炎疫苗等。中国的计划免疫接种工作取得了显著成绩，使传染病的发病率大幅度下降。

 拓展阅读 25-1　中国计划免疫接种程序表及预防接种的注意事项

三、人工被动免疫接种

人工被动免疫接种（artificial passive immunization）是指给机体输入抗体制剂或细胞因子等，使机体被动获得一定的免疫力，多用于传染病的紧急预防和治疗。人工被动免疫接种的特点是免疫力出现快，如注射抗体后立即发挥免疫效应，但作用维持时间短。人工被动免疫接种常用生物制品包括以下几种。

（一）抗毒素

抗毒素（antitoxin）是用细菌外毒素或类毒素多次免疫动物后，待动物体内产生大量抗毒素（抗体）后采血，分离血清并提取免疫球蛋白精制而成，如破伤风抗毒素和白喉抗毒素等，主要用于紧急预防和治疗外毒素所致的感染。应用时需早期、足量才能发挥应有效果。由于该制剂通常为异种动物血清，注射前应进行皮肤试验，以防止出现急性过敏性休克。

（二）人免疫球蛋白

人免疫球蛋白是从健康人血浆或胎盘血中分离提取而制成的免疫球蛋白浓缩剂。该制剂中所含抗体即健康人群含有的抗体，因不同地区和人群的免

疫状况不尽相同,不同批号制剂所含抗体的种类和效价亦存在差异。主要用于麻疹、脊髓灰质炎及甲型肝炎的紧急预防及抗体缺乏或生成障碍导致疾病的治疗,有防止发病、减轻症状和缩短病程的效果。

(三)人特异性免疫球蛋白

人特异性免疫球蛋白由恢复期患者血清或经苗高度免疫的人血清提取制备而成。该制剂特异性抗体含量较健康人丙种球蛋白制剂高,在体内滞留时间长,较异种动物免疫血清效果好,引起超敏反应的概率也较异种动物血清要小得多。但因来源有限,影响了其实际应用。

以上制剂激发的被动免疫均有引起超敏反应的危险。特别是异种动物免疫血清,在使用抗血清前应常规做皮肤试验。另外,人血液制品还有传播某些疾病(如肝炎等)的可能性,须谨慎使用。

此外,通过给机体输入活化的淋巴细胞、细胞因子与单克隆抗体也可以作为被动免疫预防的方法,但是这些方法通常作为免疫治疗手段在实际中应用。

人工主动免疫接种与人工被动免疫接种的比较见表25-2。

表25-2 人工主动免疫接种与人工被动免疫接种的比较

	人工主动免疫接种	人工被动免疫接种
输入物质	抗原	抗体等免疫效应物质
免疫力出现时间	1~4周后出现	注入后立即生效
免疫力维持时间	数月至数年	2~3周
应用	特异性预防	治疗或紧急预防

第二节 免疫治疗

免疫治疗(immunotherapy)通过增强或抑制机体的免疫应答,使机体失衡的免疫系统恢复正常,达到治疗疾病的目的。免疫治疗手段多样且适应证广泛,根据免疫治疗的后果及对机体免疫应答能力的影响,免疫治疗又分为免疫增强治疗和免疫抑制治疗。免疫治疗也可分为特异性治疗与非特异性治疗,前者通过抗原刺激机体产生(或外源性给予)免疫效应物质以清除特定的靶细胞或靶分子,后者为非特异性增强或抑制某一免疫功能,以达到治疗

或辅助治疗的目的。此外,对某些确诊的免疫缺陷病患者,还可进行免疫重建或免疫补充治疗等。

一、免疫增强治疗

免疫增强治疗是指调节、增强机体的免疫功能,主要用于治疗感染、肿瘤和免疫缺陷等免疫功能低下性疾病。

(一)免疫效应细胞

免疫效应细胞治疗是将经过体外扩增、活化的自体或异体免疫细胞输入机体,以增强免疫应答,直接或间接杀伤肿瘤细胞、病毒感染细胞等。采用的免疫细胞有NK细胞、淋巴因子激活的杀伤细胞(LAK细胞)、细胞因子诱导的杀伤细胞(CIK细胞)和肿瘤浸润淋巴细胞(TIL)等。目前,这些免疫效应细胞在临床上广泛应用于恶性肿瘤的生物治疗,并取得了一定的疗效。

(二)树突状细胞

树突状细胞(DC)能直接摄取、加工和提呈抗原,刺激体内初始T细胞活化。肿瘤细胞免疫原性较弱,能够逃避免疫细胞的识别和杀伤。将从患者外周血中分离的PBMC在体外进行诱导扩增成为具有较强抗原提呈能力的DC,继而用肿瘤抗原和肿瘤抗原多肽等冲击载荷于DC回输至患者体内,诱导机体产生大量特异性CTL,特异性杀伤肿瘤细胞。

(三)免疫血清和抗体

应用免疫血清、单克隆抗体及遗传工程抗体等可通过中和毒素、介导溶解靶细胞等途径抗感染、抗肿瘤及可作为靶向性载体应用等。其中,抗体药物由于其特异性和靶向性等优点近年来取得了快速的发展,如抗CD20单抗治疗淋巴瘤、抗HER-2治疗乳腺癌等,在临床治疗中取得了良好的疗效。经过100多年的发展,抗体研究经历了多克隆抗体、单克隆抗体和遗传工程抗体3个阶段;单克隆抗体药物经历了从鼠源性抗体到人源化抗体两个阶段后,已经进入了纯人源抗体阶段。20世纪末,抗体库技术和转基因小鼠技术日益成熟和完善,使抗体药物的研发进入以纯人源抗体为主的阶段。目前,国际上研发的抗体药物主要以纯人源抗体为主。随着抗体技术的进一步成熟及新治疗靶点的不断发现,抗

体药物的临床应用将更加广泛和有效。

（四）细胞因子

细胞因子种类繁多，具有广泛的生物学效应，通过输入外源性细胞因子增强机体免疫功能，可促进恢复体内免疫平衡以治疗疾病。许多细胞因子如 IFN、TNF、GM-CSF、IL-2、IL-4 和 IL-6 等可增强机体的细胞免疫功能，用于抗肿瘤治疗。

（五）微生物及其产物

1. 卡介苗（BCG） 为减毒的牛型结核分枝杆菌活疫苗，具有良好的非特异性免疫增强作用和佐剂效应。可通过活化巨噬细胞，增强其吞噬功能；增强 NK 细胞和 T 细胞活性；诱导免疫细胞产生 IL-1、IL-2 和 TNF 等多种细胞因子；使肿瘤细胞出现坏死、阻止肿瘤细胞转移及消除机体对肿瘤抗原的耐受性等生物效应。现已用于治疗多种肿瘤，如黑色素瘤、急性白血病和膀胱癌等。

2. 短小棒状杆菌 是一种革兰氏阳性小型棒状杆菌。主要作用为活化巨噬细胞，促进 IL-1 和 IL-2 等细胞因子产生，非特异性地增强机体免疫功能。短小棒状杆菌对多种实验性肿瘤，如肉瘤、转移乳腺癌、白血病和肝癌等有一定疗效，常与其他化学治疗药联合应用，可减少化学治疗药物使用剂量，减轻副作用，提高疗效。

（六）化学合成药物

一些化学合成药物具有明显的免疫刺激作用，如左旋咪唑（levamisole），原来用作驱虫药，后来发现其对免疫功能低下者具有明显免疫增强作用；作用机制为活化巨噬细胞，增强 NK 细胞活性，促进 T 细胞产生 IL-2 等细胞因子。

（七）胸腺肽和转移因子等

胸腺肽是从小牛或猪等动物胸腺中提取的一种可溶性多肽，具有促进胸腺中前 T 细胞发育、分化和成熟为 T 细胞的作用。胸腺肽无种属特异性和明显的副作用，常用于治疗细胞免疫功能低下的患者，如病毒感染、慢性持久性感染和肿瘤等。

转移因子是从致敏淋巴细胞中提取的一种小分子多核苷酸和多肽的混合物，能非特异地增强机体的细胞免疫功能。

（八）天然药物

许多天然药物具有免疫调节功能和不同程度的免疫增强作用，如人参、黄芪、枸杞子、刺五加和淫羊藿等可显著增强机体免疫功能，茯苓多糖、人参多糖等可用于肿瘤辅助治疗等。

（九）治疗性疫苗

治疗性疫苗主要针对患者而非传统疫苗的健康人群，通过诱导机体对某些抗原的特异性免疫反应以治疗疾病，主要用于肿瘤、传染病和自身免疫病的治疗。

目前治疗性疫苗已成为医学免疫学的研究热点，并已取得实质性进展。主要有：①肿瘤疫苗，用经加工处理的肿瘤细胞（瘤苗）或抗原肽刺激机体产生肿瘤特异性 CTL 或抗体，以杀伤肿瘤细胞；②治疗病毒性疾病的疫苗，近年来研制的治疗艾滋病和乙型病毒性肝炎的疫苗，主要通过筛选可有效诱导抗病毒免疫应答，但不引起免疫损伤的抗原表位而制作此类疫苗；③治疗自身免疫病的疫苗，主要作用机制为诱导免疫耐受，如应用髓鞘碱性蛋白质（MBP）致敏的 T 细胞作为疫苗用于治疗多发性硬化症、口服 II 型胶原治疗类风湿关节炎等。

🖱 **拓展阅读 25-2** 治疗性疫苗

二、免疫抑制治疗

免疫抑制治疗通过抑制机体的免疫功能，减轻或纠正过度的免疫应答对机体造成的损伤，恢复机体的免疫稳态。免疫抑制治疗主要用于超敏反应、自身免疫病、移植排斥和炎症反应等免疫功能亢进性疾病。

（一）去除免疫细胞

人们对体液免疫和细胞免疫反应的认识来自切除胸腺或法氏囊实验所观察到的结果。切除新生动物的中枢免疫器官，可使很多动物处于免疫无应答状态。在临床实践中，人们观察到重症肌无力与胸腺的异常有关，通过切除患者的胸腺来治疗重症肌无力已经在临床实践中取得了一定成效。X 线照射可破坏淋巴细胞和干细胞，与淋巴细胞机械性去除具有同样价值，在研究中较为常用。临床上可用于骨髓移植前的准备及移除已被破坏白血病细胞来治疗白血病。

（二）免疫抑制剂

1. **化学制剂**　常用的如下。①抗代谢药物：主要有嘌呤和嘧啶的类似物及叶酸拮抗剂两大类，如硫唑嘌呤和甲氨蝶呤等，能抑制 DNA、RNA 和蛋白质的合成，对细胞免疫及体液免疫均有抑制作用，临床上用于预防移植物排斥反应和自身免疫病的治疗。②烷化剂：此类药物在体内通过烷化反应阻碍 DNA 合成或复制，阻止细胞分裂，对体液免疫和细胞免疫都有抑制作用，在临床上多用于治疗肿瘤和自身免疫病。这类药物作用明显，但毒性强，如环磷酰胺等。

2. **激素制剂**　糖皮质激素是临床上广泛应用的抗炎药物，也是经典的免疫抑制剂，可以有效减少外周血 T 细胞、B 细胞数量，抑制巨噬细胞活性，降低体内抗体水平和某些细胞因子的水平。该类药物常用于治疗 II 型、III 型、IV 型超敏反应和自身免疫病，也用于防治移植物排斥反应。目前在糖皮质激素制剂中，有氢化可的松、泼尼松、泼尼松龙及甲泼尼龙等多种。

3. **抗生素类制剂**　主要来源于微生物的代谢产物，如环孢素（CsA）和他克莫司（FK506）是从真菌代谢产物中提取的药物。前者可选择性抑制 Th 细胞，通过抑制 IL-2 基因转录，从而阻断 IL-2 的合成和分泌，使 T 细胞的增殖和分化受阻；后者为大环内酯类药物，是 T 细胞特异性免疫抑制剂，通过特异性结合胞质内蛋白，抑制 T 细胞内钙依赖信号转导阻止细胞因子基因转录。其活性较环孢素强数十倍至百倍，现主要用于抗移植物排斥反应。

4. **抗淋巴细胞球蛋白（ALG）和抗胸腺细胞球蛋白（ATG）**　分别是将人外周血淋巴细胞或胸腺淋巴细胞作为抗原免疫动物而获得，具有较强的免疫抑制作用，用于抗移植物排斥反应。

5. **单克隆抗体**　针对免疫细胞表面抗原的抗体可选择性清除特定细胞亚群和抑制免疫细胞的功能。例如，单克隆抗体 OKT3 为第一个用于临床的抗 T 细胞单克隆抗体，该抗体针对 T 细胞上的 CD3 抗原，可逆转同种异体排斥反应，具有中等强度的免疫抑制效应。临床上已用于防治肝、肾等移植的急性排斥反应，也用于消除骨髓移植物中的成熟 T 细胞，防止移植物抗宿主反应等。

6. **天然药物**　许多天然药物具有免疫抑制作用，如雷公藤、青蒿素、大黄、赤芍和川芎等，其中尤以雷公藤及其组分（如雷公藤多苷）的效应最为确切。雷公藤水煎剂对实验性自身免疫性脑脊髓膜炎有明显的预防及治疗作用，雷公藤新碱具有抑制迟发型超敏反应的作用。

三、免疫重建治疗

先天或者后天的免疫缺陷，可通过免疫器官移植或造血干细胞（淋巴干细胞）移植在体内重建免疫系统进行治疗。

（一）免疫器官或组织移植

许多患者免疫缺陷的发生与其免疫器官（如胸腺）发育不良或后天损伤有关，免疫器官的移植可迅速重建其免疫系统，恢复免疫应答能力，已在临床应用的有胸腺移植及骨髓移植。

（二）免疫活性细胞移植

免疫器官和组织移植由于存在移植物排斥反应，临床应用要求较高。因此，采用免疫活性细胞输入代替器官和组织移植，其临床应用相对容易，制备免疫器官的单细胞悬液即可进行。临床应用较多的包括胸腺细胞、胎肝细胞及新鲜全血的输注。

四、免疫补充治疗

免疫补充治疗即输入机体缺乏的免疫活性物质，以暂时维持其免疫功能。例如临床上给 X- 连锁先天性无丙种球蛋白血症患者持续性输入健康人免疫球蛋白，可在较长时间内维持其生命。

（任　欢）

数字课程学习

🎦 教学 PPT　　　✏️ 自测题　　　📖 本章小结　　　💬 复习思考题

参考文献

［1］Murphy K，Weaver C，Janeway C. Janeway's immunobiology. 9th ed. New York：Garland science，2016.

［2］Owen JA，Punt J，Stranford SA，Jonesc PP. New York：W. H. Freeman & Macmillan Learning，2018.

［3］Peakman M，Vergani D. Basic and Clinical Immunology. 2nd ed. London: Elsevier Led，2009.

［4］Strober W，Gottesman SRS. Immunology. Hoboken，New Jersey：John Wiley & Sons，Inc，2009.

［5］Paul，William E. Fundamental Immunology. 7th ed. Philadelphia：Wolters Kluwer Health/Lippincott Williams & Wilkins，2013.

［6］Abbas AK，Lichtman AH，Pillai S. Cellular and molecular immunology，10th ed. Amsterdam: Elsevier，2021.

［7］高晓明. 免疫学教程. 北京：高等教育出版社，2006.

［8］曹雪涛. 医学免疫学. 7 版. 北京：人民卫生出版社，2018.

［9］曹雪涛. 免疫学前沿进展. 4 版. 北京：人民卫生出版社，2017.

［10］吴长有，杨安钢. 临床免疫学. 北京：人民卫生出版社，2011.

［11］周光炎. 免疫学原理. 4 版. 北京：科学出版社，2018.

［12］金伯泉. 医学免疫学. 5 版，北京：人民卫生出版社，2008.

［13］何维. 医学免疫学. 北京：人民卫生出版社，2011.

［14］龚非力. 医学免疫学. 4 版. 北京：科学出版社，2014.

［15］陈慰峰. 医学免疫学. 4 版. 北京：人民卫生出版社，2005.

［16］安云庆，姚智，李殿俊. 医学免疫学. 4 版. 北京：北京大学医学出版社，2018.